国家卫生和计划生育委员会“十三五”规划教材
全国高等中医药教育教材

供康复治疗学等专业用

言语治疗学

第2版

主　编　万　萍

副主编　黄昭鸣　李玉强　汤继芹　张　健　席艳玲

编　委（按姓氏笔画为序）

丁瑞莹（Elmhurst College）
于　萍（中国人民解放军301医院）
万　萍（上海中医药大学）
马思维（西安交通大学口腔医院）
边　静（长春中医药大学）
古琨如（广州中医药大学）
汤继芹（山东中医药大学）
阳　杨（成都中医药大学）
李玉强（黑龙江中医药大学）
张　健（天津中医药大学）
张剑宁（上海中医药大学附属岳阳中西医结合医院）
单春雷（上海中医药大学）
孟照莉（四川大学华西医院）
郭艳芹（牡丹江医学院附属红旗医院）
席艳玲（新疆医科大学第一附属医院）
黄　卫（上海中医药大学附属上海市第七人民医院）
黄昭鸣（华东师范大学）
谭　洁（湖南中医药大学）

秘　书　刘建菊（上海中医药大学）

人民卫生出版社

图书在版编目（CIP）数据

言语治疗学/万萍主编.—2版.—北京：人民卫生出版社，2018
ISBN 978-7-117-26110-4

Ⅰ.①言… Ⅱ.①万… Ⅲ.①语言障碍-治疗学-高等学校-教材 Ⅳ.①H018.4②R767.92

中国版本图书馆CIP数据核字（2018）第032319号

人卫智网	www.ipmph.com	医学教育、学术、考试、健康，购书智慧智能综合服务平台
人卫官网	www.pmph.com	人卫官方资讯发布平台

言语治疗学

第2版

主　　编：万　萍
出版发行：人民卫生出版社（中继线 010-59780011）
地　　址：北京市朝阳区潘家园南里19号
邮　　编：100021
E - mail：pmph @ pmph.com
购书热线：010-59787592　010-59787584　010-65264830
印　　刷：河北新华第一印刷有限责任公司
经　　销：新华书店
开　　本：787×1092　1/16　　印张：17
字　　数：392千字
版　　次：2012年6月第1版　2018年3月第2版
　　　　　2023年5月第2版第5次印刷（总第8次印刷）
标准书号：ISBN 978-7-117-26110-4/R·26111
定　　价：53.00元

《言语治疗学》网络增值服务编委会

主　编　万　萍

副主编　黄昭鸣　李玉强　汤继芹　张　健　席艳玲

编　委（按姓氏笔画为序）

丁瑞莹（Elmhurst College）
于　萍（中国人民解放军 301 医院）
万　萍（上海中医药大学）
马思维（西安交通大学口腔医院）
边　静（长春中医药大学）
古琨如（广州中医药大学）
汤继芹（山东中医药大学）
阳　杨（成都中医药大学）
李玉强（黑龙江中医药大学）
张　健（天津中医药大学）
张剑宁（上海中医药大学附属岳阳中西医结合医院）
单春雷（上海中医药大学）
孟照莉（四川大学华西医院）
郭艳芹（牡丹江医学院附属红旗医院）
席艳玲（新疆医科大学第一附属医院）
黄　卫（上海中医药大学附属上海市第七人民医院）
黄昭鸣（华东师范大学）
谭　洁（湖南中医药大学）

秘　书　刘建菊（上海中医药大学）

修订说明

为了更好地贯彻落实《国家中长期教育改革和发展规划纲要(2010-2020)》《医药卫生中长期人才发展规划(2011-2020)》《中医药发展战略规划纲要(2016-2030年)》和《国务院办公厅关于深化高等学校创新创业教育改革的实施意见》精神,做好新一轮全国高等中医药教育教材建设工作,人民卫生出版社在教育部、国家卫生和计划生育委员会、国家中医药管理局的领导下,在上一轮教材建设的基础上,组织和规划了全国高等中医药教育本科国家卫生和计划生育委员会"十三五"规划教材的编写和修订工作。

为做好新一轮教材的出版工作,人民卫生出版社在教育部高等中医学本科教学指导委员会和第二届全国高等中医药教育教材建设指导委员会的大力支持下,先后成立了第三届全国高等中医药教育教材建设指导委员会、首届全国高等中医药教育数字教材建设指导委员会和相应的教材评审委员会,以指导和组织教材的遴选、评审和修订工作,确保教材编写质量。

根据"十三五"期间高等中医药教育教学改革和高等中医药人才培养目标,在上述工作的基础上,人民卫生出版社规划、确定了中医学、针灸推拿学、中药学、中西医临床医学、护理学、康复治疗学6个专业139种国家卫生和计划生育委员会"十三五"规划教材。教材主编、副主编和编委的遴选按照公开、公平、公正的原则,在全国近50所高等院校4000余位专家和学者申报的基础上,近3000位申报者经教材建设指导委员会、教材评审委员会审定批准,聘任为主审、主编、副主编、编委。

本套教材的主要特色如下:

1. 定位准确,面向实际 教材的深度和广度符合各专业教学大纲的要求和特定学制、特定对象、特定层次的培养目标,紧扣教学活动和知识结构,以解决目前各院校教材使用中的突出问题为出发点和落脚点,对人才培养体系、课程体系、教材体系进行充分调研和论证,使之更加符合教改实际、适应中医药人才培养要求和市场需求。

2. 夯实基础,整体优化 以培养高素质、复合型、创新型中医药人才为宗旨,以体现中医药基本理论、基本知识、基本思维、基本技能为指导,对课程体系进行充分调研和认真分析,以科学严谨的治学态度,对教材体系进行科学设计、整体优化,教材编写综合考虑学科的分化、交叉,既要充分体现不同学科自身特点,又注意各学科之间有机衔接;确保理论体系完善,知识点结合完备,内容精练、完整,概念准确,切合教学实际。

3. 注重衔接,详略得当 严格界定本科教材与职业教育教材、研究生教材、毕业后教育教材的知识范畴,认真总结、详细讨论现阶段中医药本科各课程的知识和理论框架,使其在教材中得以凸显,既要相互联系,又要在编写思路、框架设计、内容取舍等方面有一定的区分度。

4. 注重传承,突出特色 本套教材是培养复合型、创新型中医药人才的重要工具,是中医药文明传承的重要载体，传统的中医药文化是国家软实力的重要体现。因此，教材既要反映原汁原味的中医药知识，培养学生的中医思维，又要使学生中西医学融会贯通，既要传承经典，又要创新发挥，体现本版教材“重传承、厚基础、强人文、宽应用”的特点。

5. 纸质数字，融合发展 教材编写充分体现与时代融合、与现代科技融合、与现代医学融合的特色和理念，适度增加新进展、新技术、新方法，充分培养学生的探索精神、创新精神；同时，将移动互联、网络增值、慕课、翻转课堂等新的教学理念和教学技术、学习方式融入教材建设之中，开发多媒体教材、数字教材等新媒体形式教材。

6. 创新形式，提高效用 教材仍将传承上版模块化编写的设计思路，同时图文并茂、版式精美；内容方面注重提高效用，将大量应用问题导入、案例教学、探究教学等教材编写理念，以提高学生的学习兴趣和学习效果。

7. 突出实用，注重技能 增设技能教材、实验实训内容及相关栏目，适当增加实践教学学时数，增强学生综合运用所学知识的能力和动手能力，体现医学生早临床、多临床、反复临床的特点，使教师好教、学生好学、临床好用。

8. 立足精品，树立标准 始终坚持中国特色的教材建设的机制和模式；编委会精心编写，出版社精心审校，全程全员坚持质量控制体系，把打造精品教材作为崇高的历史使命，严把各个环节质量关，力保教材的精品属性，通过教材建设推动和深化高等中医药教育教学改革，力争打造国内外高等中医药教育标准化教材。

9. 三点兼顾，有机结合 以基本知识点作为主体内容，适度增加新进展、新技术、新方法，并与劳动部门颁发的职业资格证书或技能鉴定标准和国家医师资格考试有效衔接，使知识点、创新点、执业点三点结合；紧密联系临床和科研实际情况，避免理论与实践脱节、教学与临床脱节。

本轮教材的修订编写，教育部、国家卫生和计划生育委员会、国家中医药管理局有关领导和教育部全国高等学校本科中医学教学指导委员会、中药学教学指导委员会等相关专家给予了大力支持和指导，得到了全国各医药卫生院校和部分医院、科研机构领导、专家和教师的积极支持和参与，在此，对有关单位和个人表示衷心的感谢！希望各院校在教学使用中以及在探索课程体系、课程标准和教材建设与改革的进程中，及时提出宝贵意见或建议，以便不断修订和完善，为下一轮教材的修订工作奠定坚实的基础。

人民卫生出版社有限公司

2017 年 3 月

全国高等中医药教育本科
国家卫生和计划生育委员会“十三五”规划教材
教材目录

中医学等专业

序号	教材名称	主编
1	中国传统文化(第2版)	臧守虎
2	大学语文(第3版)	李亚军、赵鸿君
3	中国医学史(第2版)	梁永宣
4	中国古代哲学(第2版)	崔瑞兰
5	中医文化学	张其成
6	医古文(第3版)	王兴伊、傅海燕
7	中医学导论(第2版)	石作荣
8	中医各家学说(第2版)	刘桂荣
9	*中医基础理论(第3版)	高思华　王　键
10	中医诊断学(第3版)	陈家旭　邹小娟
11	中药学(第3版)	唐德才　吴庆光
12	方剂学(第3版)	谢　鸣
13	*内经讲义(第3版)	贺　娟　苏　颖
14	*伤寒论讲义(第3版)	李赛美　李宇航
15	金匮要略讲义(第3版)	张　琦　林昌松
16	温病学(第3版)	谷晓红　冯全生
17	*针灸学(第3版)	赵吉平　李　瑛
18	*推拿学(第3版)	刘明军　孙武权
19	中医临床经典概要(第2版)	周春祥　蒋　健
20	*中医内科学(第3版)	薛博瑜　吴　伟
21	*中医外科学(第3版)	何清湖　秦国政
22	*中医妇科学(第3版)	罗颂平　刘燕峰
23	*中医儿科学(第3版)	韩新民　熊　磊
24	*中医眼科学(第2版)	段俊国
25	中医骨伤科学(第2版)	詹红生　何　伟
26	中医耳鼻咽喉科学(第2版)	阮　岩
27	中医急重症学(第2版)	刘清泉
28	中医养生康复学(第2版)	章文春　郭海英
29	中医英语	吴　青
30	医学统计学(第2版)	史周华
31	医学生物学(第2版)	高碧珍
32	生物化学(第3版)	郑晓珂
33	医用化学(第2版)	杨怀霞

34	正常人体解剖学(第2版)	申国明
35	生理学(第3版)	郭　健　杜　联
36	神经生理学(第2版)	赵铁建　郭　健
37	病理学(第2版)	马跃荣　苏　宁
38	组织学与胚胎学(第3版)	刘黎青
39	免疫学基础与病原生物学(第2版)	罗　晶　郝　钰
40	药理学(第3版)	廖端芳　周玖瑶
41	医学伦理学(第2版)	刘东梅
42	医学心理学(第2版)	孔军辉
43	诊断学基础(第2版)	成战鹰　王肖龙
44	影像学(第2版)	王芳军
45	循证医学(第2版)	刘建平
46	西医内科学(第2版)	钟　森　倪　伟
47	西医外科学(第2版)	王　广
48	医患沟通学(第2版)	余小萍
49	历代名医医案选读	胡方林　李成文
50	医学文献检索(第2版)	高巧林　章新友
51	科技论文写作(第2版)	李成文
52	中医药科研思路与方法(第2版)	胡鸿毅

中药学、中药资源与开发、中药制药等专业

序号	教材名称	主编姓名
53	高等数学(第2版)	杨　洁
54	解剖生理学(第2版)	邵水金　朱大诚
55	中医学基础(第2版)	何建成
56	无机化学(第2版)	刘幸平　吴巧凤
57	分析化学(第2版)	张　梅
58	仪器分析(第2版)	尹　华　王新宏
59	物理化学(第2版)	张小华　张师愚
60	有机化学(第2版)	赵　骏　康　威
61	医药数理统计(第2版)	李秀昌
62	中药文献检索(第2版)	章新友
63	医药拉丁语(第2版)	李　峰　巢建国
64	药用植物学(第2版)	熊耀康　严铸云
65	中药药理学(第2版)	陆　茵　马越鸣
66	中药化学(第2版)	石任兵　邱　峰
67	中药药剂学(第2版)	李范珠　李永吉
68	中药炮制学(第2版)	吴　皓　李　飞
69	中药鉴定学(第2版)	王喜军
70	中药分析学(第2版)	贡济宇　张丽
71	制药工程(第2版)	王　沛
72	医药国际贸易实务	徐爱军
73	药事管理与法规(第2版)	谢　明　田　侃
74	中成药学(第2版)	杜守颖　崔　瑛
75	中药商品学(第3版)	张贵君
76	临床中药学(第2版)	王　建　张　冰
77	临床中药学理论与实践	张　冰

78	药品市场营销学(第2版)	汤少梁
79	中西药物配伍与合理应用	王 伟　朱全刚
80	中药资源学	裴 瑾
81	保健食品研究与开发	张 艺　贡济宇
82	波谱解析(第2版)	冯卫生

针灸推拿学等专业

序号	教材名称	主编姓名
83	*针灸医籍选读(第2版)	高希言
84	经络腧穴学(第2版)	许能贵　胡 玲
85	神经病学(第2版)	孙忠人　杨文明
86	实验针灸学(第2版)	余曙光　徐 斌
87	推拿手法学(第3版)	王之虹
88	*刺法灸法学(第2版)	方剑乔　吴焕淦
89	推拿功法学(第2版)	吕 明　顾一煌
90	针灸治疗学(第2版)	杜元灏　董勤
91	*推拿治疗学(第3版)	宋柏林　于天源
92	小儿推拿学(第2版)	廖品东
93	针刀刀法手法学	郭长青
94	针刀医学	张天民

中西医临床医学等专业

序号	教材名称	主编姓名
95	预防医学(第2版)	王泓午　魏高文
96	急救医学(第2版)	方邦江
97	中西医结合临床医学导论(第2版)	战丽彬　洪铭范
98	中西医全科医学导论(第2版)	郝微微　郭 栋
99	中西医结合内科学(第2版)	郭 姣
100	中西医结合外科学(第2版)	谭志健
101	中西医结合妇产科学(第2版)	连 方　吴效科
102	中西医结合儿科学(第2版)	肖 臻　常 克
103	中西医结合传染病学(第2版)	黄象安　高月求
104	健康管理(第2版)	张晓天
105	社区康复(第2版)	朱天民

护理学等专业

序号	教材名称	主编姓名
106	正常人体学(第2版)	孙红梅　包怡敏
107	医用化学与生物化学(第2版)	柯尊记
108	疾病学基础(第2版)	王 易
109	护理学导论(第2版)	杨巧菊
110	护理学基础(第2版)	马小琴
111	健康评估(第2版)	张雅丽
112	护理人文修养与沟通技术(第2版)	张翠娣
113	护理心理学(第2版)	李丽萍
114	中医护理学基础	孙秋华　陈莉军

115	中医临床护理学	胡　慧
116	内科护理学(第2版)	沈翠珍　高　静
117	外科护理学(第2版)	彭晓玲
118	妇产科护理学(第2版)	单伟颖
119	儿科护理学(第2版)	段红梅
120	*急救护理学(第2版)	许　虹
121	传染病护理学(第2版)	陈　璇
122	精神科护理学(第2版)	余雨枫
123	护理管理学(第2版)	胡艳宁
124	社区护理学(第2版)	张先庚
125	康复护理学(第2版)	陈锦秀
126	老年护理学	徐桂华
127	护理综合技能	陈　燕

康复治疗学等专业

序号	教材名称	主编姓名
128	局部解剖学(第2版)	张跃明　武煜明
129	运动医学(第2版)	王拥军　潘华山
130	神经定位诊断学(第2版)	张云云
131	中国传统康复技能(第2版)	李　丽　章文春
132	康复医学概论(第2版)	陈立典
133	康复评定学(第2版)	王　艳
134	物理治疗学(第2版)	张　宏　姜贵云
135	作业治疗学(第2版)	胡　军
136	言语治疗学(第2版)	万　萍
137	临床康复学(第2版)	张安仁　冯晓东
138	康复疗法学(第2版)	陈红霞
139	康复工程学(第2版)	刘夕东

注:①本套教材均配网络增值服务;②教材名称左上角标有*号者为“十二五”普通高等教育本科国家级规划教材。

第三届全国高等中医药教育教材建设指导委员会名单

顾　　问	王永炎	陈可冀	石学敏	沈自尹	陈凯先	石鹏建	王启明
	秦怀金	王志勇	卢国慧	邓铁涛	张灿玾	张学文	张　琪
	周仲瑛	路志正	颜德馨	颜正华	严世芸	李今庸	施　杞
	晁恩祥	张炳厚	栗德林	高学敏	鲁兆麟	王　琦	孙树椿
	王和鸣	韩丽沙					
主任委员	张伯礼						
副主任委员	徐安龙	徐建光	胡　刚	王省良	梁繁荣	匡海学	武继彪
	王　键						
常务委员（按姓氏笔画为序）							
	马存根	方剑乔	孔祥骊	吕文亮	刘旭光	许能贵	孙秋华
	李金田	杨　柱	杨关林	谷晓红	宋柏林	陈立典	陈明人
	周永学	周桂桐	郑玉玲	胡鸿毅	高树中	郭　姣	唐　农
	黄桂成	廖端芳	熊　磊				
委　　员（按姓氏笔画为序）							
	王彦晖	车念聪	牛　阳	文绍敦	孔令义	田宜春	吕志平
	安冬青	李永民	杨世忠	杨光华	杨思进	吴范武	陈利国
	陈锦秀	徐桂华	殷　军	曹文富	董秋红		
秘书长	周桂桐(兼)	王　飞					
秘　　书	唐德才	梁沛华	闫永红	何文忠	储全根		

全国高等中医药教育本科
康复治疗学专业教材评审委员会名单

前　言

随着康复医学的迅速发展，全国高等中医药院校先后十年陆续开办了康复治疗学专业，为了使此类专业教材既传承中医药文明，又与国际康复教育接轨，在总结汲取上一版教材成功经验的基础上，人民卫生出版社组织开展了本轮全国高等院校中医药类专业国家卫生计生委“十三五”规划教材建设及修订工作，作为核心课程之一，《言语治疗学》纳入其中。言语治疗学是康复医学的重要组成部分，是对言语、语言、听力、吞咽障碍进行评定、诊断、治疗和研究的一门新兴学科。

本教材吸纳本领域国际前沿的专业知识，编排与国际言语听觉专业的课程管理取得一致，即按“言语、语言、听力、吞咽”的顺序进行编写。本教材侧重于治疗技术的编写，将评定与治疗有机结合，使治疗具有针对性，且能及时地评定疗效。主要内容包括：言语与语言的概念、汉语普通话声学基础；言语听觉的解剖与生理基础；语言交流的心理发展及影响因素；言语障碍、语言障碍、听力障碍、吞咽障碍的病因、症状、常规检查以及评定诊断、中西医结合康复治疗技术。本次教材是《言语治疗学》的修订版，并新增了网络增值服务，包括教学PPT、复习思考题答案以及与规划教材配套的教学微视频和案例视频，这些均有助于师生的教与学，并提高学生的学习效率。

本教材共分为八个章节，各编委分工如下：第一章：张健；第二章：黄昭鸣；第三章：李玉强、于萍、万萍、张剑宁、古琨如；第四章：汤继芹、谭洁；第五章：黄昭鸣、于萍、万萍、黄卫、张健、马思维、阳杨；第六章：郭艳芹、席艳玲、单春雷、丁瑞莹、谭洁、汤继芹；第七章：孟照莉、张剑宁；第八章：丁瑞莹、谭洁、边静、古琨如。本教材适用于康复治疗专业本科生、针推专业康复方向本科生、研究生等，也可供康复专科医师、康复专科治疗师、特殊学校教师以及临床医师（耳鼻喉科、神经内科、儿保科）、护士等阅读参考。

本教材即将付梓之际，我们首先要感谢本专业教材评审委员会主任委员陈立典教授，以及人民卫生出版社有关领导与同志的支持与厚爱；感谢《言语治疗学》的编委们辛勤与不懈的努力。由于编者水平有限，本教材的不当之处，望有关专家同仁多提宝贵意见！

编者

2017年8月

前 言

[illegible]

目　录

第一章

绪　论

学习目的

通过学习言语治疗的发展史、言语治疗的基本概念、言语听觉链，旨在让学生对言语治疗学科产生概括性的认识。

学习要点

言语和语言、听力和听觉的概念；言语听觉链。

言语治疗学是康复治疗学的重要组成部分，是对各种言语障碍、语言障碍、听力障碍及吞咽障碍进行评价、治疗和研究的学科。本章将介绍言语治疗学科的发展历史、与言语交流有关的基本概念，以及言语听觉链的基本知识。

第一节　言语治疗学的发展史

言语治疗学是一门多学科交叉的新兴学科，涉及医学、语音学、声学、语言学、心理学、特殊教育等多学科知识。

一、言语治疗的临床与科学研究的发展

言语治疗在不同国家开始于不同时期，美国约有 100 多年的历史，日本、韩国和中国香港约有 50~60 年的历史。我国的言语治疗工作取得较大发展是在 20 世纪 80 年代，至今有 30 多年的历史。关于言语治疗的起源，美国大多数的描述都集中在组织的成立，他们认为本学科起源于 1925 年，当时言语治疗领域工作的专业人员成立了自己的组织。实际上，早在 19 世纪，一些关于言语声学、语音学、言语生理学、言语病理学、心理学的研究已经对言语治疗的发展产生了深远的影响。本节在展示言语治疗发展历程的同时，介绍在该领域做出突出贡献的科学家们。

（一）言语声学

Hermann von Helmholtz 出生在柏林，主要致力于嗓音声学和声道共鸣的研究，是研究共鸣的先驱。Helmholtz 最早发现向装有不同水量的瓶子吹气，能产生不同的声音。后来，通过使用一个两端开口的中空玻璃球进行实验，Helmholtz 发明了复合音频率分析技术，这种中空玻璃球后来被称为“Helmholtz 共鸣器”，如图 1-1 所示。Helmholtz 用蜡密封玻璃球的一端，另外一端塞入自己的耳道。不同的玻璃球有不同

笔记

的固有频率，每个玻璃球仅对与自己固有频率相同或相近的声音产生共鸣，这样就能够确定言语的基频、谐波和声道共鸣频率等。

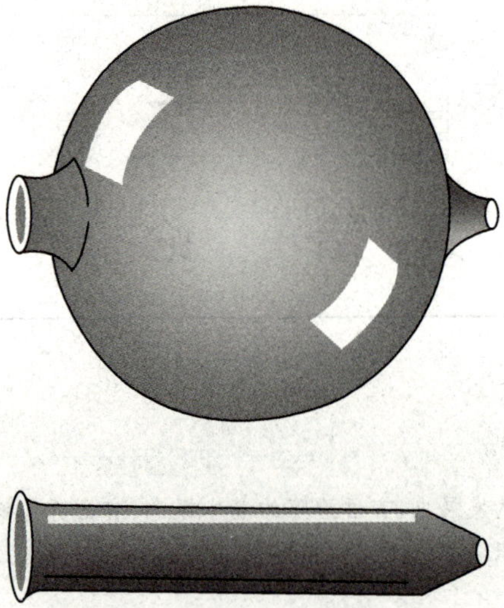

图 1-1　Helmholtz 共鸣器

不同的人在说话或唱歌时的音色各不相同，Helmholtz 把不同频率的音叉放在自己或他人的口腔前，让每人用自己特定的口腔形状发一个元音，结果他发现不同的口腔形状会产生不同的共鸣频率。用这种方法，他确定了每个元音的绝对共鸣频率。1863 年，他出版了言语声学和谐波理论方面的巨著《音乐生理感知学》。此外，Helmholtz 还解释了最重要的言语声学和物理学原则：声门处形成的空气脉冲是嗓音产生的声源，声源谐波在咽腔和口腔产生共鸣，不同的共鸣产生不同的元音。

（二）语音学

Henry Sweet 出生在英格兰，是一名英语教师。Sweet 受德国语言学院派的影响，在印度做了许多语音学方面的工作，并开发了“可视言语（visible speech）”的语音手抄本系统，这个手抄本系统就是国际音标的前身。1877 年，Sweet 在可视言语改编本中写道：“我用 Broad Romic 作为一种代数符号，每个字母代表一组相似的音。”在这里，他简洁地表述了同一音位的每个音位变体可以被看作为一个音素，这种关于音素规则的想法是新颖的。尽管音素这个词不是他提出的，但他是第一个提到音素规则的人。1877 年语音手抄本出版后，1890 年他又出版了《语音学基础》，其中包含了言语的构音描述。

（三）特殊教育

Alexander Graham Bell 作为电话的发明者享誉世界。Bell 把发明作为业余爱好，而把聋人教育（Teaching the Deaf）作为自己的职业。Bell 的父亲 Alexander Melville Bell 是一名言语教师和演说家，他在爱丁堡大学演讲，撰写关于演讲的书和手册。Bell 最大的成就是开发了可视言语系统，该系统是描述每种言语构音的符号系统，言语声音可以通过图像表达出来。Bell 作为一名聋校培训的教师，一直使用可视言语系统开展聋人教育。Bell 把聋人教育看得极为重要，后来他又建立了 Volta 局（聋人信息中心），开发了测试听力的听力计，不断改进可视言语系统。

（四）言语生理学

Raymond Herbert Stetson 的主要贡献是发展和改进了言语生理的测量方法。19 世纪 20 年代早期，Stetson 在法国和被称为现代实验语音学之父的 Rousselot 一起工作和研究。Rousselot 发明了一种用于记录气流、气压和构音肌群活动的仪器，叫作波动曲线记录仪。Stetson 在此基础上进行改进，发明了示波器进行言语的生理测量，他的实验室后来也因此被称为奥柏林学院示波器实验室。受 Rousselot 的影响，Stetson 还进一步改进了腭位图，这个技术能够准确地测量舌和上腭部的言语构音点。

Stetson 最著名的研究是关于音节产生和结构的理论。在他的《运动语音学》（1928 年首版，1951 年、1988 年两次修订）中，他假定胸部振动是音节产生的基础。后来的研究否定了他的发现，但是由于他关于言语产生的说法很有意义，尽管它是错误的，作为一名提出言语产生现代科学基础的重要研究者，Stetson 在北美仍然受人尊敬。

（五）言语病理学

Pierre Paul Broca 是法国著名的神经病学专家，也是最早发现大脑左半球语言中枢的生理学家。1861 年，他通过尸检证明大脑左半球额下回病变会导致患者语言功能受损，而大脑右半球相应区域受到类似的损伤，语言功能则没有受到影响。1865 年，Broca 发表了著名的文章《我们用大脑左半球说话》，首次科学地论证了语言与脑解剖的关系。其后，德国的神经病学专家 Carl Wernicke 发现，不是所有的语言障碍都是大脑左半球额下回损伤的结果。1874 年，Wernicke 首次证明了大脑左半球还有另一个重要的语言区域——颞上回后部。这个区域受损，会导致语言理解上的缺陷。Broca 和 Wernicke 的发现具有划时代的意义，从此形成了优势半球的概念。后来，为了纪念他们对言语科学做出的巨大贡献，人们把大脑左半球额下回的语言中枢区域叫作 Broca 区，颞上回的语言中枢区域叫作 Wernicke 区。

（六）言语感知学

要在言语感知领域开展系统性的工作，必须要具备足够的言语声学知识。20 世纪 40 年代，Ralph Potter 和他的同事在 Bell 实验室研制出了声谱仪（sound spectrograph）。这种仪器便于科学家分析言语的频率随时间的变化情况。后来，声谱仪发展成了现在的语谱图（spectrogram），语谱图的出现使得言语声学的信息量迅猛增长，随之带来了言语感知研究的发展。对于识别语音，Haskins 实验室就言语声学模式的参数先后做了大量的研究。

1939 年，Franklin Cooper 在担任 Haskins 实验室主任时，研制了一台言语合成器。这个仪器能把机器和手绘的声谱图转换成可听懂的言语声。通过手绘声谱图，Cooper 和他的同事们能够测试出哪些声学特征对于言语感知是重要的。1944 年，Alvin Liberman 加入 Haskins 实验室，他和 Cooper 一起使用录音重放装置，系统地改变言语声学参数来确定言语感知的线索。1950 年，Cooper 和 Liberman 邀请法国的 Pierre Delattre 加入 Haskins 实验室，从事言语感知的研究工作。Delattre 擅长在录音重放装置上手绘声谱模式，并评估该模式所产生的声音。在没有声谱图参考的情况下，他协助开发了合成言语的手绘声谱图规则。Cooper、Liberman 和 Delattre 在早期言语感知领域做了许多工作，Haskins 实验室在言语感知的系统研究中也一直遥遥领先于其他实验室。

笔记

二、言语治疗学科的发展

1925 年,美国言语治疗学会(American Academy of Speech Correction)成立,20 世纪 70 年代该学会改名为美国言语、语言及听力学会(American speech-language-hearing association,ASHA),该学会在美国言语治疗学科的发展历史中占有重要的地位。1966 年,该学会开始草拟第一个全国性普查方案——言语病理学及听力学全国考试(national examination on speech pathology and audiology,NESPA),1968 年正式实行。该学会还规定:硕士学位是取得言语病理学或听力学临床资格证书的起点学位,硕士毕业后,通过 NESPA,另需 9 个月的临床实习(clinical fellowship year,CFY),才可以获得临床执业证书(certificate of clinical competence,CCC)。目前,该学会注册会员已超过 13 万人。教育方面,现在美国的 300 多所大学中设有言语病理学专业本科教育,其中 200 多所大学开设言语病理学硕士和博士研究生教育。加拿大、德国、澳大利亚、日本等国也相继成立了言语病理学专业,而且日本、韩国以及我国的香港已由 20 世纪 80 年代的大专教育过渡到现在的研究生教育,为社会培养言语治疗和研究人才。近 30 年来,随着医学、心理学、教育学的发展,言语治疗学科也得到了飞速的发展。

在我国,言语治疗学科的建立应视为 20 世纪 80 年代。1981 年 7 月,由 25 个省、市从事嗓音医学、言语医学的工作者参加了在大连举办的全国首届嗓音言语医学学习班。随后,许多医院与康复研究机构,如华东师范大学、武汉同济医科大学、广州中山医科大学、中国康复研究中心、中国聋儿康复研究中心等单位均陆续开始了言语治疗与研究工作。1996 年 10 月,由首都医科大学、北京同仁医院、北京市耳鼻喉科研究所主办,中国聋儿康复研究中心协办的中澳听力学教育计划正式实施。1997 年,华东师范大学的特殊教育专业独立成系,将教育听力学、言语治疗学作为专业课程讲授。1998 年,中国残疾人联合会与北京联合大学联合创办了北京听力语言康复技术学院,培养具备本、专科学历及职业岗位技术证书的听力言语治疗人员。2004 年,教育部批准华东师范大学开设言语听觉科学本科专业,并于同年开始招生;2008 年,华东师范大学言语听觉科学专业的硕士点和博士点获教育部批准;2009 年,华东师范大学又成立了我国首个言语听觉康复科学系。这十几年来,华东师范大学在我国听力言语专业人才的培养方面发挥了重要的引领和推动作用。之后,上海中医药大学、中山大学新华学院、北京联合大学、昆明医科大学、浙江中医药大学、滨州医学院等高校也相继成立了听力与言语康复学专业或言语康复的相关院系。2014 年,中国国际言语语言听力协会成立,这是我国第一个全国性的言语治疗协会,该协会大大推动了我国言语听觉康复与教育事业的发展。

在几代人的共同努力下,经过几十年的发展,我国言语听觉康复与教育事业已经取得了令人瞩目的成绩。但是,毋庸置疑,我们离发达国家的康复水平还相距甚远。应该说,缺乏科学、系统的言语听觉康复教育理论,缺乏专业的言语治疗人员是制约我国言语治疗发展的重要原因。国际上,言语语言治疗师[发达国家现在的正式名称是言语-语言病理学家(speech-language pathologist,SLP)]的需求量标准是每 10 万人口中 20 名,按国际的标准推算,我国大约需要言语治疗师 27 万名,可是目前我国从事言语治疗的专业人员尚不足十分之一,在数量上和水平上远远不能满足大量言语障碍者的需求。因此,不断壮大言语治疗人员的队伍、提高从业人员的专业水平是当前的紧

笔记

要任务。听力与言语康复学专业的设立,为我国填补该领域的专业人才缺口、提升教育科研水平搭建了一个重要的平台。

第二节 基本概念

与人类言语交流能力有关的几个重要概念包括:言语和语言、听力和听觉。在言语治疗学领域,需要对这些概念有清晰的认识,才能更好地从事言语治疗工作。

一、言语和语言

"语言"和"言语"这两个概念首先是由现代语言学之父——瑞士语言学家索绪尔提出来的,他认为"语言和言语是相互依附的,语言既是言语的工具,又是言语的产物"。

人们通常混用言语(speech)和语言(language)这两个词。但从言语病理学的角度,为了更好地开展言语治疗工作,言语和语言也应有相应的区分,如此才能更好地干预言语障碍和语言障碍。

言语是表达语言思维的一种方式,是音声语言(口语)形成的机械过程,是神经和肌肉组织参与的发声器官机械运动的过程。其表现即口语表达。言语是以语音为代码的语言,是人们最常用、最快捷、最基本的交流工具。

语言是人类特有的一种符号系统,是以语音为物质外壳、以语义为内容的词汇材料和语法组织规律的体系。语言是思维的外壳,是人类社会中约定俗成的符号系统,人们通过应用这些符号达到交流的目的。其表现包括符号的运用(表达,如说和写)和接受(理解,如聆听和阅读)。符号包括口头语、书面语、姿势语言(手势、表情及手语)等。不同国家、地区、民族的语言不同,应用的符号系统和符号组合的规则也不相同。

语言和言语的关系有两点:第一,言语第一性,语言第二性;没有言语,就没有语言。语言存在于言语之中。第二,语言来源于言语,又反作用于言语。语言虽然是第二性的,但它绝不是消极的,它对言语起着强调性的规范作用。没有语言,言语就失去了统一系统,因此不能被理解,其效果也无法验证。相反,没有言语,语言也很难建立起来,即总是要先言语,才学会语言。它使得任何一个说话的人(写作的人)都必须遵照一定的规则进行,否则便没有社会应用价值。

二、听力和听觉

人类在交流的过程中,听力和听觉起着极其重要的作用,听力与听觉水平的高低直接影响着整体语言交流水平的提高与发展;而且听力损失越大,听觉剥夺效应的发生率也越高,或者说言语识别率下降的程度也越大。

听力和听觉在通常的语言情境下是混用的,但是为了给听障碍患者提供更专业的治疗服务,需要对听力与听觉两个概念进行必要的区分。听力是人们听到声音的能力,人们听到的声音具有四个属性,即音长、音强、音高和音色;听觉或称为听觉能力则是人们听清、听懂声音的能力,是人们对听到的声音,进行理解、记忆、选择后,形成声音概念的能力。听力主要依赖完整的听觉传导通路,外界声波通过介质传到外耳道,

笔记

再传到鼓膜;鼓膜振动,通过听小骨放大之后传到内耳,刺激耳蜗内的纤毛细胞(也称听觉感受器)而产生神经冲动,由听神经向听觉中枢传导;对于人类来说,音高、音强、音长等声音特征的辨别似乎是在听觉中枢的低级水平上进行;而听觉是在具备听音能力的基础上,协调运用多种感官功能、认知心理功能等,在大脑皮质高级中枢的参与下对声音进行综合处理的过程,大脑听觉高级皮质的功能很可能是存储和分析那些比音高更为复杂的刺激因素,如言语、音乐旋律的时间序列等。

总之,听力是先天具有的,而听觉需要后天的发育及学习,才能不断地成熟和完善。在语言发育和语言交流的过程中,听力是听觉的基础和前提,只有听到声音,才能进一步听清、听懂声音,特别是言语声,以此来进行有效的交流。

第三节 言语的产生与感知——言语听觉链

言语包括从语音表象到发出语音、听到语音、感知和理解语音的全过程。在言语的产生和感知过程中,连接说话人大脑和听话人大脑的、依次发生的一系列心理学、生理学、物理学事件,连接这一系列事件的链条,称为言语听觉链(speech and hearing chain)。在言语听觉链中,依次发生言语编码、发出言语、言语传递、接受言语和言语解码几个过程。为了便于理解,我们将言语听觉链分为三个水平(图 1-2)。

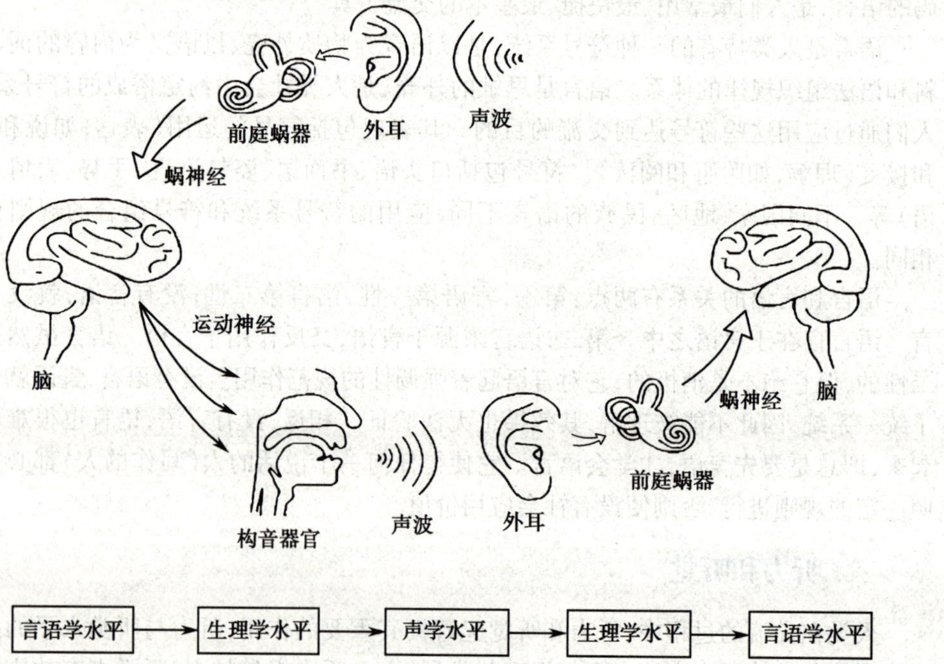

图 1-2 言语听觉链

(P B Denes and E N Pinson, The speech chain. Garden City, N. Y. : Andcher Present Doubleday, 1973)

一、言语学水平

言语学水平是在大脑内完成的。说话人基于一定的交流目的,首先产生一种交流的愿望和表达的意识,然后利用大脑语言库中储存的信息进行编码,形成要说的内容,即内部语言。人脑的语言库中储存有两种信息，一种是音义结合的语言实体，即作为客观事物存在的符号——字、词等语言单位；一种是把这些语言实体组织成使用单位的规则，表现为一些具体的手段、方式。在进行语言编码时，人脑利用具体的手段、方式把一个个语言符号组织起来，以表达自己的想法。听话人将听觉神经传入的生物电化学信号，不断地传到大脑的听觉语言中枢，听觉语言中枢把传来的语言信号进行解码，形成声音概念，于是便理解了说话人表达的内容。

二、生理学水平

言语者的听觉语言中枢进行语言编码后，形成内部语言。听觉语言中枢又将这些内部语言信号传给运动中枢，运动中枢发出神经冲动，沿着运动神经传向呼吸、发声、共鸣构音等器官，通过这些器官的协调运动，内部语言便物化成有规律的语音流，即外部语言。内部语言在大脑中是带有意义的声音的心理印象，外部语言则是把这些声音的心理印象转换为可以听见的声音——振动的空气波。振动的空气波在空间传播后，通过听话人的外耳、中耳、内耳、听神经传到听话人的听觉中枢，同时也通过同样途径传到说话人的听觉中枢，说话人由此调节和控制自己说话的音调和音量。换句话说，说话人发出的声音，不仅听话人在听，同时说话人自己也在监听。在监听时，他不断地将实际发出的声音与他想要发出的声音作比较，并随时做出必要的调整，使说话的效果符合自己的意图。这些均属于复杂的生理过程。

三、声学水平

通过说话人发音器官的协调运动，内部语言便物化成了有规律的外部语言，我们称之为语音。语音以振动的空气波为载体在空间传播，传到听话人和说话人的耳朵里，这个过程就是言语的声学水平。语音同自然界其他声音一样，有着相似的声学特征，即音强、音高、音长、音色 4 个属性。

关于言语听觉链，有两点需要说明：

1. 在交流中，言语听觉链条的形式是循环往复的。听话人接受语音并对语音进行解码后，产生一种冲动，触发其表达和交流的愿望，于是听话人变成了说话人，在大脑里开始编码语言，经过下一个言语听觉链传到原先说话人或其他听话人的听觉语言中枢进行解码。这个过程有规律、有节奏地循环往复下去，交流在其间不断地进行着。当然，这种循环只是言语听觉链各个环节的循环，言语的内容多是不重复的。

2. 虽然我们把由许多事件串联而成的言语听觉链人为地分为三个水平，代表一定思想的代码从一个水平转换到另一个水平。但是，如果认为在不同水平中的相应事件是一样的，那就完全错了。这些事件当然有一定的关系，但却远非相同。例如，不同的人说同一个单词时，往往产生不同特性的声波。同一个人在说不同的单词时，又可能产生相似的声波。这种现象在实验中已经得到了证实。实验内容是让一组人听同一声波，该声波代表一个词，而这个词被分列于三个不同的句子中。结果听话人把这个实验词分别听成“bit”或“bet”或“bat”。以上实验结果表明：听话的环境（上下文关系）会影响听话人的听辨结果。我们把一个特定的言语声波听成这个或那个单词，是要依赖上下文关系的。换句话说，一个单词与特定声波之间的关系，以及与特定的肌肉活动或神经冲动之间的关系，并不是一一对应的。

因此,在言语交流中,当言语者在不同时间里说同一个词时,并不总是产生完全相同的声波。听话人在识别言语时,也并不仅仅依靠他所接收到的言语声波信息,还依赖于他对受制于语言法则的复杂交流系统的认识,同时也依赖所谈论的话题和说话人身份所提供的信息等。当我们认识到这一点,就会发现确实没有其他方式能够代替人类的言语。即使测声的仪器比人耳更为精密和灵敏,但我们仍未能制造出一台像人脑一样来识别言语的机器。

言语听觉链中每一个水平都很复杂,任何一个水平出现问题,都可能导致言语、听力和/或语言障碍,如常见的言语障碍包括嗓音障碍、构音障碍、听力障碍、口吃等;语言障碍主要包括失语症、儿童语言障碍等。具体详见后续章节(第五章、第六章)。

学习小结

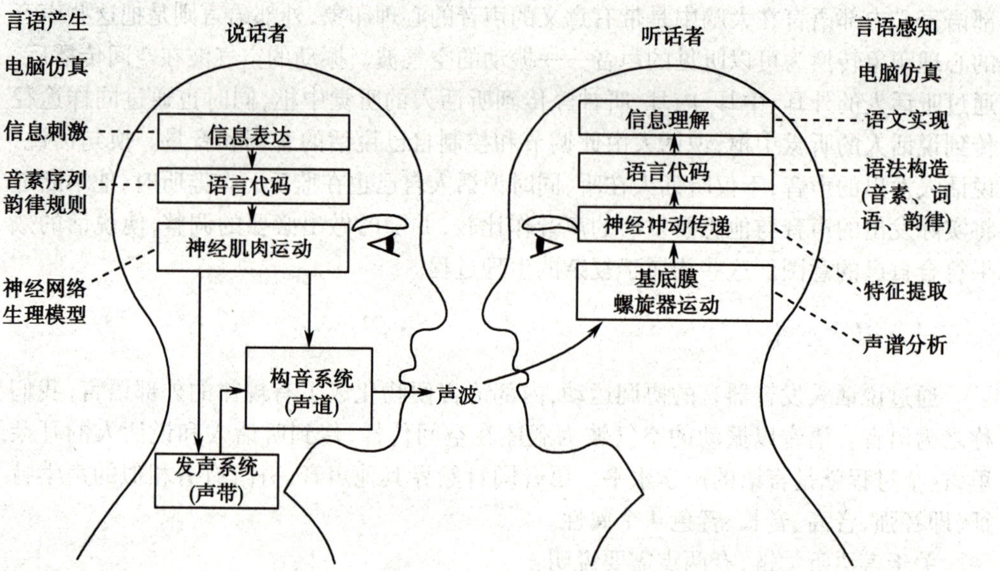

复习思考题

1. 谈谈你对言语与语言的认识。
2. 简述听力和听觉的区别和联系。
3. 试述言语的产生与感知的过程。

笔记

第二章

汉语普通话语音学基础

学习目的

通过本章节的教学,掌握汉语普通话的音位、音节、声调的概念,熟悉音节结构、普通话声韵组合规律,了解汉语拼音的国际音标对照。

学习要点

音素与音位;音段音位与超音段音位;普通话音节结构;普通话声韵的组合;调值和调类;普通话声调;音变。

语音是语言的物质外壳。言语的交际作用是通过代表一定意义的声音来实现的,这种代表一定意义的声音就是语音。

第一节　汉语普通话的音位

语音是人的发音器官发出的、可以被听觉器官接受并得到理解的、具有一定意义的声音。这就决定了语音既可以作为一种物理现象,对声音形式进行声学特征物理量的分析,又可以作为一种社会现象进行音位的归纳。

一、音素与音位

(一)音素

音素是从音质角度划分出来的最小的语音单位。音质指的是声音的特色,即一种声音区别于其他声音的个性或特征(本节第二部分介绍音质)。也就是说,从音质的角度对语音连续进行切分,直到不能再切分为止所得到的最小的语音单位,记录的实际发音可分为声母和韵母两大类。韵母(元音)是指发音时声带振动,气流在口腔没有受到阻碍的一类音素,又叫母音,如[a]、[o]、[e]、[i]、[u]等;声母(辅音)是气流在口腔受到部分或全部阻碍的一类音素,又叫子音。不同的阻塞部位和不同的阻塞方式形成不同的辅音,如[p]、[m]、[d]、[h]、[t]等。另外,声母发音时,声带有可能振动,有可能不振动,这就造成了清浊音的区别。例如[p]、[t]这类声带不振动的声母就属于清声母;[m]、[l]这类声带振动的属于浊声母。

(二)音位

音位则是从心理和意义的角度对语音进行分类。音位是一个语言系统中能够区

笔记

别词义的最小语音单位,即不能再切分的单位,如:他[t^hA]和贪[t^han](送气的声母会在音标右上角追加一个“h”来表示),有[A]和[an]的不同,[A]不能再切分,而[an]可切分为[a]和[n],只有如此切分并不能再切分时,[A]、[a]属于一个音位,而[n]是一个独立的音位。音位是可以“区别词义”的,是指音位的社会功能,凡是能够区别意义的声音类型,都属于不同的音位。如 bā(八)pā(趴)dā(搭)tā(她)四个不同的意义,就是靠/b/、/p/、/d/、/t/四个不同的音位来区别的。音位能否“区别词义”取决于语言的社会习惯,而与实际音质无关。如汉语的送气音与不送气音有区别词义的作用。不同的语言或方言所出现的音素以及这些音素在区别意义方面的作用都不一样,这就决定了每种语言所具有的音位不一样。音位总是某个具体语音系统的成员,不存在跨语言或跨方言的音位。在汉语普通话里,“饱”和“跑”、“倒”和“讨”这四个词的意义不同,因此,/b/、/p/、/d/、/t/是四个音位。每一种语言或方言的音位系统,包括音位的数目,每个音位的具体内容以及每个音位在区别意义方面的作用是各不相同的。

因此,音素记录的是实际的发音,音位则是对音素的归纳;从音位的角度来看音素,可以把音素称作音位变体。

二、音段音位与超音段音位

(一)语音四要素

每一个语音都有音高、音强、音长和音质四个声学特征,这些特征都有区别词的语音形式和意义的作用。

音高是人们对声音高低的感知,音高的大小取决于发音体振动的频率。语音的发音体是声带,因此在单位时间内声带振动次数多,频率就高,声音也就高,反之则低。人类语音的高低与声带的长短、厚薄、松紧等有关。一般而言,成年男性声带长而厚,所以声音低(60~200Hz);成年女性和儿童声带短而薄,所以声音高(成年女性 150~300Hz,儿童 200~350Hz)。老年人,声带和喉的肌肉都变得松弛,无论男女,声音都要比成年时期更粗更低一些。同一个人的声音高低不同,是由于人类控制声带松紧和声带振动范围大小的能力有关。

音强是人们对声音强弱的感知,音强的大小取决于发音体振动幅度的大小。一般来说,语音的强弱是由发音时气流冲击声带力量的强弱来决定的:发音时用力大、气流强,则发出的声音听起来也强,反之则听起来弱。

音长是指声音的长短,音长取决于发音体振动时间的长短。振动时间长,声音就长,反之则短。语音的长短是由声带振动时间的长短来决定的。

音质也称为“音色”,指的是声音的特色,即一种声音区别于其他声音的个性或特征,它是声音的本质特征。造成音质不同的原因主要有三类:发音体不同、发音方法不同、发音时共鸣器形状不同。这三个方面只要有一个不同,就会产生不同音质的声音。个体发出的语音的音质取决于:①发音体不同。两个人说同样一句话,我们可以听出不同,这是由于两人的声带发音体不一样,所以音质就有区别。②发音方法不同。肺里呼出的气流碰到阻碍的形式和除阻的方式不同,音质便不同。③共鸣腔的形状不同。口腔、鼻腔和咽腔共同组成了共鸣腔,共鸣腔形状和体积的不同会导致音质的不同。

笔记

音高、音强、音长、音质就称为语音四要素。不同声调的/i/(一、姨、以、意)是音高的不同;上声的“以”发音时长略长于去声的“意”,这是音长的差别;“莲子”和“帘子”,同样的音素/zi/,有轻声和不轻声之分,这是音强的差别。

(二) 音段音位

每一个语音都有音质、音高、音强和音长四个声学特征,这些特征都有区别词的语音形式和意义的作用。从音质角度分析归并出来的音位叫做音质音位。音质音位在语流中总是按照出现时间的先后,一段一段地排成线性序列,占有一个时段,所以也叫音段音位,通常是指韵母或声母这样的音段。

(三) 超音段音位

根据音高、音强、音长的特征归纳出来的音位叫做非音质音位。非音质音位总是附着在语流中的某一音段(包括音节、音素等)上面,在语音线性序列中不占有一个时段,所以也叫超音段音位。超音段音位包括调位、重位和时位。在超音段音位中,我们最熟悉的是由音高构成的音位,主要由音高特征构成的音位叫调位,又叫声调。汉语的声调有区别词的语音形式的作用,它是由一个音节之中音高的变化曲线表现出来的。如“妈”“麻”“马”“骂”都是由相同的元音和辅音/ma/组成的,但是人们还是可以区别它们之间的不同,只是由于音高变化才使它们成为语音形式不同、意义迥异的四个语音单位。这种音高变化,我们称为调位;由音强特征构成的音位叫重位。构成重位的非音质特征常常不是单一的,而是综合的,以某一特征为主,兼有其他特征,而且不同语言里的情况也不一样。在英语中,用重音来区别词的语音形式,例如 contént 是形容词,解释为“满足的、满意的”,cóntent 是名词,解释为“内容、含量”;由音长特征构成的音位叫时位。长短音的区别主要表现在韵母上,在我国广州话和许多少数民族语言里,时位都有区别词的语音形式和意义的作用。

三、汉语拼音字母与国际音标对照

为了学习和研究语音,我们也需要一套符号来记录语音,在这套体系里,各种语言常用的音都有适当的符号来表示,基本做到了“一音一符,一符一音”。早在 1888 年,“国际语音协会”(The International Phonetics Association)就制订了这样一套符号,叫做“国际音标”(the international phonetic alphabet,IPA),又称国际语音字母,是记录语音的一种符号体系。国际音标以人类发音器官能发出的语音为生理基础,以拉丁字母为符号,设计出来作为口语声音的标准化标示方法。后来经过多次的增补、修改,它得到语音学家的广泛承认。

(一) 国际音标标记法

严式标音法要求只要一个音素有区别就要使用不同的符号,实际上记录的是音素,也叫做“音素标音法”,同一音位中的各个变体都要使用单独的符号记录。严式标音法用来记录“音素”,音标写在方括号 [ ] 之间。

宽式标音法是指只要发音的差别不起辨义的作用,就用一个符号来记录。宽式标音法对于没有意义区别的几个音素使用一个符号记录,实际上记录的是音位,也叫做“音位标音法”,音标写在两斜杠 // 之间。用宽式标音,可以把音标数目限制在有限范围之内,因而能把一种语言或方言的音系反映得简明清晰。

以普通话里的单韵母 a 为例,在不同环境里并不都记录为[a],“贪”tan 里的 a 记

笔记

录为[a]，“他”ta 里的 a 记录为[A]，“天”tian 里的 a 记录为[ε]，“汤”tang 里的 a 记录为[ɑ]，[ɐ]：儿化，这是因为单韵母 a 受到前后音的影响而发生了变化。用严式标音法，普通话里的韵母 a 必须分别记录为[a]、[ɑ]、[A]、[ε]、[ɐ]等各种具体形态。但是在实际应用时，在听觉上听不出这四个音素有什么区别。换句话说，这几个音素在普通话里不起区别意义的作用。因此，宽式标音法，可以用/a/代表[a]、[ɑ]、[A]、[ε]、[ɐ]五个音素。

（二）汉语拼音字母与国际音标对照

汉语拼音字母只能表现普通话的音位系统，还不足以把在不同语言环境中的音变完全表现出来。要研究普通话，找出它与方言的细微差别，以及因语言环境和情绪的不同而引起的语音、语调方面的细微变化，仅靠汉语拼音字母就不够用了。为了对某种语言做进一步的研究，观察各种因素引起的语音变化，必须依靠国际音标。汉语拼音字母与国际音标存在较大区别，如汉语拼音字母与国际音标出现同一个字母，它们所表示的音往往是不同的。例如汉语拼音方案的字母 b 和国际音标的[b]，写法是一样的，但代表的音确实不同的，英语 book、boy 等的第一个音素都是[b]，而北京话里的“伴”ban 中的 b 并不是国际音标中的[b]这个音，如果使用国际音标来表示，应该用[p]。无论是汉语还是英语，还是其他语言，它们都是语言，都有共性，也有不同。汉语拼音字母与国际音标对照具体如下表：

表 2-1　汉语拼音字母与国际音标声母对照表

拼音字母	国际音标	拼音字母	国际音标	拼音字母	国际音标
b	[p]	g	[k]	s	[s]
p	[p^{h}]	k	[k^{h}]	zh	[tʂ]
m	[m]	h	[x]	ch	[tʂ^{h}]
f	[f]	j	[tɕ]	sh	[ʂ]
d	[t]	q	[tɕ^{h}]	r	[ʐ]
t	[t^{h}]	x	[ɕ]	y	[j]
n	[n]	z	[ts]	w	[w]
l	[l]	c	[ts^{h}]	v	[v]
ng	[ŋ]				

表 2-2　汉语拼音字母与国际音标韵母对照表

拼音字母	国际音标	拼音字母	国际音标	拼音字母	国际音标
ɑ	[A]	e	[ɤ]	u	[u]
o	[o]	i	[i]	ü	[y]
ɑi	[ai]	ing	[iŋ]	uɑi	[uai]
ei	[ei]	iɑ	[iA]	ui(uei)	[uei]
ɑo	[ɑu]	iɑo	[iɑu]	uɑn	[uan]

续表

拼音字母	国际音标	拼音字母	国际音标	拼音字母	国际音标
ou	[ou]	ian	[iεn]	uang	[uaŋ]
an	[an]	iang	[iaŋ]	un(uen)	[uən]
en	[ən]	ie	[iε]	ueng	[uəŋ]
in	[in]	iong	[yŋ]	üe	[yε]
ang	[ɑŋ]	iou	[iou]	üan	[yan]
eng	[əŋ]	ua	[uA]	ün	[yn]
ong	[uŋ]	uo	[uo]	er	[əɻ]

注意事项

1. 中文的爆破音与破擦音中并没有“浊音”(如[b]、[d]、[g]等,即声带振动所发出的音),而只是根据送气与否来决定,所以拼音的“b”对应音标[p],而拼音“p”对应音标[p^h],送气的声母会在音标右上角追加一个“h”来表示。

2. 汉语拼音有一些缩写形式,在转换时应特别引起注意,应恢复成完整形式。如:ui 是 uei 的缩写,un 是 uen 的缩写,ü 在 j、q、x 和 y 后写作 u。

3. ü(或在 j、q、x、y 后作 u)后如果出现其他韵母,那么此时 ü 发的就是[y]。

4. 儿化标记:ɻ 写在音节末尾,调值之前。

5. 元音严式音标记忆方法,以 a、e、i 为例(只换其中对应的拼音字母)。

(1)a 的同一音位有 5 种,用[a]:ai,an;用[A]:跟在辅音后或者单独使用;用[ɑ]:ang、iang、uang、ao、iao;用[ε]:ian,uan;用[ɐ]:儿化。

(2)e 的同一音位有 5 种,用[ɤ]:跟在辅音后、在[u]前或者单独使用;用[e]:ei、ui;用[ε]:ie、üe(在 j、q、x、y 后作 ue);用[ə]:en、eng、un、ueng、er。

(3)i 的同一音位有 3 种,用[ɿ]:跟在 z、c、s 后;用[ʅ]:跟在 zh、ch、sh、ri 后;用[i]:跟在其他辅音后。

第二节　汉语普通话的音节

音节是听觉能感受到的最自然的语音单位,有一个或几个音素按一定规律组合而成。普通话里,除个别情况外,一个汉字就是一个音节。

一、普通话的音节结构

一般的音节里,韵母处于核心地位,声母在韵母的前面或后面,依附于韵母。V 代表元音(vowel),即韵母,C 代表辅音(consonant),即声母。V 型和 CV 型不以声母收尾的称为“开音节”,VC 型和 CVC 型以声母收尾的称为“闭音节”。汉语普通话和大多数语言一样,具备音节结构的四种基本类型:V 型、CV 型、VC 型、CVC 型。

V 型:以韵母形成的音节。如普通话“啊/a/、噢/o/、饿/ə/”等音节。V-C:以韵母为首和声母为尾形成的音节,如普通话“安/an/、恩/ən/”等。C-V:以声母为首韵母为

笔记

尾形成的音节，如普通话“八/pa/、鼓/ku/”等音节。C-V-C：以声母为首、韵母为中、声母为尾形成的音节，如普通话“蛋/tan/、棒/paŋ/”等音节，如图 2-1。

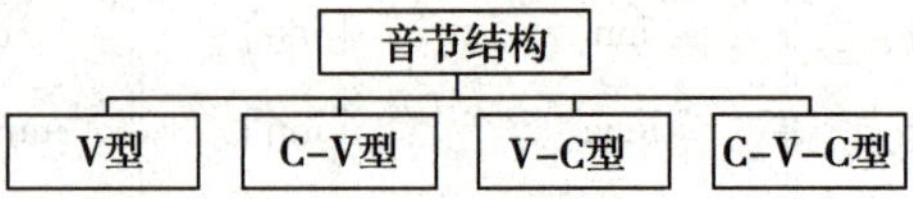

图 2-1　音节的基本结构

汉语和世界其他语言一样，其音节结构具备了 V、C-V、V-C、C-V-C 四种基本类型，但还有其自身的特点。①普通话音节结构大部分以韵母收尾，以开音节居多；②普通话闭音节的声母只能是鼻音，闭音节的种类和数目都较少；③普通话存在较丰富的复韵母，包括双韵母和三韵母，但三韵母不能出现在闭音节里；④汉语普通话没有声母丛的存在；⑤普通话音节构成最少 1 个音素，最多也不超过 4 个音素；⑥另外，汉语是具有声调的语言，每个音节都具有声调。如此种种特点，使得普通话音节结构四种基本类型的扩展就有了严格的控制，总体来说，普通话音节结构共可以形成 10 种类型，如图 2-2 所示。

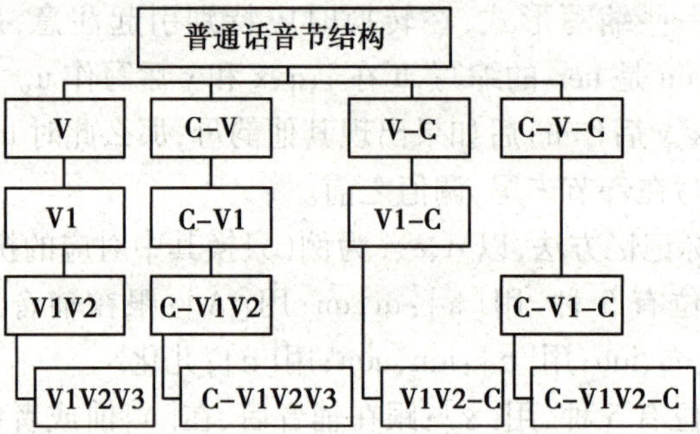

图 2-2　普通话音节结构

传统的音韵学在分析汉语音节结构时，将一个音节分成声母、韵母、声调三部分。声母是指音节开头的辅音，如“包/bao/中的/b/”；如果音节开头没有辅音，则这些音节则称为零声母音节，V 型和 VC 型都是零声母音节。韵母是指音节中声母后面的部分，分为韵头、韵腹和韵尾三部分。韵腹指一个音节中发音响度最响的主要元音，每一个韵母都必须有韵腹。韵头指一个音节中介于声母和韵母之间的音位，如/i/、/u/、/y/。韵尾指一个音节中韵腹后面的音素，没包括元音韵尾/i/、/u/和辅音韵尾/n/、/ŋ/。其中声母和韵母由音段音位构成，而声调由超音段音位构成，包括阴平、阳平、上声和去声，指贯穿整个音节的音高变化，具有区别意义的作用，如图 2-3 所示。

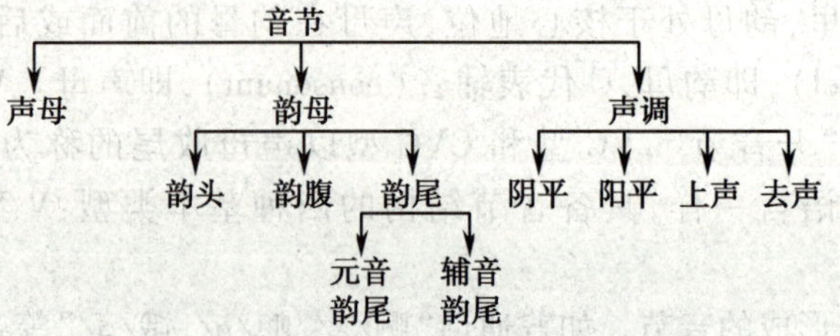

图 2-3　传统音韵学的普通话音节结构

二、普通话声韵的组合

在汉语普通话中，不同的音位形成了组成音节必需的声母和韵母。普通话体系中有 23 个声母(其中 2 个为零声母)、37 个韵母和 4 个声调。声母、韵母或声调中任意一个发生改变，都会改变音节的意义。例如，“bái”(白)发成“pái”(牌)时，意义相差非常大(这里，/b/和/p/是两个不同的音位)。

(一) 普通话声母

普通话中独立的声母共有 21 个(不包括两个零声母/w/和/y/)，主要分类方式有清浊与否、发音部位、发音方式和送气，见表 2-3。

表 2-3 普通话声母构音表

发音部位 发音方式			唇音		舌尖音			舌面音	舌根音
			双唇音	唇齿音	舌尖前音	舌尖中音	舌尖后音		
鼻音	清音								
	浊音		m			n			(ng)
塞音	清音	不送气	b			d			g
		送气	p			t			k
	浊音								
塞擦音	清音	不送气			z		zh	j	
		送气			c		ch	q	
	浊音								
擦音	清音			f	s		sh	x	h
	浊音						r		
边音	清音								
	浊音					l			

所谓清浊与否，是指发音时声带是否振动，发音时声带振动称为浊音，声带不振动称为清音。在汉语 21 个声母中，只有四个浊辅音：/m、n、l、r/。

发音部位指的是气流在声道受到约束或阻塞的地方，要形成约束或阻塞，必须是两个部位形成接触，即包括主动活动部位和被动接触部位。按照主动活动部位的不同，21 个声母可以分成双唇音、唇齿音、舌尖前音、舌尖中音、舌尖后音、舌面音和舌根音。如舌尖中音/d、t/等虽然只标出为“舌尖中音”，但实际上它是舌尖中部与齿龈共同形成对气流的阻塞，其中上齿龈是被动参与构音的。

发音方式主要包括鼻音、塞音、塞擦音、擦音和边音五种。鼻音指的是发音时气流主要从鼻腔流出，形成鼻腔共鸣。塞音指的是发音时两个部位闭合，将气流阻塞在该处，然后再将气流突然释放出来。塞擦音是指发音时两个部位先完全闭合，然后再打开一条缝隙，让气流从中擦过去。擦音是指发音时两个部位形成一条缝隙，让气流从其中擦过去。边音是指发音时气流从舌的两边流出去。同一发音部位，使用不同的阻塞方式形成的声音是不同的。

笔记

可根据释放气流时间的长短分为送气音和不送气音，送气与否的分类仅存在于塞音和塞擦音中，释放气流时间长的称为送气音，释放气流时间短的称为不送气音，送气音和不送气音往往成对存在，例如，发/b/时，双唇迅速打开，气流释放时间短；而发/p/时，双唇则较缓慢地打开，气流释放时间较长。

（二）普通话韵母

普通话中的37个韵母可按两个维度来分类。第一个维度是根据韵母中第一个韵母发音的口型特点来分，包括四类——开口呼、齐齿呼、合口呼和撮口呼。如图2-4。

发开口呼韵母时，下颌不同程度地打开，包括/a、o、e/本身以及以它们开头的音；发齐齿呼韵母时，舌尖与牙齿平齐，包括/i/以及以/i/开头的韵母；发合口呼韵母时，下颌向上，唇呈圆形，包括/u/以及以/u/开头的韵母；发撮口呼韵母，唇撮起，包括/ü/以及以/ü/开头的韵母。普通话韵母构音见表2-4。

韵母构音分类的第二个维度是内部结构特点，主要考虑了构音器官的不同运动，可以分为单韵母、复韵母、鼻韵母三大类。单韵母由一个元音组成，其构音要求快速形成准确的形状。如发/a/时，要求下颌打开，舌随着下颌快速下降。复韵母则有一个运动过程，根据运动的方向，又可分为前响复韵母、后响复韵母和中响复韵母三类。前响复韵母发音时，舌由下往上运动；后响复韵母发音时，舌由上往下运动；中响复韵母发音时，舌先由上往下，再由下往上。一般而言，由于后响复韵母发音时遵循重力原理，舌自然下降，因而除单韵母外，后响复韵母较容易发出。

表2-4　普通话韵母构音表

		开口呼	齐齿呼	合口呼	撮口呼
单韵母（8个）	单韵母	-i ɑ o e er	i	u	ü
复韵母（13个）	前响韵母	ɑi ei ɑo ou			
	后响韵母		iɑ ie	uɑ uo	üe
	中响韵母		iɑo iou（iu）	uɑi uei（ui）	
鼻韵母（16个）	前鼻音韵母	ɑn en	in iɑn	uɑn uen	ün üɑn
	后鼻音韵母	ɑng eng ong	ing iong iɑng	uɑng ueng	

鼻韵母根据发音时主要作用部位的不同，可分为前鼻韵母和后鼻韵母两类。前鼻韵母发音时，韵尾鼻音/n/发音时，舌尖抵住上齿龈，然后让气流在鼻腔形成共鸣。由于发音时舌尖起主要作用，因此，这一类韵母被称为前鼻韵母。后鼻韵母以/ng/结尾，发音时，舌后部抬起，靠近软腭，气流在鼻腔形成共鸣。由于发音时舌后部起主要作用，所以一般称为后鼻韵母。

（三）普通话声韵配合

假如任何一个声母可以跟任何韵母相拼，可能构成的基本音节数目应该有 850 个左右（不包括声调），但是实际能够拼出的音节只有 410 个左右，可见声母和韵母的配合是有限制的，这种限制就体现在声母和韵母的配合关系上。

普通话声母和韵母的组合关系主要表现在声母的发音部位和韵母四呼的关系上。如果声母的发音部位相同，韵母的四呼（开口呼、齐齿呼、合口呼、撮口呼）也相同，他们的配合关系一般也相同。普通话声母和韵母的配合关系可以列成下表 2-5（零声母的音标符号用 Φ 表示）。通过《普通话声韵配合简表》可以帮助我们了解哪些声母能和哪些韵母相拼，不能和哪些韵母相拼，该表揭示了普通话声韵配合的一些规律。

表 2-5　普通话声韵配合简表

声母 \ 韵母		开口呼	齐齿呼	合口呼	撮口呼
双唇音	b、p、m	能	能	只跟 u 相拼	否
唇齿音	F	能	否	只跟 u 相拼	否
舌尖中音	d、t	能	能	能	否
	n、l				能
舌面音	j、q、x	否	能	否	能
舌根音	g、k、h	能	否	能	否
舌尖后音	zh、ch、sh、r	能	否	能	否
舌尖前音	z、c、s	能	否	能	否
零声母	Φ	能	能	能	能

第三节　汉语普通话声调

声调是汉语区别于其他语言的重要特征之一，声调最主要的作用是区别语音的意义。如果不考虑声调，只有一个声母和韵母组成的音节 ma，就很难确定它究竟代表什么意义。但是加上不同声调，如 mā（妈）má（麻）mǎ（马）mà（骂），四种不同的声调区别了四个字的不同含义，这种能区别音节意义的音高的变化就是声调。

一、调值和调类

声调包括调值和调类两个方面。汉语的声调可以从调值和调类两个方面来分析。

（一）调值

调值是指声调高低、升降、曲直的变化形式，是声调的实际读法。调值的语音特点有两个：其一，调值主要由音高构成。声调是指相对音高，不是绝对音高。音乐中的音高属于绝对音高，在音乐里，如 C 调的 1，不管谁来唱，也不管用什么乐器来演奏，音高都是一样的，绝对音高在语言里没有区分意义的作用。声调的音高则是相对的，小孩和成年人都读一个音“去”（qù），成年人由他的最高音降到最低音的，小孩也是由他的最高音降到最低音的。但小孩的最低音可能比成年人的最高音还要高，但是两个人都是由高音降低为低音的，音高的变化形式和升降幅度大体相同。这种音高变化形式和升降幅度就构成调值的相对音高。第二，构成调值的相对音高在读音上是连续的，渐变的，中间没有停顿的，没有跳跃。

为了把调值描述的简单有效，一般采用赵元任创制的“五度标记法”来标记声调。五度标记法是用五度竖标来标记调值相对音高的一种方法。五度标记把调域分为五度，用一条四等分的竖线代表，共五个点。竖线的高低分为“低、半低、中、半高、高”五度，用 1、2、3、4、5 表示。根据这种标调法，每种语言的调值就可以用数字来表示。普通话声调的调值有四种类型，如图 2-4。

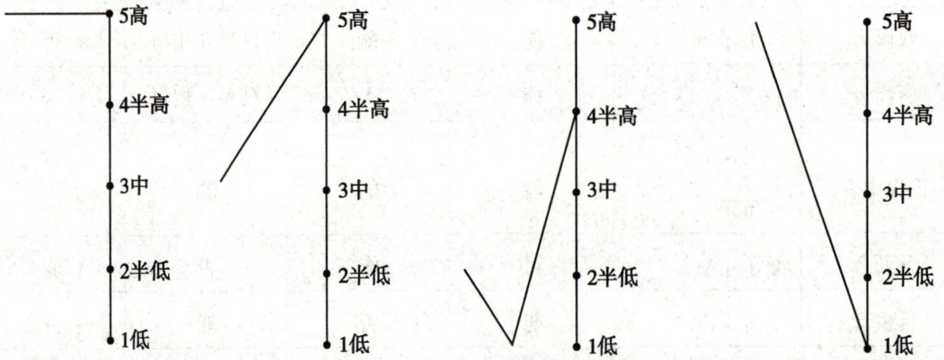

图 2-4　普通话的调值

（二）调类

调类是指声调的种类，是按照声调的实际读法归纳出来的类别。一种语言或方言中，有几种基本调值，就可以归纳成几种调类。例如，汉语普通话的“以、小、矮、吵”调值相同，发音从 2 度降到 1 度再升到 4 度，就属于同一个调类。普通话有四种基本的调值，因而有四个的调类，即阴平、阳平、上声、去声，也叫一声、二声、三声、四声，简称为“四声”。

二、普通话声调

汉语普通话包括四个声调：阴平、阳平、上声、去声。

1. 阴平　声调高而平，没有升降变化，起点、终点都在最高 5 度上，调值标为 55，又称为高平调或 55 调。例如：“空、山、高、天”等的声调。

笔记

2. 阳平　声调由中向高扬起，起点在 3 度，终点在 5 度，调值标为 35，又叫中升调或 35 调。例如：“人、民、团、结”等的声调。

3. 上声　声调由次低降到最低，再升到次高。这个调型是前半段低降，后半段升高的曲折调。起点是 2 度，降到 1 度，又升到 4 度，调值标为 214，又叫降升调或 214 调。例如：“普、五、有、好”等的声调。

4. 去声　声调由最高降到最低，中间没有曲折。起点是 5 度，终点是 1 度，调值标为 51，又叫全降调或 51 调。例如：“建、设、胜、利”等的声调。

三、音变

我们在进行口表达的过程中，不是孤立地发出每一个音节，而是根据语意的需要将一连串的音节连续发出，形成语流。语流内的一连串音紧密连接，发音部位和发音方法不断改变，有时难免相互影响，连续的音素、音节或声调有时会发生变化，这种变化就叫音变。在普通话中，音变的现象很多，这里我们只列举几种常见的音变，即变调、轻声、儿化。

（一）变调

1. 上声的变调

在普通话里，上声调值是 214，一般在单读或处在词语、句子末尾时，上声读原调，在其他位置时会发生变调。

(1) 两个上声相连，前一个上声调值变 35，这叫逆行异化；例如：“水果、了解、演讲”，前一个上声调值变 35。

在原为上声后改轻声的字音前，有两种不同的变调，有的变 35，有的变 21。例如：“捧起、等等、讲讲、想起”，前一个上声调值变 35。“嫂子、姐姐、毯子、奶奶”，前一个上声调值变 21。

(2) 三个上声相连，根据词语内部层次的不同，前两个音节有两种不同的变调。一种是第一音节调值变 21，第二音节调值变 35。例如：“很勇敢、小老虎”。另一种是前两个音节调值都变 35。例如：“展览馆、管理组”。

(3) 如果连念的上声字不止三个，则可以根据词语含义进行分组，再根据上述方法变调。快读时，也可以只保留最后一个字音读 214，前面的一律变为 35。例如：“彼此友好、很有好感、种马场养有五百匹好母马”。

(4) 在非上声（阴平、阳平、去声）的前面，调值由 214 变 21。在原为非上声改轻声的字音前，变调也相同。

在阴平前，例如：“首都、北京、火车、雪山”；

在阳平前，例如：“祖国、海洋、语言、检查”；

在去声前，例如：“解放、土地、巩固、保密”；

在轻声前，例如：“尾巴、起来、宝贝、里头”

2. 去声的变调

两个去声相连，前一个如果不是重读音节，由 51 变为 53。例如：“信念、变化、办事、快速”等。

（二）轻声

在普通话里，“轻声”没有一个固定的调值，并不是四声调之外的第五种声调，而

笔记

是一种特殊音变。轻声在一定条件下可以失去原来的声调，读的又短又轻。大部分轻声音节是不标调号的，比如“窗户”chuānghu、“朋友”péngyou。普通话轻声词语很多，有一定的规律性：

1. 结构助词“的、地、得”和语气词“吧、嘛、呢、啊”。例如：

领路的、愉快地、学得好

算了吧、干嘛呢、他呢、谁啊

2. 部分单纯词中的叠音词和合成词中重叠式的后一音节。例如：

醒醒、妈妈、娃娃、弟弟、姑姑

坐坐、劝劝、看看、催催

3. 构词后缀“子、头”和表示全体“们”等。例如：

鸽子、燕子、辫子、石头、拳头、馒头

我们、你们、他们

4. 名词、代词后面表示方位的词。例如：

马路上、脸上、山上、村子里、前边、外面

5. 还有一些常用的双音节词，第二个音节习惯上要读轻声。例如：

云彩、蘑菇、护士、事情、伶俐、萝卜、哆嗦、疙瘩、动静、行李、稀罕、石榴、买卖、便宜、先生、客气、关系、包袱、应付、消息、招呼

（三）儿化

儿化指的是一个音节中，韵母带上卷舌色彩的一种特殊音变现象。例如“花儿”，这个“儿”字不是独立音节，也不是音素，而是一个形容性的符号。只表示读到“花”这个字音的末尾时，随即加上一个卷舌动作，使韵母带上卷舌音“儿”的音色。用汉语拼音字母拼写儿化音节，只需在原来的音节之后加上“r”（表卷舌作用）就可以了。例如：

芽儿 yár、大伙儿 dà huǒr、路口儿 lù kǒur、主角儿 zhǔ juér、荷包儿 hé bāor、浪花儿 làng huār、哪儿 nǎr

学习小结

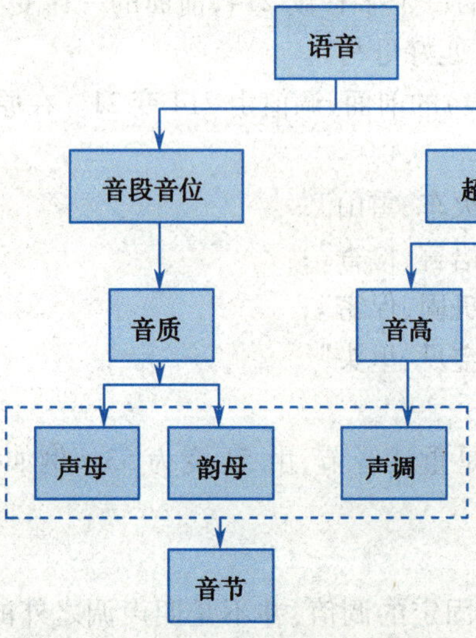

复习思考题

1. 试述音素与音位的区别并举例说明。
2. 试述音段音位与超音段音位并举例说明。
3. 试述普通话音韵组合。
4. 试述五度标记法。

第三章

言语听觉器官的解剖生理学基础

学习目的

通过本章的学习，理解言语、听觉、吞咽器官及相关神经支配的解剖生理学基础。

学习要点

言语听觉功能相关器官组织的解剖：大脑皮质语言解剖与功能定位、言语器官（呼吸、发声以及共鸣构音器官）的解剖与功能运动、鼓膜听骨链的传音生理、耳蜗的解剖和感音生理。吞咽相关器官的解剖及功能分期；言语听觉活动的脑神经支配；吞咽功能的神经支配。言语听觉功能的神经系统传导通路；发声运动机制——伯努利效应（Bernoulli effect）；口期吞咽以及咽期吞咽的神经通路。

语言交流和思维活动是人类所特有的能力，人类的言语听觉功能是长期进化的结果，其主要的物质基础包括专司言语听觉功能的中枢神经系统、周围神经系统、言语器官（呼吸、发声、共鸣构音系统）和听觉器官。本章重点介绍与言语、语言、听觉、吞咽功能有关的解剖生理学基础。

第一节　言语听觉中枢及脑神经支配

支配言语听觉功能的神经系统包括中枢神经系统（如大脑皮质、脑干传导束等）和周围神经系统部分（与言语听觉功能相关的 8 对脑神经），同时介绍言语听觉功能的神经传导通路。

一、言语听觉功能的中枢神经定位

言语听觉功能直接受到大脑皮质的控制，大脑皮质是由数百万神经元所组成的 6 层结构组织，神经元间通过轴突与树突互相连接。大脑表层为皮质灰质结构，大约为 1/4 英寸厚（1 英寸 = 2. 54cm），并且不同的皮质区域有着特定的功能，按照 Brodmann 的分区法，将大脑皮质分为 52 个区（图 3-1、图 3-2），其中言语听觉功能直接受到相关功能区的控制，同时也受到皮质下各神经中枢的调控。

（一）言语听觉的大脑皮质功能定位

涉及语言活动的脑区一般都在左半球，只有大约 1/3 的左利手人，其语言中枢的各区位于右半球。一般而言，语言活动大多发生于左脑，但隐喻、声调、表情以及体态

笔记

等非言语性概念活动则发生于右脑，对于语言中枢位于右脑的左利手人则恰好相反，语言加工中枢分布在一个较大面积的皮质区域上。

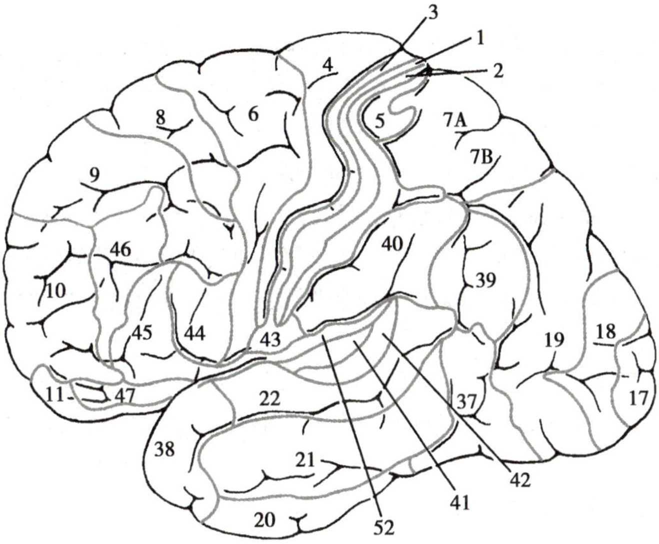

图 3-1　大脑皮质分区（外侧面）

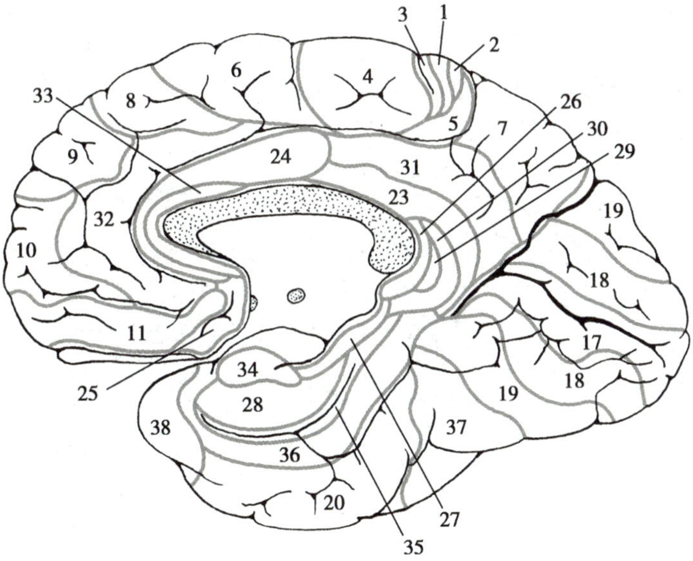

图 3-2　大脑皮质分区（内侧面）

1. 初级听觉区（听觉中枢）　初级听觉区是听觉的最高中枢，位于颞上横回后部 Brodmann 41 区、42 区，接收和分析听觉信息，每侧听觉中枢都接受来自双耳的冲动，因此一侧听觉中枢受损，不致引起全聋。

2. 听觉联合区（听话中枢）　听觉联合区也称听觉性语言中枢，位于颞上横回后部 Brodmann 22 区，分析来自初级听觉区的传入信号，将这些信号与贮存在记忆库中的信息进行匹配，并解码翻译。它能调节自身语言和听到并理解他人的语言。

3. 视觉性语言中枢（阅读中枢）　视觉性语言中枢在顶小叶下的角回 Brodmann

笔记

39 区，靠近视觉中枢（初级视觉区和视觉联合区）；该区储存以视觉为基础的语言记忆痕迹，是识别文字的基本结构，其损害表现为视觉没有障碍，但不能理解文字符号的意义。

4. 视运动性语言中枢（书写中枢）　视运动性语言中枢位于额中回后部 Brodmann 8 区；储存对侧手书写文字的记忆痕迹，此处受损，虽然其他的运动功能仍然保存，但写字、绘画等精细运动发生障碍，临床上称为失写症。

5. 韦尼克（Wernicke）区　韦尼克区位于颞上回后部 Brodmann 41 区、42 区以及部分邻近的 22 区；听觉性语言中枢（听觉联合区）和视觉性语言中枢之间没有明显界限，有学者将它们统称为韦尼克区，该区包括颞上回、颞中回后部、缘上回以及角回。它主要司语言的听觉功能，其中储存大量的听觉记忆痕迹，该区的损害主要表现为语言的听理解障碍。

6. 布洛卡（Broca）区（说话中枢）　布洛卡区也称运动性言语中枢，位于额下回后部 Brodmann 44 区、45 区，即三角部的后部及岛盖部；布洛卡区将来自韦尼克区的信息处理成相应的言语运动程序，然后传到与头面部运动有关的皮质（初级运动区），启动唇、舌、喉肌的运动而形成言语。布洛卡区不仅负责说话，还控制书写和其他动作语言的产生。

布洛卡区司语言运动功能，又称前语言区或第一语言区；韦尼克区司言语感觉功能，又称后语言区。这两个区共同构成言语中枢的主要部分。韦尼克在此基础上又提出，语言的生成和接受过程包含分离的运动程序和感知程序，这些程序分别由不同的脑区控制，因而一种行为的不同组成成分是由脑的不同部位处理的，即大脑以一种分布加工的方式进行语言信息处理（图 3-3）。

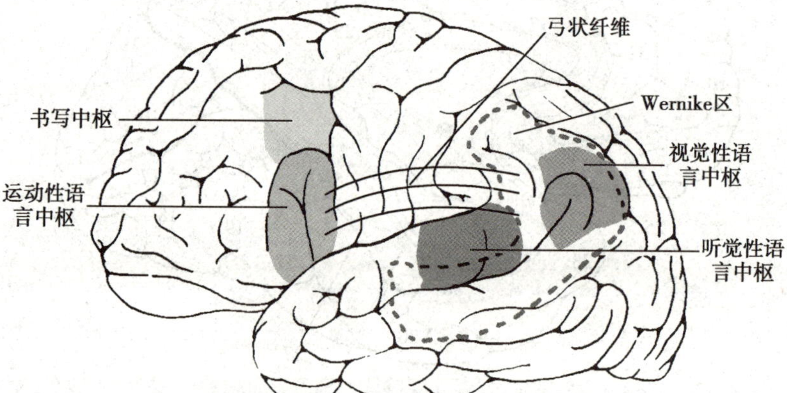

图 3-3　左侧大脑半球的语言中枢

7. 初级运动区　初级运动区位于中央前回和中央旁小叶的前部 Brodmann4 区和 6 区；功能是将从布洛卡区传来的信息转变成言语运动。顶叶运动区 Brodmann 4 区和运动前区 Brodmann 6 区涉及所有言语相关器官（下颌、唇、舌、软腭及手）的运动。

8. 初级视觉区（视觉中枢）　初级视觉区位于枕叶内侧面距状沟上、下的皮质，即上方的楔叶和下方的舌回 Brodmann 17 区，接受来自外侧膝状体的视辐射纤维。局部定位关系为：距状沟上方的视皮质接受上部视网膜传来的冲动；下方的视皮质接受下部视网膜传来的冲动；距状沟后 1/3 上、下方接受黄斑区传来的冲动。一侧视觉中枢

笔记

接受同侧视网膜颞侧半和对侧视网膜鼻侧半的视觉冲动，损伤一侧视觉中枢可引起双眼对侧视野同向性偏盲。

9. 视觉联合区 视觉联合区位于视觉中枢前，枕叶和顶叶的 Brodmann 18 区、19 区，初级视觉区 Brodmann 17 区、视觉联合区 Brodmann 18 区、19 区，产生视觉（不完善），并对初级视觉信号进行分析。

10. 弓状纤维 弓状纤维属于联系同侧半球内各部分皮质的纤维——联络纤维，弓状纤维是联络纤维中的白色短纤维，它连接布洛卡区和韦尼克区等相邻脑回，并将信息从韦尼克区传向布洛卡区（图 3-3）。

11. 外侧裂周区 外侧裂周区环绕外侧裂周围的区域，包括布洛卡区、弓状纤维和韦尼克区。

12. 分水岭区或交界区 分水岭区或交界区为大脑前动脉与大脑中动脉分布交界区，或者大脑中动脉与大脑后动脉分布交界区，此区受损可以引起经皮质性失语。

13. 第二联合区 第二联合区位于优势半球顶下小叶，包括角回和缘上回 Brodmann 39 区和 40 区，由于位于视觉、听觉、躯体感觉区联合皮质之间，并接受邻近联合区的大量纤维，所以是联合区的联合区，故称为第二联合区。它是人类某些特有高级中枢功能的整合中枢，使得各种感觉之间的联系更为密切，上升为完整的知觉。

14. 胼胝体 胼胝体属于大脑半球的连合纤维，位于大脑纵裂底，由连接左右半球新皮质的纤维构成，前端呈钩形的纤维板，由前至后可分为嘴、膝、干和压部 4 部分。在经胼胝体所做的水平切面上，可见其纤维向两半球内部前、后、左、右辐射，广泛联系额、顶、枕、颞叶，联系每一半球的相同区域。

（二）大脑皮质下的言语区

大脑皮质与大脑皮质下的脑结构有紧密的联系，大脑皮质下的言语区虽然不如大脑皮质的言语区重要，但作为言语活动脑机制的组成部分，都有协同大脑皮质调节言语的功能。大脑皮质下的言语区主要包括丘脑、后丘脑、下丘脑、基底核、脑干和小脑。

1. 丘脑 丘脑位于大脑半球内侧，内囊在两侧与之毗邻，并与两侧的基底核合称为纹状体。纹状体是大脑感觉与运动功能联络的主要区域。丘脑主司感觉功能，而基底核则主司运动功能。丘脑比基底核更加靠近大脑的后方，从前至后依次为运动功能区域和感觉功能区域。即使是丘脑也具有后（纯感觉）与前（受感觉影响的运动）的分区。

目前认为背侧丘脑与语言功能有关的是腹外侧核、腹前核及丘脑枕。腹外侧核、腹前核和布洛卡区、运动区及辅助运动区有丰富的双向联系，丘脑枕与颞叶、大脑后部皮质间密切相连，丘脑虽然不是言语发生的部位，但它将来自身体各部分的感觉信息投射到大脑皮质的相应区域，从而影响语言功能。丘脑性失语临床上常以音量小、语调低、表情淡漠、不主动讲话、找词困难，听理解及阅读理解轻度障碍，复述可正常，轻度命名障碍等为主要表现。

2. 后丘脑 后丘脑也被称为丘脑后结节，通过内侧膝状体从听神经束中接受神经冲动。然后自内侧膝状体发出纤维，组成听辐射，向上止于颞横回的初级听觉区 Brodmann 41 区、42 区。同样，视觉纤维进入丘脑的外侧膝状体，进行中央“整合”，然后由外侧膝状体核发出纤维组成视辐射，直接投射至枕叶初级视觉区 Brodmann 17 区。在后丘脑内，通过前核与腹前核产生感觉信息的整合，并加以组织，形成某些特定的运动反应。自前侧丘脑发出之后，感觉投射纤维既可以直接到达大脑感觉皮质，又

笔记

可以到达基底核。

3. 下丘脑　下丘脑位于背侧丘脑的前下方，组成第三脑室侧壁的下半壁和底壁，下丘脑借助复杂的纤维网络分别与边缘系统、脑干和脊髓、背侧丘脑，以及垂体相联系。下丘脑作为控制情绪及多种行为动机的神经中枢，与言语活动所必需的紧张状态有关，其损伤可导致患者言语行为动机缺失，患者不愿意说话、言语迟缓、发音困难。

4. 基底核　基底核也称基底神经节，是大脑底部白质内的灰质核团，主要包括尾状核与豆状核，后者包括壳以及苍白球。尾状核与豆状核均发出纤维支配平滑肌与骨骼肌。基底核接纳来自丘脑的多重连续的感觉信息，有参与控制运动的功能（包括发音活动）。其损害可导致语言功能障碍，称为基底节失语，表现为自发性言语受限，且音量小，语调低。

5. 脑干　脑干是中枢神经系统中位于脊髓和间脑之间的一个较小部分，自下而上由延髓、脑桥和中脑三部分组成。延髓和脑桥前靠颅后窝的斜坡，背面与小脑相连，与小脑之间的腔室为第四脑室。脑干内部的结构主要包括：脑神经核、非脑神经核、长的上下行纤维束（主要为内侧丘系、锥体系等）和网状结构。来自锥体与锥体外系的投射纤维向前延伸至脑桥，向后通过大脑脚止于延髓。这些联系大脑皮质与皮质下各中枢间的上下行纤维包括传入与传出纤维。从中脑至脑桥以及向上到达小脑有着大量的神经联系。80%的下行投射纤维（发自大脑脚）在脑干下方的延髓部位交叉至对侧，有20%的纤维不进行交叉。针对嗓音而言，重要的是延髓上方的疑核，位于锥体交叉的正下方。延髓向下方延伸时逐渐缩窄至脊髓。脊髓有着与延髓相同的组成排列，即后部主司感觉功能，前部主司运动功能。

6. 小脑　小脑围绕在脑桥和大脑脚的周围，与脑桥、大脑脚以及脊髓相联系。小脑主要调节锥体外系的功能，使传入的感觉信息（本体感觉、运动觉、触觉、听觉以及视觉）与运动反应达成精确协调。创伤或疾病引起的小脑损伤会导致共济失调。小脑损伤的嗓音言语症状有言语的韵律减缓（断续的言语）、共鸣障碍、口齿不清——所有的发音听起来就像深度中毒的患者。

（三）运动传导通路

运动传导通路是指从大脑皮质至躯体运动效应器的神经联系（含与嗓音言语、书写功能有关的运动传导纤维束），管理骨骼肌的运动。包括锥体系和锥体外系。

1. 锥体系　锥体系自大脑皮质发出，是控制骨骼肌随意运动的一个复合下行纤维束。自大脑皮质发出后，经过中脑的大脑脚和脑桥，至延髓上部的腹侧中线两旁聚为锥体——其中部分纤维到达脊髓，直接或间接连于前角运动细胞，称为皮质脊髓束，它与人体精巧运动有关；另一部分连于脑神经躯体运动核，称为皮质核束，它是大脑皮质管理头面骨骼肌随意运动的传导通路（图3-4）。

锥体系的功能表现为神经通道，将神经冲动从皮质传至终末通道，不致干扰其他神经纤维（锥体外系）的传递，它犹如高速公路，沿着整个神经通路在多个站点更换神经元。锥体系的出现时间较晚，功能更加精细。它是嗓音产生的高级控制中枢。病损时还常出现上运动神经元麻痹（亦称中枢性麻痹或强直性麻痹）及锥体束征等。

2. 锥体外系　锥体外系是指锥体系以外的影响和控制躯体运动的所有传导通路，其结构十分复杂，主要包括大脑皮质、纹状体、丘脑、底丘脑、中脑顶盖、红核、黑质、脑桥核、前庭神经核、脑干网状结构、小脑等结构，以及它们之间的纤维联系。锥体外

笔记

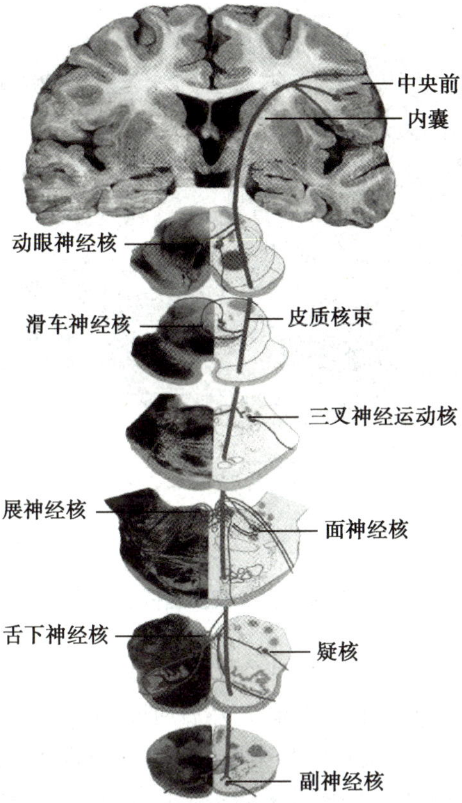

图 3-4　锥体系（皮质核束）

系纤维通过多种复杂的回路联系，最后经红核脊髓束、网状脊髓束、前庭脊髓束等下行终止于脊髓前角细胞的运动性中枢神经通路中，以协调锥体系发动的随意运动。锥体外系的主要功能是调节肌张力、协调肌肉活动、保持体态姿势和习惯性动作等。

锥体系和锥体外系在支配骨骼肌运动的功能上是互相依赖、不可分割的一个整体，只有锥体外系保持肌张力稳定协调，锥体系才能完成精确的随意运动，如写字、刺绣等；而锥体系是运动的发起者，有些习惯性动作开始是由锥体系发起的，然后才处于锥体外系的管理之下，如游泳、骑车等。锥体外系包括以下 4 条：

(1)从中脑红核细胞出发，立即交叉，经脑桥、延髓，沿脊髓侧索中央下行，终止于该侧的前角细胞，称红核脊髓束(图 3-5)，与平衡功能有关。

(2)以四叠体被盖细胞为起点，进行交叉，对侧向下，终止于该侧的前角细胞，称被盖-脊髓路径。在人体，与保护眼的上丘反射运动有关。

(3)由网状结构出发，不交叉，沿同侧向下的网状脊髓路径(图 3-6)。

(4)以 Deiters 核作为起始核，沿同侧的侧索和前索向下的前庭脊髓路径，与平衡运动有关。

锥体外系是与协调运动有关的神经通路，同时也相当于从小脑和额叶、边缘叶经丘脑下部的各种植物性活动的通路。根据神经通路中出现的障碍部位，锥体外系障碍时的(身体)运动症状有不随意的姿势或动作、震颤、运动失调、运动麻痹等各种表现。

锥体外系的多数神经纤维起自 Brodmann 6 区(额叶上回)。携带着传入与传出神经纤维的轴突纤维束进出于该 6 区，并且在许多中间神经元处进行转换。如同“乡间

笔记

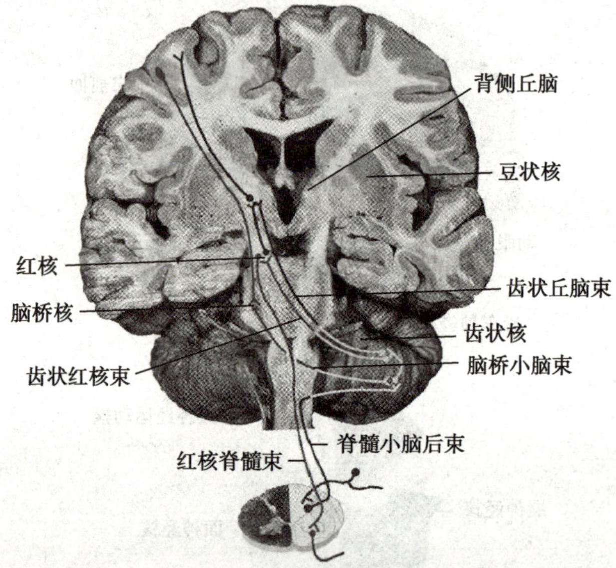

图 3-5 锥体外系(皮质脑桥小脑系)

之路"一样,这些锥体外系在多处转换神经元传导,携带神经冲动穿过基底核区域(如尾状核与豆状核)传递至丘脑与下丘脑部位,然后通过网状系统传递至小脑、脑桥以及延髓,如图 3-6 所示。锥体外系使得丘脑与基底核之间形成许多连接,使感觉信息与运动反应之间达成精确控制与平衡。锥体外束的功能非常多。例如,投篮的动作需要协调视觉、触觉、运动觉、本体觉、听觉等多种感知觉为一体,以便迅速改变运动反应。言语行为需要大量的感觉信息;或者说,当一名歌手被邀请用稍响一点儿的嗓音唱 A3 的音调时,这时他/她首先需要大量的感觉反馈信息,使唱出的音调不会太平或太尖细。

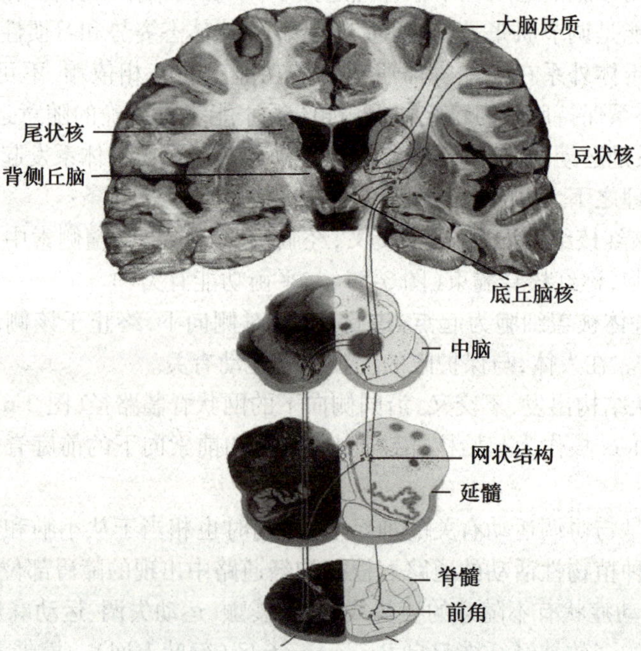

图 3-6 锥体外系(纹状体苍白球系)

二、言语听觉活动的脑神经支配

从脑桥及延髓发出的脑神经和脊神经，包括与之连接的感觉器官，共同组成了周围神经系统（PNS）。支配言语听觉活动的主要是脑神经，在12对脑神经中，与言语听觉功能有着直接或间接关系的脑神经包括：

（一）视神经

第Ⅱ对脑神经，由特殊躯体感觉纤维组成，传导视觉冲动，起于眼球视网膜，由眶内经视神经管入颅中窝，续于视交叉，在阅读理解、朗读等方面发挥重要的作用。

（二）三叉神经

第Ⅴ对脑神经，自脑桥发出，其主要的运动纤维支配咀嚼肌；影响嗓音的感觉因素是鼻与口腔黏膜的触觉。

（三）面神经

第Ⅶ对脑神经，面神经从脑桥下方发出，其运动支支配面肌；其感觉支主司舌前2/3以及软腭的感觉功能。

（四）位听神经

第Ⅷ对脑神经，其蜗支终于延髓上部蜗神经腹侧和背侧核；然后由蜗核发出神经纤维，在各级中间神经元处进行换元，最后形成听辐射，止于大脑皮质的听区颞横回。

（五）舌咽神经

第Ⅸ对脑神经，源自于延髓的两侧，通过颈静脉孔，穿行于颈内动脉与颈外静脉之间，发出许多分支支配不同的部位。它传导舌后1/3黏膜和味蕾的一般感觉和味觉，以及咽峡、扁桃体、咽腔以及软腭的感觉功能。它的运动支主要支配咽上缩肌和茎突咽肌的收缩运动。

（六）迷走神经

第Ⅹ对脑神经，迷走神经起自延髓的疑核，由两侧发出后沿途连续分支，分别支配咽腔至腹腔脏器之间的各个部位。除了胸腔及腹腔脏器的自主神经控制的多项功能之外，迷走神经还有两个重要的分支支配喉腔，即喉上神经与喉返神经。

1. 喉上神经　分为内支和外支。内支是感觉支，支配声门上方咽部的感觉；外支在咽下缩肌侧面与甲状腺上血管伴行至甲状腺上极，支配环甲肌，使声带紧张。

2. 喉返神经　是迷走神经进入胸腔后分出的，左右两侧路径不同，右侧在锁骨下动脉之前离开迷走神经，绕经该动脉下后方，再折向上行，沿气管和食管间所成之沟，直到环甲的后方进入喉内。左侧的径路较长，由迷走神经经过主动脉后分出，绕主动脉弓的下后上行，沿与右侧相似的途径进入喉内，喉返神经主要是运动神经，支配环甲肌以外的喉内各肌。

迷走神经支配咽喉的感觉支，主司嗓音的情感功能。主司嗓音产生的运动支分布于舌底部、咽中下缩肌、喉部等部位。

（七）副神经

第Ⅺ对脑神经，这对脑神经的主要功能是支配颈部附属肌群的运动。它包括两种成分：颅内分支以及脊支。颅内分支起自疑核，从延髓一侧连续发出5个细小分支。一些神经纤维加入到迷走神经的上支，支配腭帆提肌和悬雍垂。副神经脊支纤维起自

笔记

脊柱的上角，并向下行走，支配颈部的主要肌群，如胸锁乳突肌以及斜方肌。副神经损伤将导致颈部的呼吸辅助肌群瘫痪，进而引起较明显的言语障碍。

（八）舌下神经

第Ⅻ对脑神经，舌下神经支配舌部内外肌群以及一些颈部的带状肌群。该神经起源于舌下神经核（位于延髓下部），并向两侧发出神经分支，进入颞骨的舌下神经通道，由此向下走行，并向两侧对称性地支配多个部位。它所支配的肌群包括：肩胛舌骨肌、胸骨甲状肌、茎突舌骨肌、舌骨舌肌、颏舌肌、颏舌骨肌、胸骨舌骨肌以及所有的舌内部肌群。舌下神经主要负责喉腔的位置运动，如整个喉部位置的下降与抬高，并且支配舌部的所有内部运动。

三、言语听觉功能的神经传导通路

与语言功能有关的各脑区之间在解剖上并非是完全独立的，在功能上也是相互联系、相互协同的。言语听觉活动表现为复杂的神经传递过程，与之相关的听、说、读、写四大重要组成部分的神经传递过程介绍如下：

（一）听

语音信号（声波信号）由听觉器官传到听神经末梢（耳蜗毛细胞），通过听神经传到双侧脑干延髓的蜗上级核，再经过上橄榄体、中脑膝状体、丘脑到达颞叶外侧沟下壁的颞横回初级听觉区（41 区、42 区）——视觉中枢，产生听觉。

听觉信息再通过胼胝体到达双侧大脑皮质的感觉性语言中枢，再由初级听觉区（听觉中枢）传入韦尼克区的颞上回后部（22 区）进行译释，进一步理解为有意义的词句（即听觉传导通路）。

（二）说

来自韦尼克区的信息通过弓状纤维传入布洛卡区（运动性语言中枢）——说话中枢，形成相应的言语运动程序后，再传入大脑皮质运动区——初级运动区（4 区和 6 区），通过锥体系、锥体外系支配口咽肌的协调性运动，形成口语。

（三）读

1. 视觉传导通路　视网膜神经部最外层的视杆细胞和视锥细胞为光感觉器细胞，感觉光刺激后，将冲动传到视网膜神经部中层的双极细胞、神经节细胞，集合成视神经，经两侧视神经管入颅腔，形成视束，视束绕过大脑脚后，经内囊后肢投射到枕叶距状沟上、下皮质的视觉中枢，产生视觉。

2. 阅读、朗读　书面文字符号转换为时空构型的冲动频率，通过视觉传导通路在大脑皮质的视觉性语言中枢（阅读中枢）、视觉中枢和视觉联络区，由能对几何图形做出特异反应的神经元，使视觉图像得到初步重建。重建的信息传入韦尼克区中的角回，并转换为文字形象，进行初步译释，进一步理解为有意义的词句即可完成阅读理解；若再通过弓状纤维传入布洛卡区（运动性语言中枢）——说话中枢，处理成相应的言语运动程序后，再传到与头面部运动有关的大脑皮质运动区——初级运动区（4 区和 6 区），通过锥体系、锥体外系启动唇、舌、喉肌的运动即可完成朗读（图 3-7）。

3. 跟读（复述）　语音信号通过听觉传导通路在大脑皮质的感觉性语言中枢（初级听觉区）传入韦尼克区中的听觉性语言中枢（22 区）进行译释，理解为有意义的词

笔记

句；然后通过弓状纤维传入布洛卡区（运动性语言中枢）——说话中枢，处理成相应的言语运动程序后，再传到与头面部运动有关的大脑皮质运动区——初级运动区（4 区和 6 区），通过锥体系、锥体外系启动唇、舌、喉肌的运动形成口语；也可以手势、表情以及姿势来协助口语表达（图 3-7）。

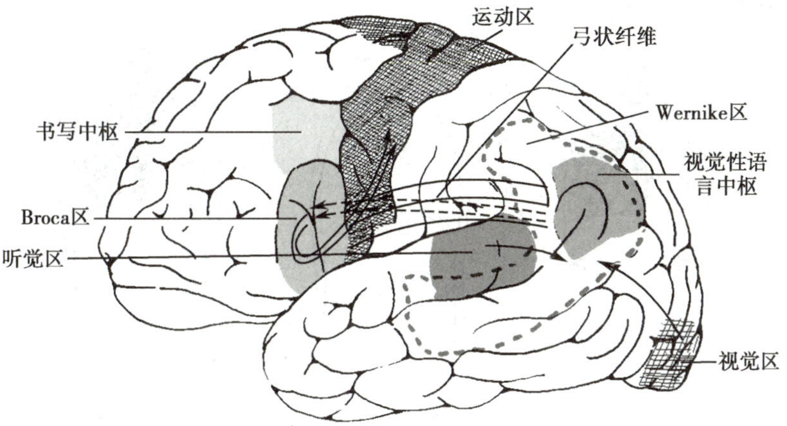

图 3-7　跟读与有声阅读的神经传递过程

（四）写

声波信号通过听觉传导通路传入韦尼克区中的听觉性语言中枢（22 区），进行译释，理解有意义的词句；视觉信号则通过视觉传导通路到达韦尼克区的角回及缘上回，形成视觉忆痕；二者信息传到额中回后部的视运动性语言中枢——书写中枢（8 区），再通过锥体系及锥体外系，支配手部等小肌肉群，完成书写功能。

第二节　言语器官的解剖与生理

言语的产生通过呼吸系统、发声（嗓音）系统和共鸣构音系统的协调活动来实现。贮存在肺、气管与支气管内的气体有规律地随呼气运动排出，形成气流；到达声门处，转变成一系列脉冲信号（声门波）；然后通过声道的共鸣作用，形成具有适当形态的声波，最终由嘴和鼻发出言语声波信号，如图 3-8 所示：

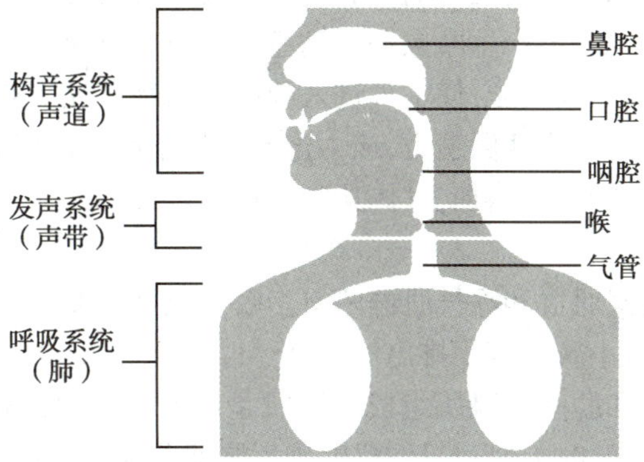

图 3-8　言语三大系统

一、呼吸系统

呼吸系统由两部分运动系统组成，分别是胸腹壁和肺部系统。胸腹壁由胸廓肋骨、膈肌、胸腹部的多组肌肉群组成。被称为呼吸泵的呼吸动力是由胸腹壁和肺部系统的协调运动所提供的，如图 3-9 所示：

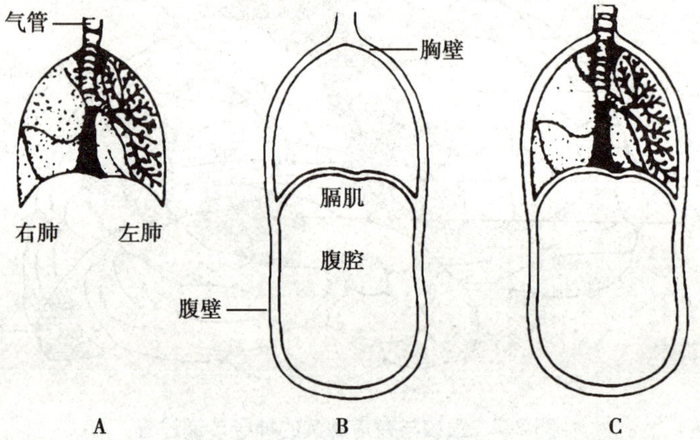

图 3-9 呼吸泵

A. 肺部系统；B. 胸腹壁系统；C. 肺部和胸腹壁系统的组合

（一）胸廓

胸廓是骨—软骨性结构，呈圆锥筒状，胸廓内部为胸腔，胸腔骨架由 12 对肋骨组成，它们向后分别连在十二块胸椎骨上。在前面，上十对肋骨借助于软骨直接或间接地连在胸骨上。最下方的两对肋骨前端并没有附在胸骨上，称为浮肋。肋骨的运动由胸肌和腹肌带动，以此增加或减小胸腔的体积。因此，当肋骨向上抬起时，它们向外两侧运动。

（二）肺和胸膜

肺部呈两个锥形结构，几乎占据整个胸腔。左肺分两叶，右肺分三叶。气管上段直通喉部，下段在胸腔内分叉，形成左右支气管，经多次分支后，形成无数的细支气管，肺泡位于每根细支气管的终末分支（肺泡管）末端。肺表面覆盖着平滑的胸膜（脏胸膜），通过该弹性纤维与胸廓肋骨相连（壁胸膜），使肺在呼吸时既能直接受到来自胸壁的压力，又能活动自如，不产生摩擦和不适感。当胸腔扩张时，肺部被牵动扩张，内部压力降低，低于外界的大气压，使空气进入肺内。当肺部充满空气后，其中被拉长的弹性纤维产生呼气所需的弹性回缩力，该力连同施加于胸壁的肌张力和其他压力促使胸廓缩小，导致胸膜腔的压力增加，气体从肺内排出。

（三）呼吸肌群

呼吸肌群分为吸气肌群和呼气肌群两组。吸气肌群主要是膈肌，扩张胸腔容积以吸入空气；呼气肌群缩小胸腔容积排出气体。

吸气肌群由膈肌和肋间外肌所组成。膈肌是肌肉—腱膜结构，呈扁平状，与胸廓肋骨部的下缘相连，松弛时形似一只倒置的碗。膈肌收缩时，其隆起部分向四周拉平，使胸腔在垂直方向上进行扩张，并使下部肋骨上提并向外移。肋间外肌起于上肋骨下缘，止于下肋骨上缘。共有 11 对肋间外肌覆盖于 12 对肋骨外面，它们向第一肋骨方

笔记

向做整体提升运动;呼气肌群主要由肋间内肌所组成。从胸骨缘到肋膈角,肋间内肌起自11对肋骨的下缘,止于相邻的上一肋骨。其作用是使肋骨下降,缩小胸腔容积。

(四) 呼吸过程

呼吸过程主要可分为平静和言语状态下的呼吸运动。

1. 平静呼吸　平静呼吸的特点是呼吸运动较为平稳均匀,每分钟呼吸频率约12~18次。吸气是主动的,主要由膈肌收缩引起;呼气是被动的,由吸气肌舒张产生。平静吸气时,自呼吸中枢延髓发出神经冲动,经脊髓到达相关的胸腔肌肉,通过颈段脊髓的运动神经元分支加入而组成的膈神经,将神经冲动传至膈肌,使膈肌收缩。膈肌隆起的中心部分下移,从而增大了胸腔的上下径,胸腔和肺容积增大,腹腔内的器官因受压迫而使腹壁突出,腹腔容积的变化量等同于膈肌收缩时胸腔增加的容积。与此同时,膈肌协助肋骨上提,促进了肋间外肌上抬肋骨的作用。膈肌舒张时,腹腔内脏恢复原位。由膈肌舒缩引起呼吸运动伴以腹壁的起伏,这种呼吸称为腹式呼吸(abdominal respiration)(图3-10)。

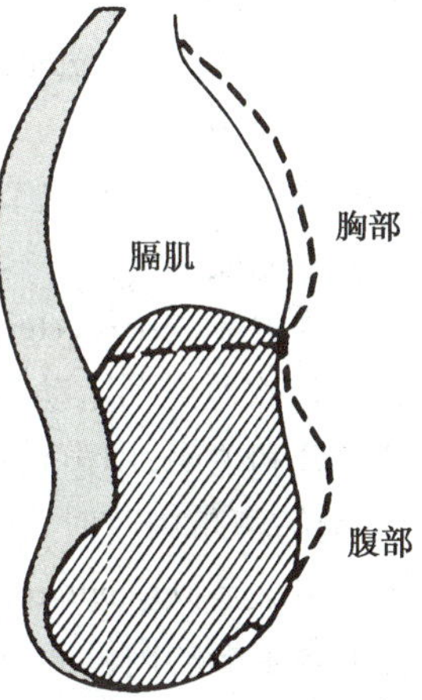

图3-10　腹式呼吸运动

由于胸椎位置固定,而胸骨可以上下移动,所以当肋间外肌收缩时,肋骨和胸骨都向上提,从而增大了胸腔的前后径和左右径。由肋间肌舒缩使肋骨和胸骨运动所产生的呼吸运动,称为胸式呼吸(thoracic respiration)。腹式呼吸和胸式呼吸同时存在,称为胸-腹式呼吸(thoracic-abdominal respiration)。相比较而言,腹式呼吸是一种轻松自然、经济有效的呼吸方式,在言语过程应学会腹式呼吸发音法。

2. 言语呼吸　人体在言语和安静两种状态下,其呼吸表现有所不同,具体表现在:

(1)呼吸量:安静状态的呼吸量约为500ml,压力变化仅为1~2cmH_2O。吸气是一个主动过程,呼气是依靠弹性作用的被动过程;言语状态下的呼吸量增加35%~60%,以便有足够的气流量来支持持续的言语活动。

(2)吸气与呼气时间比:平静呼吸时,吸气和呼气时间占总呼吸时间的40%和60%;言语时,吸气变得迅速、短促,呼气时间延长,呼气期的长短随着句长和语意发生变化。虽然因说话内容不同,呼气期会有所变化,但吸气和呼气时间约占呼吸时间的10%和90%。

(3)呼吸的规律性:安静状态下,成年人每分钟呼吸12~15次,呼吸较有规律;言语状态下,单位时间内的呼吸次数减少且不规则。

(4)呼吸肌群的运动:发音时,呼吸肌群不仅为喉部运动提供了驱动力,更重要的是控制气流量,还要抵抗呼气所产生的弹性回缩力。吸气时腹壁的前凸表明内部肌肉是展开的,具有弹性回缩力以抵抗所受的外力,随时恢复原状。当膈肌舒张时,弹性回缩力使腹部脏器和膈肌恢复到原位。膈肌和胸腹部呼吸肌群的松弛对于平静呼气来说已足够。然而要维持充分的发音时长,腹部肌群需要主动收缩,以抵抗腹肌的弹性回缩力,使气流有控制地平稳呼出,换言之,言语状态下的呼气运动也是主动的过程,

笔记

所需腹部肌群收缩力量的大小取决于：言语产生时所需的肺容量、响度水平、发声长短、张力和语调种类等。

二、发声系统

喉（larynx）有四种主要的解剖结构：软骨与关节、喉内肌、喉外肌、黏膜层。发声过程中最重要的部分是甲状软骨、环状软骨、一对杓状软骨和两对喉关节。

（一）喉软骨

喉支架由五块软骨（cartilages）、肌肉（muscles）和韧带（ligaments）相互连接所组成。喉位于舌骨之下、胸骨之上。环状软骨（cricoid cartilage）是喉腔的解剖基础，其他软骨都与之相连。构成气管的软骨都呈半环形，环状软骨则是完整的软骨环。甲状软骨（thyroid cartilage）是最大的一块喉软骨，甲状软骨切迹亦称为喉结，男性尤为突出。杓状软骨（arytenoids）骑跨在环状软骨板的上缘外侧，左右各一块，形似三角锥体。杓状软骨有两种运动：转动和滑动，有时同时发生。基底部有两个突起：一个向前，称为声带突，声带后端附着于此；一个向后外方，称为肌突，部分控制声带开闭的肌肉附着于此。会厌软骨（epiglottis）位于喉入口的前方，舌骨之后。

（二）喉关节

喉软骨形成两对关节，即环杓关节和环甲关节，声带的运动主要通过这两对关节的活动来完成。

环杓关节（cricoarytenoid joint，CA）是个鞍形关节，能够进行摇摆运动（rocking motion）和轻微地滑动运动（gliding action）。通过环杓后肌和环杓侧肌的作用，它使双侧声带分开和关闭，即声带的外展和内收。声带外展时，杓状软骨的运动使声带突向外上方翻转；声带内收时，使声带突向内下方翻转。

环甲关节（cricothyroid joint，CT）是甲状软骨和环状软骨间的两个车轴关节，甲状软骨下角末端的内侧面有一圆形小关节面与环状软骨的关节面相连接，使两块软骨之间产生前后旋转运动（rotational motion）。其作用是通过改变声带的长度和张力来调节音调。

（三）喉部肌群

喉外肌群可以抬高或降低喉腔。这种运动的结果是改变了软骨之间的角度和距离，也改变了喉内肌的自然长度。喉内肌群均附着在喉软骨上。喉内肌群的作用包括：①开闭声门；②改变喉软骨的相对位置；③改变声带的长宽和物理特性（长度、紧张度、每单位长度的质量、顺应性、弹性）；④改变声带间的空间大小，克服声门间的阻力。喉内肌群可分为声门开肌、声门关肌以及声门张肌三部分。

1. 声门开肌　环杓后肌（posterior crico-arytenoid muscles，PCA）呈扁平状，起于环状软骨后壁，止于杓状软骨肌突。假设只有这两块肌肉收缩，肌突则向后下方移动，导致环杓关节出现翻转与滑动，它们使两侧杓状软骨向两外侧翻转与滑动，因此是主要的声门开肌。

2. 声门关肌　主要包括杓间肌与环杓侧肌。

（1）杓间肌（interarytenoid muscles，IA）：包括杓横肌和杓斜肌。杓横肌水平地延伸于两块杓状软骨之间，这块肌肉收缩将杓状软骨互相拉近；杓斜肌起于杓状软骨的肌突，止于相邻杓状软骨的顶端，杓斜肌的收缩将杓状软骨的顶端互相拉拢。

（2）环构侧肌（lateral crico-arytenoid muscles，LC A）：起于环状软骨的两侧边缘，止于杓状软骨肌突。它使杓状软骨靠拢。

3. 声门张肌　主要包括环甲肌与甲杓肌。

（1）环甲肌（crico-thyroid muscles，CT）：拉长声带，起于环状软骨弓，止于甲状软骨的下缘。收缩时，将这两块软骨拉近，因此可拉长声带，增加声带张力，调控音调。

（2）甲杓肌（thyro-arytenoid muscles，TA）：包括甲杓内肌和甲杓外肌，其中甲杓内肌（也称声带肌，vocalis muscle）是声带的振动部分。这对肌肉收缩时，将附着于声带突的部分拉向甲状软骨的切迹，使声带拉直，增加声带张力，并使声门关闭。

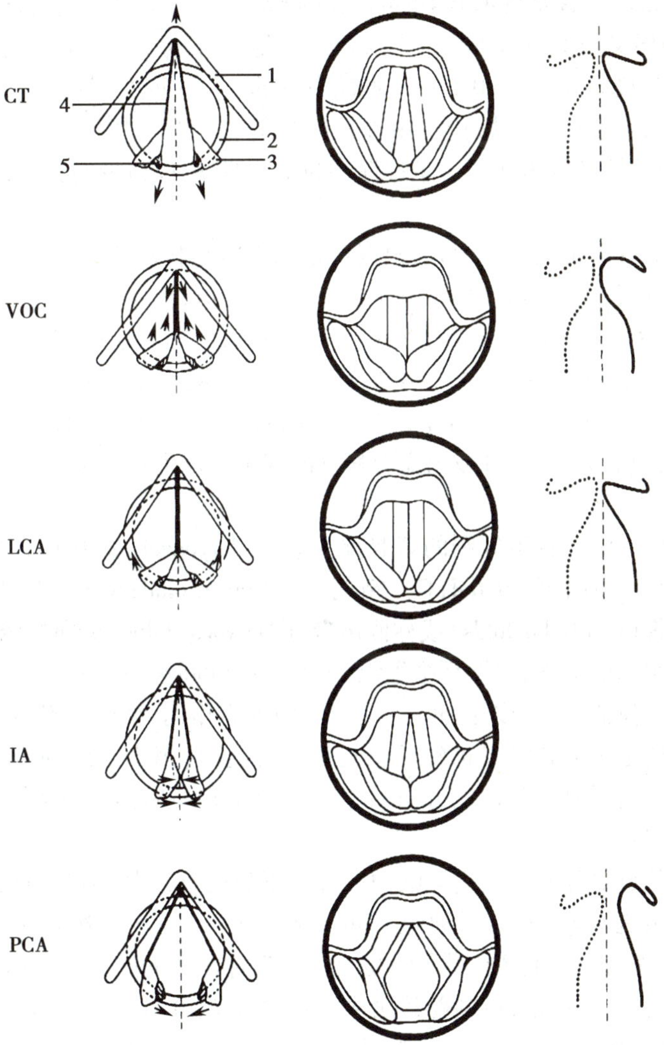

图 3-11　喉内肌群

1＝CT：环甲肌；2＝LCA：环杓侧肌；3＝PCA：环杓后肌；4＝VOC：甲杓内肌（声带肌）；5＝IA：杓间肌

图 3-11 左栏显示每对喉内肌单独运动时喉软骨和声带边缘的位置，箭头显示外力的方向；中间栏显示喉剖面的上面观；右栏显示声带结构中间层冠状剖面的轮廓图。虚线表示当喉内肌没有运动时声带的参考位置。尽管上文分解描述了喉内肌群的收缩运动，但切记喉部肌群作为一个整体在进行运动，不能孤立地看待它们之间的协调运动。

笔记

（四）声带

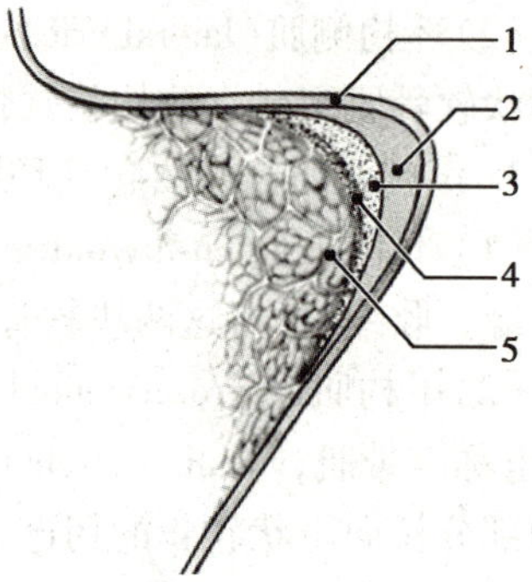

图 3-12　声带的层状结构

1：黏膜上皮层；2：固有层浅层（Reinke 间隙）；3：固有层中层；4：固有层深层；5：肌层

声带是分层振动体，在声带冠位切面图上可以观察到声带的不同结构层（图 3-12）：声带表面是既薄又滑的上皮层；下面依次是固有层的浅层、中层和深层；再下面是甲杓内肌，即声带肌。每一层都具有自己的物理学特性，结合在一起能产生平滑的剪切运动，这是声带振动的基础。

上皮层是由非角化上皮组成的黏膜上皮层，厚 0. 05~0. 1mm。然后是固有层（lamina propria，LP），固有层浅层又叫 Reinke 间隙，为疏松结缔组织，是可分离层，最厚处 0. 3~0. 5mm（膜性声带的中部），向前、后两端逐渐变薄；中层由弹性纤维组成，深层主要由胶原纤维组成。声带最深部为甲杓肌，构成声带的肌层，其在声带中部的厚度为 7~8mm。

为了便于研究声带的振动模式，根据声带的层状结构的生物力学特点，将声带分为 3 个功能解剖层：一是包膜层，又称为被覆层（cover），由黏膜上皮层与固有层浅层构成，移动度最大；二是结合部或过渡层（transition），由固有层中层与深层构成，即通常所说的声韧带（ligament vocal），移动度较小，能纵向稳定声带的振动。三是体层（body），由甲杓肌构成，移动度最小，主要是保持声带在振动时的稳定。声带振动时包膜层最容易损伤，充血、水肿或出血等病理改变主要发生在此层。

（五）喉腔

喉软骨围成一个形状不规则的管腔称为喉腔（laryngeal cavity），它分为声门上区（supraglottal，SG），声门区（glottal，G），声门下区（infraglottal，IG）。声门区最为狭窄，因为声带与室带（vestibular folds）或称假声带（false vocal folds）突向喉腔中央。

喉腔上皮组织的下方，弹性纤维组织（方膜与弹性圆锥）由肌肉活动所带动，被动地从相邻组织中拉伸出来，或受到空气动力学的外力作用，重建了喉腔的空间。喉腔的黏膜或黏膜层由喉上和喉下神经的感觉神经所支配（第十对脑神经即迷走神经的分支）。同时，它也受到对气流的方向和速率、疼痛和触觉刺激敏感的感受器的支配。

（六）喉的神经支配

迷走神经的重要分支分别支配喉内肌和喉部感受器。其中迷走神经分支——咽支支配软腭的感觉与运动；喉上神经（superior laryngeal nerve）外支支配环甲肌的运动，而其内支则作为来自喉感受器的感觉支。喉返神经（recurrent laryngeal nerve）从迷走神经分出之后，向上行走，控制着其他喉内肌的运动，并且传递来自机械感受器（位于喉肌和黏膜内）所感受的信息。这些神经肌肉的小锤体通常围绕在喉肌的肌腱处，对肌肉的拉伸运动特别敏感，能够主动控制和调整肌肉的活动。

（七）声带振动机制

声带振动机制从两个方面介绍，首先介绍前发声阶段，以及发声阶段。在声带开始振动之前，必须做以下三项重要的调整工作。

1. 前发声阶段

（1）声带肌收缩：起初两侧声带是适度张开的，就像平静呼吸状态中吸气时一样。

笔记

成年男性在平静呼吸时,声带的最大张开度平均为 13 毫米,在深吸气时可增加到 25 毫米。前发声阶段所需要的时间主要取决于说话方式和语言环境,其平均值在 350~450 毫秒之间。在这一时间段中,两侧声带逐渐向中线靠近,它们之间的距离大约从 13 毫米减至 2~3 毫米,声带从完全张开至完全闭合是一个连续的过程。一些常见的声门状态如图 3-13 所示,图中包括在深吸气、正常吸气、发耳语声、清辅音发声、正常发声和用力发声时声门的典型状态。

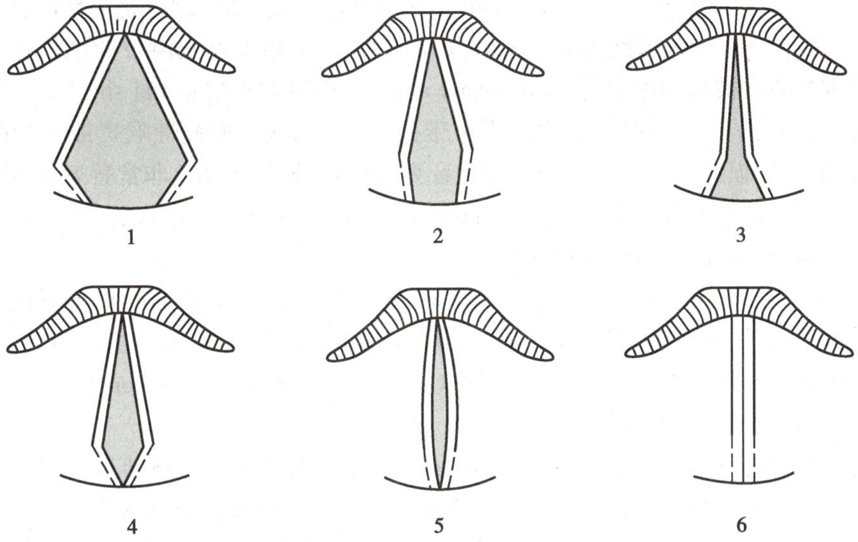

图 3-13　声门状态的简易图

(1:深吸气;2:正常吸气;3:耳语声;4:清辅音发声;5:正常发声;6:用力发声)

(2)气流开始呼出:声带只有在气流速度和声门下压适当时才能产生振动。在声门靠拢至发音位置的过程中,如果声门下压太高,嗓音中将出现一种可听见的声门擦音/h/,被称作气息声。如果声门下压太低,嗓音将出现吱嘎声,或声带几乎不产生振动。因此,最有效的起音运动要求前发声阶段呼气运动(声门下压与气流速度)和声带闭合运动(位置和肌张力)保持平衡,呼气运动适度。

发声至少需要 $2cmH_2O$ 的声门下压和接近 100ml/s 的气流速度。正常发声在 $6cmH_2O$ 的声门下压时需要 150ml/s 的气流速度(气流速度指单位时间内通过声门的空气体积值,它等于声门间的气压差除以气流阻力。因此,通过声门的气流速度与声门上下的气压差成正比,与声门阻尼值成反比)。

然而,在说话时还必须产生足够的语气变化(如音调变化、语调变化、响度变化等),呼气肌群应能在更大的声门下压范围内进行调整,这一范围约为 $2\sim30cmH_2O$,同时呼气肌群应能使气流速度达到 1000ml/s 以上。呼吸运动应该在较舒适的状态下实现上述必要条件。我们一般采用重读治疗法中的慢板节奏二来进行训练。据文献研究记载,男高音歌唱家声门下压的上限值大约为 $70cmH_2O$,训练有素的歌唱家的气流速度大于 11000ml/s。

(3)声门闭合与气流呼出的协调:声门关闭与呼气开始之间的时间协调十分重要,这两者之间的关系可以分成三种情况。

第一种情况,在声门完全关闭之前气流已经呼出,那么起音就是送气声,如/h/。

笔记

这种发声情况可描述为气息声,或称软起音。气息声/h/声带向中线靠拢的过程中逐渐加重,而在声门完全关闭时停止。习惯性的气息音或软起音被认为是病理性的,特别是当气息声出现在元音的前面时,它使元音的强度减弱,声音质量明显下降。

第二种情况,当两侧声带刚达到完全闭合时,呼气运动正好开始,这是最佳的起音状态,这种起音方式被称为同时撞击。声带黏膜的运动首先发生在中层,气流速度越快,声带中层的运动就越明显(该运动在声带闭合过程中进行了叠加)。

第三种情况,如果声门在呼气运动开始之前就已关闭,那么起音是突然的,即呈爆破式(explosive)。在声带正式振动之前,声门下的高压必须克服声带的抵抗作用,这种起音方式通常被称为硬起音(hard glottal attack)或声门颤动(glottal shock)。由于硬起音给声带增加了多余的负担,因此当声带处于病理状态(如慢性喉炎或血管隆起)时,则可能受到损伤。当一个单词的起始音为元音时,硬起音现象非常普遍,常常出现于声带运动亢进性的发声困难(hyperkinetic)。严重时将导致声带水肿、声带小结、声带边缘息肉或引起肌张力的过度代偿。

2. 声带振动发声阶段　声带振动是一种复杂的三维运动,既有轻微的开闭运动,又有垂直和水平方向的黏膜波动(mucosal movement)。声带的振动机制目前以 Van den Berg 阐述的肌弹力-气流动力学理论(myoelastic-aerodynamic theory)最具有说服力,能部分解释声带的振动机制。

这一学说的基本理论是:声带振动是在呼气流作用下的一种被动运动,呼气流是声带振动的动力系统(能源);声带是振动体,通过声带振动将呼气流转化为振动气流,从而产生喉基音(glottal tone)。当声带闭合时,声门下压增加,当压力达到一定程度后,声门被冲开,气流通过声门,在声门被冲开的瞬间,声门下开始有黏膜移动,似波浪状,向上、向外移动,绕到声带上面,此为声门的开放相。声门开放后,根据 Bernoulli 效应(Bernoulli effect),在声门开放时,由于通过声门的气流加速,将在声门区形成瞬间负压,声带被吸向内,闭合相开始。闭合相时黏膜向下向内移动,当向下向内移动到双侧声带相互接触时,声门闭合,此为声门的闭合相。声门闭合时,声门下压再次升高,声门再次被冲开。如此反复循环,形成声门的开闭运动及声带振动,发出声音。

三、共鸣构音系统

喉音(声门波)自声带产生后,向上进入声道(共鸣腔),通过声道大小形状的改变和构音器官的活动,对气体分子进行压缩和稀释,声道的共鸣性质(即声道共鸣曲线)发生变化,声音频谱中的一些频率得到了共振加强,而另一些则被削弱减幅,这些被加强的共振频率称为共振峰,共振峰直接由共鸣腔的体积来决定。

(一)共鸣腔

共鸣腔包括胸腔、喉腔、咽腔、口唇腔、鼻腔和鼻窦。其中胸腔、喉腔和咽腔主要起低音共鸣作用,口唇腔系统主要对中音产生共鸣,头腔(包括鼻腔、鼻窦等)是对高音部分产生共鸣的共鸣腔。

1. 咽腔　咽腔作为肌腱性管道,其长度大约为 12cm,位于颅底部,并向下延伸,包括鼻咽、口咽与喉咽三部分。环绕咽腔的三块咽缩肌对声道的调整起着决定性的作用。咽腔的横截面积随咽缩肌的收缩而减小。如果咽下缩肌收缩,喉咽部分的宽度将减小,这种情况多见于发开元音时。发食管音时,咽下缩肌底部也发生收缩运动。咽

笔记

中缩肌的起点位于舌骨上，它在言语过程中进行上下运动。这块缩肌如能自动放松，舌骨的运动将不会改变咽腔的大小和体积。咽上缩肌在言语过程中也较为活跃。鼻通道关闭时，它与软腭一起协同工作。根据发音的内容，鼻咽和口咽之间的鼻通道形状发生相应的变化：发鼻音时完全开放；发开元音时，该通道处于半开放位置；发闭元音和辅音时，该通道处于关闭状态。

2. 口唇腔　口腔在两侧以脸颊为界，上为腭部，下为口腔底部，前方经口裂与外界相通，后方以咽峡与咽腔相连。整个口腔由上下齿列分隔为固有口腔和口腔前庭。前面是口腔前庭，后面是固有口腔。通过舌外部肌群的运动，舌可以到达三个极点位置：前上方（如 i）、后上方（如 u）、后下方（如 a）。另外，舌内肌群也可使舌尖抬高或降低、左移或右移，由此改变口腔的形状，从而改变第二共振峰值。唇腔是指牙列与嘴唇之间的气腔。

3. 鼻　在鼻腔共鸣方面起主要作用的是鼻腔和鼻窦。

（1）鼻腔：鼻腔由鼻中隔分为左右对称的两部分。前鼻孔与外界相通，后鼻孔通向鼻咽腔。鼻腔被覆黏膜，并有丰富的血管构成鼻甲海绵体丛。在各种刺激或心理因素的影响下，该海绵体丛因充血而肿胀，使鼻腔变窄，影响说话时声音的共鸣效果。

（2）鼻窦：鼻窦系鼻腔周围的骨内含气空腔，分别为额窦、筛窦、上颌窦及蝶窦。鼻腔与鼻窦因有固定不变的体积，其共鸣作用主要是由软腭来进行调控。当音调升高时，软腭与悬雍垂逐步向上提高，以隔开鼻腔与口腔，改变共鸣方式，声音经骨壁传导至鼻腔和鼻窦，使声音增强。所以鼻腔或鼻窦中的病变均有可能导致鼻音功能异常。

4. 声道　声带上方的共鸣腔（咽腔、口腔和鼻腔）连接在一起，成为发声时呼出气流经过的管道，构成了声道（呈喇叭状）。成年男性声道的长度从声带至口唇部大约 17cm，成年女性声道的长度略短。通过二腹肌后腹、茎突舌骨肌和下颌舌骨肌的收缩使舌骨向上牵拉，声道变长。当舌骨受到胸骨舌骨肌、甲状舌骨肌和肩胛舌骨肌的牵拉向下运动，或当喉腔由于受到腭咽肌和茎突咽肌的牵拉向上提起时，声道的长度由此变短。

（二）构音器官

声道共鸣腔的体积主要由舌、唇、下颌以及软腭的活动位置来决定，这些可活动器官的运动直接影响着声道共鸣的效应。

1. 下颌　下颌是一块质密、坚硬的 U 形骨，它主要由下颌骨体和两个下颌支所组成，并在颞骨两侧通过一关节（颞颌关节）与颅骨相联结，参与构音运动。下颌骨体用于容纳下排牙齿，并作为舌部肌群的附着点，而两边下颌支则是两组下颌肌群的附着点。

下颌提肌共有四块：颞肌，宽的扇形肌，起点位于颞骨，止点附着在下颌前支上；翼外肌，自下颌支向颅骨前基底部的起始处做水平向前或两侧运动；翼内肌，起点在上齿内侧颅骨前下部位，并产生向下向后的收缩运动，止于下颌支之间的凹面；咬肌，厚的扁平肌，覆盖在下颌支的侧表面。

下颌牵肌自下颌骨向后、向下止于舌骨。这些肌群协调运动，将喉腔向上提起，但是当舌骨位置固定，或被胸骨舌骨肌向下拉动时，所有的四组肌群则作为下颌牵肌进行收缩运动。另外三块肌肉为：下颌舌骨肌，构成口腔底部，起于下颌骨两侧，止于中缝和舌骨体；颏舌骨肌，位于下颌舌骨肌上方，自下颌骨的中线内表面向后延伸，止于舌骨的上表面；二腹肌前腹起于下颌骨的中线内表面，通过舌骨小角处的腱环，延续为二腹肌后腹（附着于颞骨的乳突）。

笔记

2. 唇 嘴唇的生理功能是防止食物和唾液流出，并参与面部表情的形成和构音运动。唇部最重要的一块肌肉是口轮匝肌，它环绕在口腔周围。在收缩期间，它使分开的嘴唇关闭，并使唇部皱缩。拮抗这种闭合运动的有三组唇外肌：唇横肌将唇角向两侧外拉，因此将唇部抵在牙背上；唇角肌将上唇向上提，将下唇向外下方牵拉；唇直肌使嘴角收缩。从发音的角度上看唇部运动：圆唇（rounded）和非圆唇（unrounded）。当唇为圆形时，声道共鸣腔的频率则下降。也就是说，当唇为圆形时，第二共振峰和第三共振峰同时下降，当唇部为非圆形时，第二共振峰与第三共振峰的频率增加。

3. 舌 舌是最重要的构音器官，由大量的肌束所构成。舌体能够向口腔的任意方向移动，并且能够灵活地改变形状和大小，能以较快的速度四周转动，它的生理功能是发音、咀嚼和吞咽。舌部肌群可分为成对的舌内肌群和舌外肌群，舌内肌群改变舌部的形状和大小，舌外肌群移动舌部，改变舌部与声道或颅骨的相对位置。

舌内肌群位于相互垂直的三个水平面上。舌上纵肌能够将舌尖向上拉伸，而舌下纵肌则将舌尖拉向下方。这两组肌群协同收缩使舌体缩短。舌横肌收缩时，使舌体两侧向中间收缩，从而使舌体拉长；当舌直肌收缩时，舌体则变薄。

元音构音中最为重要的是舌前后运动。颏舌肌的收缩使舌部向前运动，拮抗肌即茎突舌肌的收缩使舌部向后和向上拉向软腭。当构建前元音和腭/齿辅音时，舌面向上抬起抵住硬腭。舌面的抬升运动主要通过舌上纵肌的收缩来实现，并使舌尖向上举起，此时舌横肌也有轻微的收缩，导致舌部狭窄、拉长。颏舌肌收缩则主要将舌体向前拉伸。当舌骨舌肌、咽中缩肌和咽下缩肌收缩时，舌体向后拉伸，咽腔容积变小。发开元音时，可以见到这种构音方式，它们均有较小的咽腔。腭舌肌（也称舌腭肌）的收缩使舌背抬高形成拱沟。

4. 软腭 软腭位于口腔和鼻腔之间，像瓣膜组织，使鼻腔和口咽腔的声学耦合得到调整。在元音产生的过程中，鼻咽通道关闭，这样元音听起来就不带鼻音（图 3-14A），软腭的上提通过腭帆提肌来完成，这块肌肉起于颞骨，中线向下，止于软腭。悬雍垂肌，纵向贯穿于软腭之中，提起悬雍垂，使悬雍垂缩短。腭咽肌和腭舌肌用来降低软腭的位置，使鼻咽通道开放，可以发鼻音（图 3-14B）；从舌体两侧，穿过两侧前腭弓，上达软腭，并在软腭处汇合。腭咽肌起自软腭，自两侧穿过后腭弓，止于咽腔。当它们将舌和咽壁与软腭相连时，如果这些肌群是固定的，或者过于紧张，结果导致很多鼻音发成非鼻音。

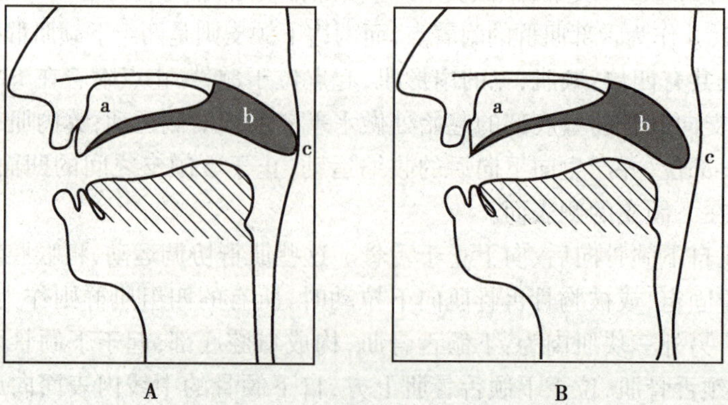

图 3-14 鼻咽机制示意图

a. 硬腭；b. 软腭；c. 咽后壁

笔记

总之，人类共鸣构音器官的显著特点是共鸣腔的形状和截面积是可以变化的，它通过可活动构音器官的运动来实现。因此，通过调节声道不同的形状，人的言语声也表现出不同的声音色彩。

第三节　听觉器官的解剖与生理

听觉器官是人体最复杂的感觉器官之一，负责接收、传导、感知和处理外界声信号，产生听觉，这一复杂过程是人类形成正常言语功能的关键环节之一。

一、外耳的解剖与生理

外耳包括耳郭和外耳道，是空气振动（声波）传入内部听觉器官的通道。人类耳郭有一定收集声波的功能，外耳道则通过共振效应将传入声波的声压提高 10~15dB。人耳位于头颅两侧，声波到达两耳存在强度和时间差，对定位声源有重要意义。外耳还有保护中耳结构的作用。

二、中耳的解剖与生理

中耳包括鼓室、咽鼓管、鼓窦和乳突。鼓室是中耳的中心部分，解剖上分为 6 壁：①外壁：为鼓膜，与外耳道相邻；②内侧壁：为内耳外壁；③上壁：为鼓室盖和鼓窦盖；④下壁：与颈静脉球相邻；⑤前壁：上方为咽鼓管鼓室口，下方与颈动脉管相邻；⑥后壁：上方有鼓窦入口，向后鼓窦和乳突气房相通。声波通过鼓膜、听骨链，经前庭窗以机械振动方式传入内耳。

鼓室是含气空腔，其中包含一组重要的解剖结构——听骨链，由锤骨、砧骨和镫骨连接构成，这三块听小骨是人体最小的一组小骨。听骨链连接鼓膜和内耳外壁的前庭窗，负责将外耳的声波以机械振动的方式传送至内耳，是听觉传导过程中的重要环节之一。中耳通过两种途径有效实现声波从空气传入液体（内耳淋巴液），从而避免能量损失：①鼓膜有效振动面积是镫骨足板面积的 17 倍，声压自鼓膜传至镫骨足板获得 17 倍增益；②听骨链的杠杆作用，可使声压到达足板时增加 1.3 倍。因此，通过以上途径，声压经鼓膜到镫骨足板时，可提高 $1.3\times17=22$ 倍，相当于 27dB 声压级，基本补偿了声能从空气到内耳淋巴液约 30dB 的衰减，如图 3-15 所示。

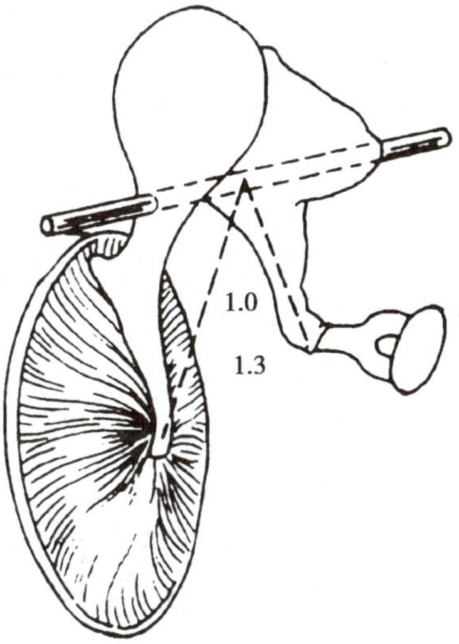

图 3-15　鼓膜、听小骨力轴

耳内肌包括鼓膜张肌和镫骨肌。鼓膜张肌附着于锤骨颈下方，由三叉神经下颌支的分支支配，在受到突然强声刺激时收缩，鼓膜向内运动，张力增加，有保护鼓膜和内耳的作用。镫骨肌附着于镫骨颈后方，由面神经的分支支配，镫骨肌收缩时则使镫骨足板前部翘起，离开前庭窗，对内耳有保护作用。外界声刺激可诱发镫骨肌收缩的反应，称镫骨肌反射。镫骨肌反射阈值一般在听阈上 60dB，该阈值降低提示重振现象存在，是耳蜗病变的表现。镫骨肌反射的强度在声刺激后10秒内通常不会发生明显衰减,镫骨肌反射持续时间的缩短可能提示耳蜗后病变。

咽鼓管是连接中耳与鼻咽部的通道。其生理功能有:①维持中耳压力平衡;②引流作用;③防声作用;④防止逆行感染。咽鼓管功能不良包括咽鼓管的异常开放和关闭,或纤毛运动功能障碍,将直接影响咽鼓管执行正常生理功能。咽鼓管功能障碍最常见的临床表现是导致鼓室内负压和中耳积液,在疾病初期表现为传导性听力损失,逐渐发展为混合性或感音神经性聋。由于儿童免疫功能尚不完善,咽鼓管和鼻咽部黏膜下组织松弛,淋巴组织丰富,易于发生炎性肿胀而影响咽鼓管功能,导致分泌性中耳炎。儿童分泌性中耳炎病情隐匿,会因发现较迟而听力损失难以逆转,成为导致儿童听力及言语功能障碍的重要原因之一。

三、内耳的解剖与生理

内耳是将机械能转化为听神经冲动的重要结构,位于颞骨内,由前庭、半规管和耳蜗三部分组成,由于结构复杂,亦称迷路,见图3-16。内耳从组织学上分为骨迷路和膜迷路两部分。膜迷路位于骨迷路内,含内淋巴液,膜迷路和骨迷路间充满外淋巴液。

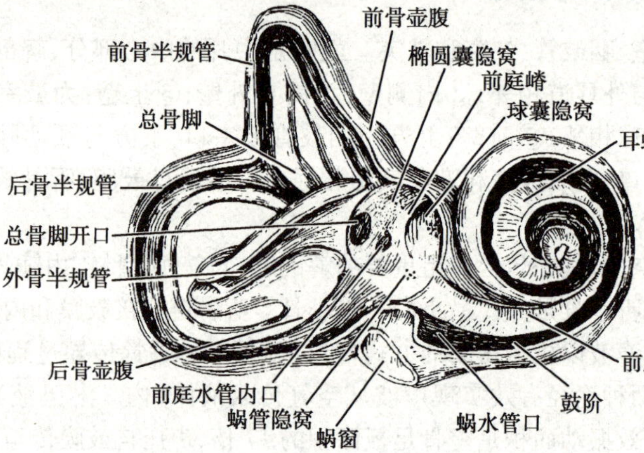

图3-16　内耳的解剖结构

1. 前庭　位于耳蜗和半规管之间,容纳椭圆囊和球囊,前方与蜗管的前庭阶相通,后方与骨半规管的5个开口相通。其外壁为前庭窗和蜗窗,前庭窗为镫骨足板封闭,蜗窗则由膜性结构(圆窗膜)封闭。前庭内壁的椭圆囊隐窝容纳椭圆囊,椭圆囊隐窝下方有前庭导水管内口,内淋巴管通过前庭导水管通向内淋巴囊。前庭导水管扩大是大前庭水管综合征(enlarged vestibular aqueduct,EVA)的主要表现之一,也是儿童先天性聋的常见原因之一。

2. 骨半规管　位于前庭后上,由三个互成直角的半规管构成,即外(水平)、上(垂直)和后(垂直)半规管。半规管均开口于前庭,由于前半规管内端与后半规管上端合成一总脚,故半规管通过5孔与前庭相通。

3. 耳蜗　位于前庭的前面,由中央的蜗轴和周围的骨蜗管构成,骨蜗管围绕蜗轴旋转$2\frac{1}{2}$~$2\frac{3}{4}$周,底周构成鼓室内壁。自蜗轴伸出骨螺旋板在骨蜗管中旋绕。由骨

笔记

螺旋板及其向外延伸至骨蜗管外壁的基底膜将蜗管分为上下 2 腔，而前庭膜又将上腔分为 2 腔，故骨蜗管共有 3 个腔：上方为前庭阶，与后方的前庭相通；中间为中阶；下方为鼓阶。前庭阶和鼓阶的外淋巴通过蜗轴顶端的蜗孔相通，鼓阶的外淋巴经蜗水管与蛛网膜下腔相通。

4. 膜迷路　由椭圆囊、球囊、膜半规管和膜蜗管组成。

(1)椭圆囊：位于前庭内壁的椭圆囊隐窝中，内有椭圆囊斑，前庭神经的分支纤维分布于椭圆囊斑，感受位置觉。椭圆囊后壁经 5 孔与 3 个半规管相通。

(2)球囊：位于前庭的球囊隐窝中，内有球囊斑，前庭神经的分支纤维亦分布于球囊斑，感受位置觉。球囊经连合管与膜蜗管相通。

(3)膜半规管：位于骨半规管的外侧壁，在骨壶腹部位扩大为膜壶腹，内有镰状突起，称为壶腹嵴。壶腹嵴由支柱细胞、毛细胞以及上方的嵴帽构成，毛细胞顶端的纤毛插入嵴帽中。壶腹嵴由前庭神经的分支支配，感受角加速度刺激。

(4)膜蜗管：即中阶，位于前庭阶和鼓阶之间，是充满内淋巴的膜性盲管。其上壁为前庭膜，起自骨螺旋板，止于骨蜗管外侧壁；外壁为螺旋韧带；下壁由螺旋缘和基底膜构成。基底膜起自骨螺旋板游离缘，止于骨蜗管外壁。基底膜上有螺旋器，又称 Corti 器，是听觉感受器的主要部分。

Corti 器由内外毛细胞、支柱细胞和盖膜等组成。Corti 器通常包含 1 排内毛细胞和 3 排外毛细胞，细胞总数约 15 000 个，其中内毛细胞约 3500 个，外毛细胞约 12 000 个，两者被三角形的 Corti 隧道所分隔。Corti 隧道内充满 Corti 淋巴，其离子成分与外淋巴相似，膜迷路内其他部分则充满内淋巴。内外淋巴液正常的离子成分和理化状态对于维持毛细胞正常生理功能具有重要意义，很多遗传性聋就是由于基因缺陷改变了内外淋巴液的理化性质所致。

毛细胞与螺旋神经节的周围突构成突触联系。螺旋神经节细胞胞体位于蜗轴内，分为两型。Ⅰ型神经元约占神经节细胞总数的 95%，为双极神经元，周围突与内毛细胞构成突触联系；Ⅱ型神经元占 5%，为假单极神经元，周围突与外毛细胞构成突触联系。一个Ⅰ型节细胞末梢只与一个内毛细胞形成突触联系，而一个Ⅱ型神经节细胞支配约 10 个外毛细胞。螺旋神经节细胞的中枢突构成耳蜗神经。耳蜗神经约由 30000 根神经纤维组成，其外层和内层的纤维分别来自耳蜗底周和顶周，分别传输高频声和低频声的冲动。上述解剖特点是人工耳蜗工作的基础。

内耳血供主要来自迷路动脉。迷路动脉是基底动脉和小脑前下动脉的分支，其分出耳蜗总动脉和前庭动脉供应耳蜗、前庭和半规管。由于迷路动脉是终末支，没有侧支循环，当发生痉挛或阻塞时，不能通过其他动脉恢复血供，因此极易造成内耳的缺氧损伤。

四、听觉的产生

声波经外耳、中耳传入内耳后，机械能转化为电能是在 Corti 器中实现的。由于外毛细胞最高的一排静纤毛顶端插入盖膜中，当振动经前庭窗传至外淋巴后，引起基底膜向上或向下的移位，盖膜则会沿着与基底膜不同的轴移动，造成盖膜与网状板之间产生剪切运动。剪切运动的结果，使毛细胞的纤毛发生弯曲和偏转，毛细胞兴奋，经过一系列复杂的换能过程，将机械能转变为生物电能，并使毛细胞底部的耳蜗神经末梢

笔记

产生神经冲动，兴奋耳蜗神经并上传至听觉中枢，产生听觉，如图 3-17 所示。

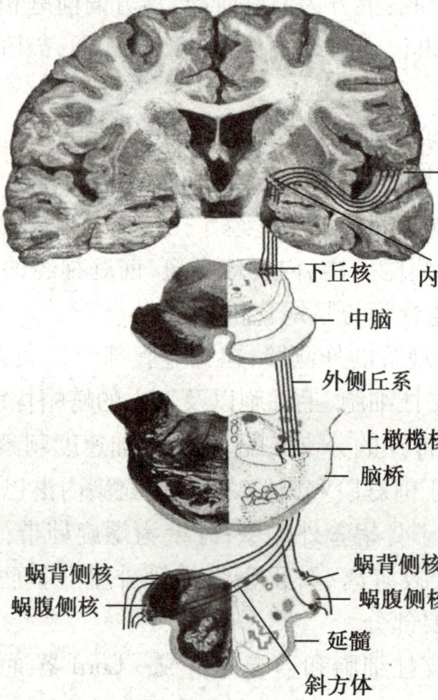

图 3-17 听觉的神经传导通路

1. Bekesy 行波学说 基底膜纤维在蜗底较短，在蜗顶较长，即基底膜自蜗底到蜗顶，宽度逐渐增加。因此，基底膜越靠近耳蜗底部，共振频率越高，而越靠近耳蜗顶部，共振频率越低。Bekesy 的行波学说认为，声波振动自耳蜗底部向蜗顶部传播时，基底膜振幅逐渐增大，当在相应频率区达到最大振幅后，振幅随即迅速衰减。因此，低频声可引起耳蜗底部至蜗顶部的基底膜振动，最大振幅在耳蜗顶部；而高频声引起基底膜的振动主要局限在耳蜗底部。

2. 耳蜗的主动换能作用 研究发现，耳蜗不仅能接受外界声刺激，还存在主动的释能活动，即将生物电能转换为机械能，这一过程能被从外耳道检测到的耳声发射所证实。耳声发射(otoacoustic emissions，OAEs)是源于耳蜗而在外耳道记录到的声能，可能来源于 Corti 器外毛细胞的主动运动。外毛细胞的运动可能调节基底膜的机械特性和使传入声信号得到增益，从而增强耳蜗对声信号的敏感性，提高频率分辨率和听敏度。耳声发射的应用使得临床新生儿听力筛查更加便捷。

3. 蜗神经传导径路 螺旋神经节的中枢突形成耳蜗神经，经内耳门入颅，终止于同侧的耳蜗神经背核和腹核。自蜗神经背核和腹核的 2 级神经元发出的纤维至双侧上橄榄核复合体，部分进入外侧丘系，终止于外侧丘系核或下丘核。3 级神经元自上橄榄核发出的纤维沿外侧丘系上行终止于外侧丘系核或下丘；自外侧丘系核发出的纤维至下丘；自下丘核发出的纤维至内侧膝状体核。自下丘核和内侧膝状体核发出的纤维经内囊终止于大脑听觉皮质。人类大脑初级听觉皮质主要位于颞叶横回的 Brodmann 41 区、42 区，感受听觉信号的初级传入。由于延髓耳蜗神经核以上的各级听觉中枢都接收双侧听觉信号的传入，因此一侧听觉中枢的损伤通常不会造成严重的听力损失。

笔记

上传至初级听觉皮质的听觉信号,会继续传入韦尼克区(Wernicke′s area)。韦尼克区位于颞上回、颞中回后部、缘上回和角回区域,是听觉和视觉言语中枢。韦尼克区的损伤将导致感觉性失语,患者可以听到声音,但无法理解语言。因此,在言语和语言形成过程中,完整的听觉功能仅是一系列复杂过程的起始阶段之一。

第四节　吞咽器官的解剖与生理

吞咽功能是人体的一项重要的生理功能,以满足人体营养摄入的需要,吞咽功能的实现有赖于正常的吞咽器官解剖与神经支配。

一、吞咽器官的解剖

参与吞咽过程的器官包括口腔、咽腔、喉腔以及食管。

(一) 口腔

口腔是吞咽器官的起始部分,前部为上下唇,以其围成的口裂与外界相通,后部经咽峡与咽部相通,两侧为颊,上壁为腭,下壁为口腔底。在口腔内有两个重要的沟槽:一个位于上下齿与嘴唇之间,称为前方沟槽;另一个位于脸颊与上下齿之间,称为侧方沟槽。出现口腔吞咽困难时,此沟槽容易滞留食物(图 3-18)。

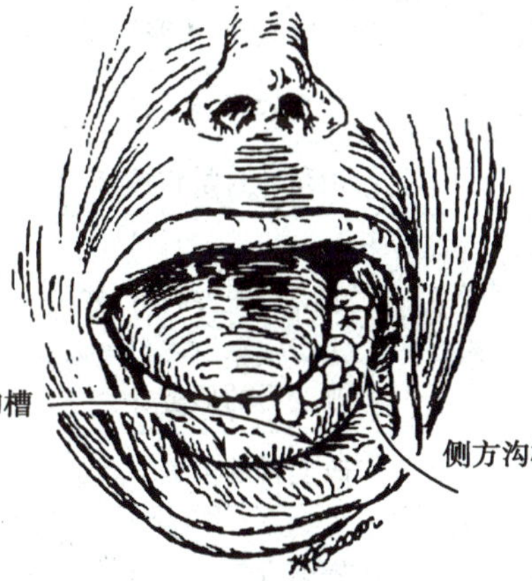

图 3-18　口腔内易滞留食物的沟槽

腭分为前 2/3 的硬腭和后 1/3 的软腭,软腭后缘斜向下称为腭帆,腭帆后缘游离,中部有乳头状突起垂向下,称悬雍垂。自腭帆向两侧各有两条弓状皱襞,前方称腭舌弓,后方称腭咽弓。腭帆后缘、两侧腭舌弓及舌根共同围成的狭窄部,称咽峡,是口腔与咽的分界处。软腭肌包括腭帆张肌、腭帆提肌、腭垂肌、腭舌肌和腭咽肌,各肌协调运动,吸气时腭帆下降,接近舌根,暂时阻断口腔与咽腔的通道,空气由鼻腔经咽入喉;吞咽时腭帆上升,其后缘接触咽后壁,阻断口咽与鼻咽的通道,食物经口、咽入食管。

舌位于口腔底,舌肌包括舌内肌和舌外肌,前者起止均在舌内,收缩可改变舌形,后者起于舌内、止于舌外,包括颏舌肌、舌骨舌肌、茎突舌肌,收缩可改变舌的位置,舌具有协助咀嚼、搅拌、吞咽食物及感受味觉的功能。

舌骨为一U形骨，位于舌与喉之间。舌骨上肌群在舌骨与下颌骨和颅底之间，包括二腹肌、下颌舌骨肌、茎突舌骨肌、颏舌骨肌，其作用为上提舌骨，并可使舌升高，因而能协助推进食团入咽。舌骨下肌群位于颈前部，包括胸骨舌骨肌、肩胛舌骨肌、胸骨甲状肌、甲状舌骨肌，其作用为下降舌骨和喉。舌骨上肌群和甲状舌骨肌在吞咽时可提喉使其靠近舌骨（表3-1）。

表3-1 口面部肌肉在吞咽中的作用及神经支配

肌肉分类	肌肉名称	肌肉作用	神经支配
面部肌肉	口轮匝肌	闭合口唇	面神经
	颊肌	闭合口唇，向外拉口角	
	咬肌	上提下颌	三叉神经
	颞肌	下颌前后运动	
	翼内肌	双侧同时运动时上提下颌，一侧运动时下颌偏向对侧	
	翼外肌	双侧同时运动时上提和前突下颌，一侧运动时下颌偏向对侧	
腭肌	腭帆张肌	收紧软腭，扩张口峡	三叉神经
	腭帆提肌	抬高软腭，扩张口峡	舌咽、迷走神经
	腭垂肌	抬高并收紧软腭，扩张口峡	
	腭舌肌	下降腭帆，缩窄口峡	
	腭咽肌		
舌肌	舌内肌	改变舌的形态	舌下神经
	舌外肌	改变舌的位置	
舌骨肌	舌骨上肌	提高舌骨	三叉神经、面神经、舌下神经
	舌骨下肌	降低舌骨	舌下神经、下颌神经

（二）咽腔

咽腔是一个上宽下窄，前后略扁的漏斗状肌性管道，长约12cm。以软腭和会厌上缘为界，可分为鼻咽、口咽、喉咽三部分，分别与鼻腔、口腔和喉腔相通。口咽与喉咽是消化道和呼吸道的共同通道。

咽隐窝：舌根后部正中有一矢状位黏膜皱襞连至会厌，称舌会厌正中襞，其两侧的凹陷称会厌谷，为异物易停留处。在喉入口两侧各有一深窝，称梨状窝，亦为异物易滞留处（图3-19）。

咽壁的肌层由咽缩肌和咽提肌相互交织而成，咽缩肌包括咽上、中、下缩肌，呈叠瓦状排列，吞咽时各咽缩肌自上而下依次收缩将食团推入食管。咽提肌位于咽缩肌深部，肌纤维纵性排列，包括腭咽肌、咽鼓管咽肌和茎突咽肌，咽提肌收缩时，上提咽喉，舌根后压，会厌封闭喉入口，食团越过会厌进入食管。

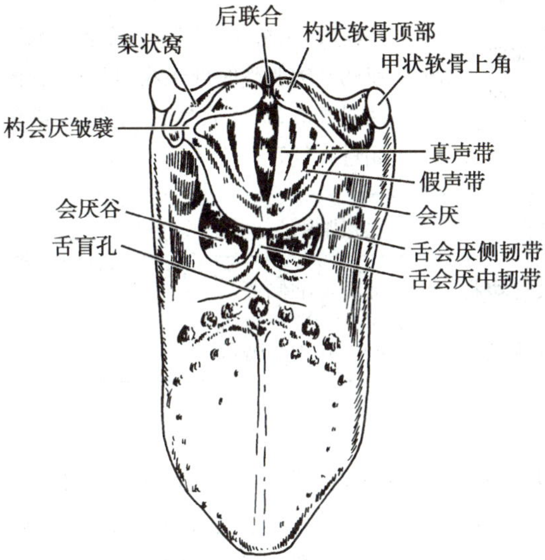

图 3-19　咽腔俯视图

（三）喉

喉腔与气管通过带状肌群悬挂于舌骨与胸骨之间。喉前庭由会厌、杓会厌皱襞、杓状软骨以及假声带的上表面所围成。咽腔通向喉腔入口处有三层瓣膜结构：会厌与杓会厌皱襞；杓状软骨、会厌基部以及假声带；声带。吞咽时喉由下至上关闭，即声带和假声带内收，随后杓会厌襞内收。喉向前的动作使声门离开口咽与喉咽之间的直线，导致喉咽和食管上部相对张开。杓会厌襞的内收和舌根推动会厌后移，每边各形成一条沟，将食团引向梨状窝。喉返神经麻痹引起的误咽一般发生于咽部，多由于喉关闭不全所致（图 3-20，表 3-2）。

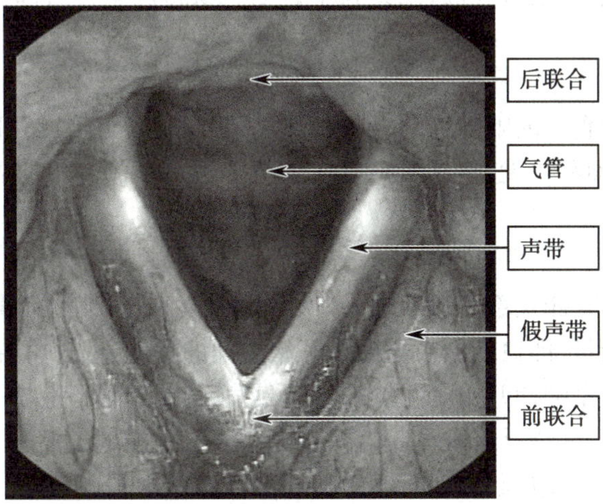

图 3-20　喉部俯视图

笔记

表 3-2　咽部肌肉在吞咽中的作用及神经支配

肌肉分类	肌肉名称	肌肉作用	神经支配
咽缩肌	咽上缩肌 咽中缩肌 咽下缩肌	依次收缩，挤压食团进入食管。咽下缩肌的环咽肌平时处于收缩状态，食团到达时开放，进入食管后则关闭，避免食团进入气管	迷走神经
咽提肌	腭咽肌	上提咽喉	迷走神经
	咽鼓管咽肌	提高上咽侧壁	舌咽神经
	茎突咽肌	抬高并扩张咽部	

（四）食管

食管是一扁狭肌性长管状器官，长约 25cm，上端与咽相连，下端经贲门与胃相连，可分为颈部、胸部、腹部三部分。食管有三处狭窄，一为咽与食管相连处，二为左主支气管跨越食管前左方处，三为食管穿过膈肌处，为异物易滞留部位。上食管括约肌呈慢性收缩，以防止人体在呼吸时将气体吸入食管。它同时也阻止食物的咽反流。下食管括约肌是一种肌瓣组织，其功能是将食物及胃酸稳定在胃中，防止进入食管。

二、正常的吞咽生理过程

吞咽过程包括口准备期、口期、咽期以及食管期。

（一）口准备期

将食物置于口腔内，唇、齿、舌、颊将其磨碎形成食团，准备吞咽。此时面肌封闭嘴唇，将食物保持在口腔内，对固体食物通过下颌的咀嚼运动，并与舌和颊的运动相配合，将食团粉碎、搅拌，混合唾液，使其利于吞咽。软腭位于舌后部以阻止食物进入咽部（图 3-21-A）。

（二）口期

舌将制备好的食团向咽部推动，到达舌根部。此时唇封闭，颊肌收缩，同时舌尖上抬，舌与腭的接触面积扩大，将食团向后挤压至舌根与下颌骨缘交界处。此期约用时 1 秒（图 3-21-B）。

（三）咽期

从咽期激发至食团头部到达环咽入口处，用时约 1 秒。其中咽期激发时间可以用咽起始时间进行衡量，即口期结束与咽期开始之间的时间差，正常吞咽时该值为 0，即口期结束时间点应是咽期开始时间点。咽期激发后，首先软腭上抬，抵咽后壁，关闭口咽与鼻咽通道，防止食物反流入鼻腔，舌背与硬腭紧贴，腭被封闭。通过舌根的推挤，食团被舌、软腭和咽壁包围，出现向下的咽蠕动波。喉上提，喉口紧贴会厌，喉入口关闭，防止食物误吸入喉。舌骨最大限度的移至前上方，喉部接近舌骨，会厌下倾。咽部收缩到达中咽，软腭下拉，封闭口峡。咽缩肌继续按顺序收缩，向下挤压食团或液体，食团头部到达环咽肌入口处（图 3-21-C）。

笔记

（四）食管期

食物通过食管到达贲门。食管收缩产生蠕动波推动食团或液体下行，食管下端的下食管括约肌放松，食物进入胃。此期约用时 8～20 秒（图 3-21-D）。

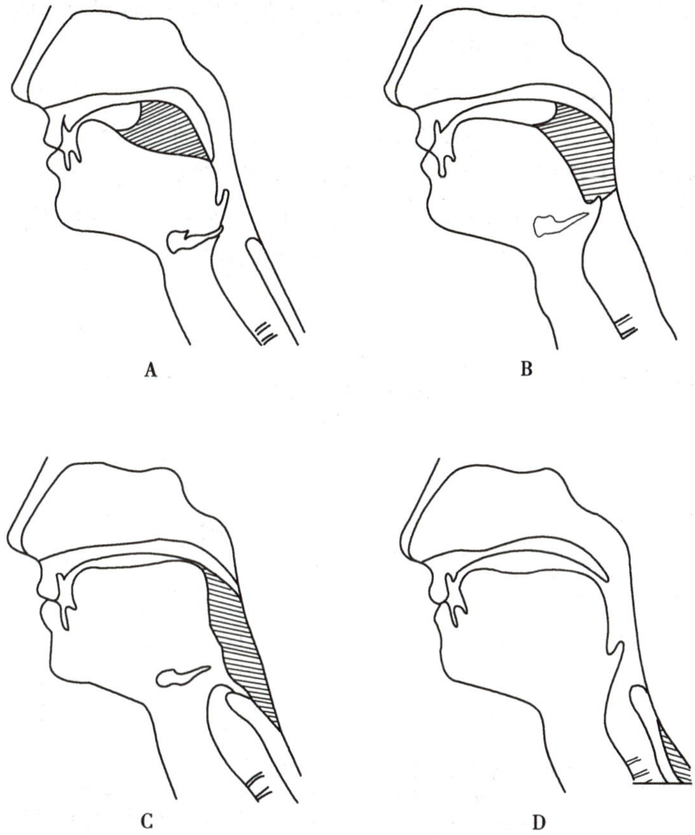

图 3-21　吞咽的过程（阴影部分为食物）

三、吞咽的神经机制

吞咽过程中的随意运动由皮质、皮质下中枢控制，吞咽反射中枢位于延髓，高位中枢同时参与。由咽部和声门上结构的感觉刺激诱发一次吞咽动作。

（一）吞咽过程中主要脑神经的作用

与吞咽功能紧密相关的脑神经有三叉神经、面神经、舌咽神经、迷走神经和舌下神经。

1. 三叉神经　含有运动纤维和感觉纤维。运动纤维支配咀嚼肌（颞肌、咬肌、翼内肌、翼外肌等），主司咀嚼运动和张口运动。感觉纤维传导面部的皮肤、口腔、鼻腔、牙齿的痛、温、触觉及咀嚼肌的本体感觉。

2. 面神经　为混合神经，其特殊内脏运动纤维支配面部表情肌（额肌、眼轮匝肌、颧肌、颊肌、口轮匝肌等）。一般内脏运动纤维支配舌下腺、下颌下腺等腺体的分泌。味觉纤维管理舌前 2/3 的味觉。

3. 舌咽神经　一般内脏感觉纤维分布于咽、扁桃体、舌后 1/3、咽鼓管等处黏膜。味觉纤维管理舌后 1/3 的味觉。一般内脏运动纤维支配腮腺分泌。特殊内脏运动纤维支配茎突咽肌，其功能为提高咽穹窿。

4. 迷走神经　一般内脏感觉纤维分布于咽、喉、食管、气管，接受黏膜感觉。运动纤维支配软腭、咽及食管肌肉。

5. 舌下神经　主要由躯体运动纤维组成，支配全部舌内肌和舌外肌。

（二）口期吞咽的神经通路

口期吞咽时，口内黏膜、牙龈等组织的触觉、痛温觉及咀嚼肌的本体感觉由三叉神经传导，软腭感觉由舌咽神经传导，味觉由面神经与舌咽神经传导，各神经传入纤维到达脑干相应核团，并上传至脑皮质中枢。在高级中枢控制下，脑神经核团产生运动输出，面神经与舌咽神经支配唾液腺的分泌，三叉神经与面神经支配面部肌肉运动，舌下神经支配舌的运动，相互配合咀嚼、混合、挤压食物（图 3-22）。

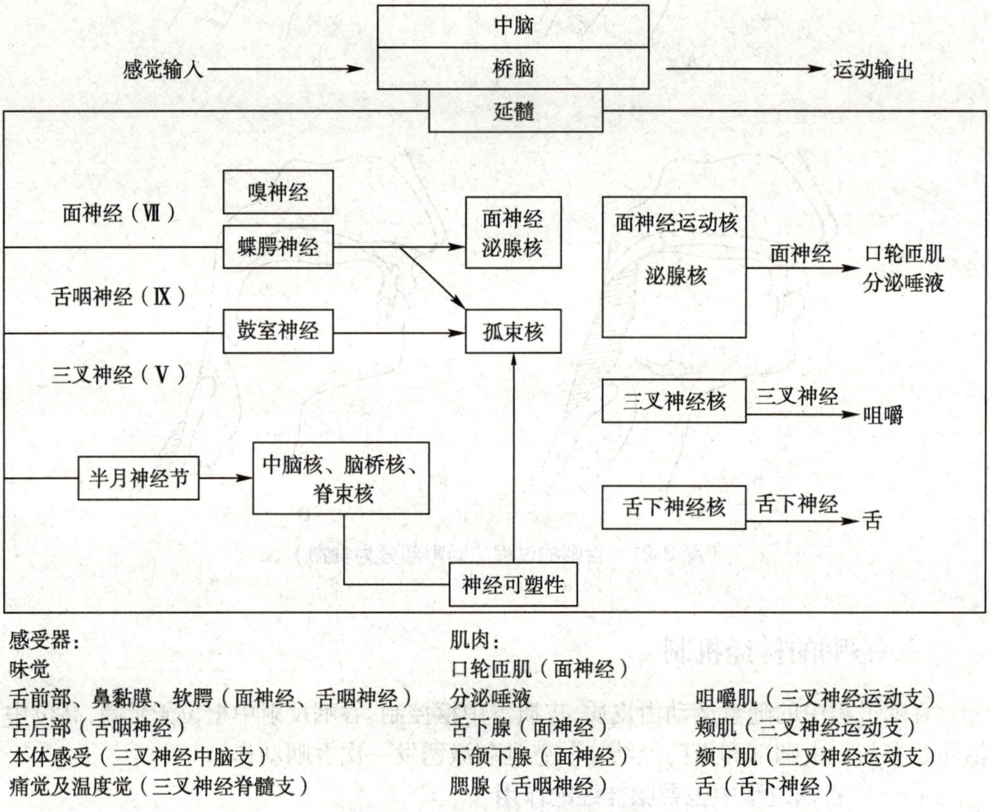

图 3-22　口期吞咽的神经通路

（三）咽期吞咽的神经通路

咽期吞咽基本由反射性的不随意运动构成，以延髓的吞咽中枢为中心。舌根、软腭、咽、喉的黏膜感觉由舌咽神经、迷走神经传入，到达孤束核，由位于延髓网状结构的吞咽中枢启动吞咽运动程序，由舌咽神经、迷走神经、副神经、舌下神经支配吞咽相关肌肉运动，如软腭上抬、咽喉上提、喉口封闭、咽肌收缩等（图 3-23）。

笔记

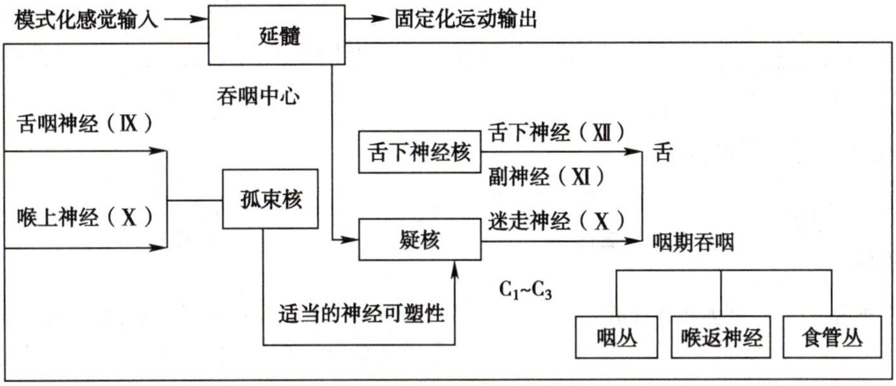

感受器：
舌后部：
咽喉、扁桃腺、腭咽（舌咽神经）
喉前庭、喉室（迷走神经）
会厌谷、梨状窝粘膜（迷走神经）

肌肉：
舌（舌下神经）
舌骨上肌（舌咽神经、迷走神经、副神经、$C_1 \sim C_3$）
腭咽肌（迷走神经、副神经）
喉肌（迷走神经、副神经），食管肌（迷走神经）

图 3-23　咽期吞咽的神经通路

学习小结

1. 言语听觉中枢及脑神经支配

言语听觉中枢及脑神经支配	中枢神经定位	大脑皮质功能定位	初级听觉区（听觉中枢）、听觉联合区（听话中枢）、视觉性语言中枢（阅读中枢）、视运动性语言中枢（书写中枢）、韦尼克（Wernicke）区、布洛卡（Broca）区、初级运动区、初级视觉区（视觉中枢）、视觉联合区、弓状纤维、外侧裂周区、分水岭或交界区、第二联合区、胼胝体
		大脑皮质下的言语区	丘脑、后丘脑、下丘脑、基底核、脑干、小脑
		运动传导通路	锥体系、锥体外系
	脑神经支配	视神经、三叉神经、面神经、位听神经、舌咽神经、迷走神经、副神经、舌下神经	
	言语听觉的神经传导通路	听、说、读（视觉，阅读、朗读，跟读、复述）、写的神经传递过程	

2. 言语器官的解剖与生理

动力源(肺) —气流→ 振动源(声带) —声门波→ 共鸣腔(声道) —声波→

3. 听觉器官的解剖与生理

部位＼性质	解剖	生理
外耳	耳郭和外耳道	耳郭有一定收集声波的功能，外耳道则通过共振效应将传入声波的声压提高 10~15dB
中耳	鼓室、咽鼓管、鼓窦和乳突	声波通过鼓膜、听骨链，经前庭窗以机械振动方式传入内耳
内耳	前庭、半规管和耳蜗	声音传至内耳后，Corti 器中的毛细胞发生弯曲和偏转，毛细胞兴奋，将机械能转变为生物电能，毛细胞底部耳蜗神经末梢产生神经冲动，通过耳蜗神经上传至听觉中枢，产生听觉

4. 吞咽各阶段的肌肉功能及神经支配

吞咽阶段	肌肉	功能	神经支配
口准备期及口期	口轮匝肌	咀嚼、搅拌、推送食物	面神经
	咀嚼肌		三叉神经
	舌内肌、舌外肌		舌下神经
咽期	腭帆提肌、腭帆张肌	上提、收紧腭帆	三叉神经、舌咽神经、迷走神经
	咽提肌	上提咽	舌咽神经、迷走神经
	舌骨上肌群	喉向上、向前移位	三叉神经、面神经、舌下神经
	咽缩肌	依次收缩，向下挤压食物	迷走神经
食管期	骨骼肌、平滑肌纤维	食管收缩	迷走神经

(李玉强　万萍　张剑宁　古琨如)

复习思考题

1. 试述听、说、读、写四大言语中枢在大脑皮质的功能定位。
2. 与言语听觉功能有关的脑神经有哪些？它们是如何支配言语听觉活动的？
3. 试述有声阅读(朗读)的神经传导途径。
4. 试述平静呼吸与言语呼吸的差异。

笔记

5. 从喉部关节、肌肉的角度分析音调是如何进行调节的。

6. 试述耳蜗的结构。

7. 哪些结构保证了吞咽过程中食物的正常行进方向,防止反流或误吸,它们在吞咽过程中的功能如何?

笔记

第四章

语言交流的心理发展及影响因素

学习目的

通过学习语言交流的发展、神经心理学等相关知识，为今后学习言语障碍、语言障碍、听力障碍等的评定与康复治疗奠定认知心理学基础。

学习要点

掌握正常儿童的语言发育过程及影响语言发展的因素，熟悉语言交流障碍可能伴随的心理行为，学习基本的心理治疗方法。

语言交流是指信息、思想、感情、需求以及愿望等的相互交换，它包括编码、传递以及解码信息等一系列过程。心理语言学是研究语言活动中的心理过程，是研究个体言语交往中的编码和译码过程，除心理学和语言学范畴外，还包含信息论、人类学等。类语言行为以及非语言的线索在人类的交流活动中起了关键的作用。类语言行为包括言语的韵律部分（如音调的转换、语调、言语速率以及停顿）和非言语的声音（如笑声等），这些均可能改变传送信息的形式及含义。非语言的线索有身体姿势、面部表情、眼神交流、头部及身体运动以及身体接触等。语言交流的各个环节都伴随着复杂的心理活动。儿童由于正处于语言获得过程中，言语技能还不熟练，因此在交流中会更多地运用非言语的交流方式。

第一节　儿童语言的发展

儿童语言的获得是一个从量变到质变的连续发展过程，掌握正常儿童语言获得的规律，有助于言语治疗工作者更好地帮助语言发育迟缓或语言障碍的残疾儿童发展语言。

一、儿童语言发育过程

语言发育是指婴幼儿在成长中学习、理解和使用手势、单词以及语句的过程。儿童语言能力的发育，具体表现在听觉、构音、语言理解、言语表达等方面。

（一）听觉与构音能力的发育

1. 听觉功能的发育　听觉功能在口语出现以前的0岁期即开始迅速发育。生后不久的婴儿对于声音有惊吓反射，这是原始反射。这种反射在生后3个月受到抑制，其后向有声音的地方看或开始对大的声音有反应，然后对较小的声音也有反应。这种

笔记

对声音反应的发育，是以从耳到脑的听觉传导通路的生理成熟为前提的。随着婴儿对声音反应的逐渐明确，就会过渡到因母亲的声音而产生或哭或笑的情绪反应。可见，听觉反应是从对单纯声音刺激的反射活动到愉快或不快的伴有情绪的反应而逐渐变化。出生后10个月，就可见到有明确的语言理解。这一事实表明，一名先天性重度听力障碍的儿童，如果置之不顾，其语言不可能发育。而一名先天性视力障碍的儿童，语言发育并不迟缓。这也说明，在声音语言处理过程中，听觉刺激是最主要的不可缺少的因素，也就是说，听觉记忆的发育是以听觉刺激为基础来理解口语符号。

2. 构音能力的发育　构音是非常复杂和熟练的协调动作，需要呼吸器官、声带、舌、咽部等许多肌肉的参与。新生儿会哭叫，0~1个月的啼哭往往有升调或降调；2个月时开始发出一系列的咕咕声；4个月左右可以发出咿咿呀呀的声音；从6个月到1岁，发出音节的种类增多；1岁开始进入系统言语发展阶段；5岁时大致掌握汉语普通话的基本发音；6岁时便可以流利地说话。正常儿童声母音位习得顺序，大约可分为五个阶段（图4-1）。将患儿的年龄和音位习得结果与正常儿童声母音位习得顺序表相比，可以观察出患儿当前应习得却未习得的音位。

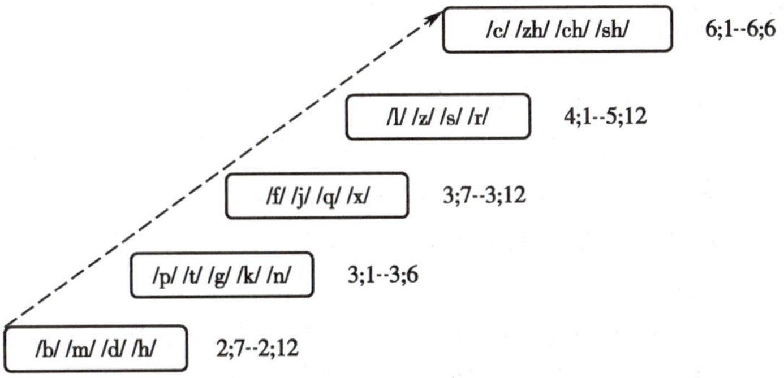

图4-1　正常儿童声母音位习得顺序（年龄：岁；月）

（二）语言理解的发育

语言理解是对交流信息的接收和处理。自婴儿出生后即开始发育，主要通过视、听、感觉以及与周围人的玩耍逐渐对他们所处的环境产生辨别能力。儿童对语言的理解是一个渐进过程，发育顺序是：出生时对声音产生一定的分辨力，在各种各样的环境当中，逐渐识别出经常接触的人和物的声音，并能知道这种声音是一个事物的符号，这种认识的建立，是声音语言理解的开始；6个月时听自己的名字有反应（语言理解萌芽）；8~9个月的婴儿可以理解成人的简单语言，做出表示语言行为的手势动作；1岁以后，对口语的理解发生质的变化，即听到某些物体的名称时，能确定所指的对象，理解事物的名称，开始说出有意义的词并用手指出来。这种用手指示的动作是在婴儿期语言理解发育的最典型动作。此时婴儿对语言的理解和词汇表达能够互相联系，语言记忆得到稳定的发展，语言的理解发生飞跃式的进步。

（三）语言表达的发育

语言表达的发育与语言理解、构音能力的发育密不可分。语言表达的发育主要包括：

1. 词汇表达的发育　婴儿最早可在9~10个月时说出第一个有意义的词汇，15个月时可以说出10个以上的词汇，19个月时能说出相当数量的词汇，此后平均每月

笔记

掌握25个新词汇。2岁6个月左右，开始出现含有前置词、助词等的多词词组。

2. 语法的发育 在整个学龄前期，儿童逐步掌握了各种基本语法结构，具体表现在句子的长度和句子类型两个方面。1岁时能说出几个单字；1岁半左右能说出2~3个词汇组合的语句；2岁左右能说出人、物名和图片，进入多词句阶段；3岁开始使用较复杂的名词性结构；4岁时能讲述简单的故事情节。3岁以后随着活动范围的扩大以及独立性的增长，可以将主语、动词、宾语、连词等各种词类，按照其语言的语法规则变化排列，把自己的体会、经验、印象及意愿告诉他人。在这个过程中，孩子的语言发生，虽然可见各种语法错误，但可逐渐被纠正，到6~7岁，便获得了与成人同等的口语表达的能力。口头语言的表达个体差异较大，男孩一般比女孩表达稍晚。

（四）内部语言的发育

内部语言是一种无声、简略和压缩的语言，是在外部语言或有声语言的基础上产生的。内部语言与抽象思维有更多的联系，具有自我调节的作用，一般开始于学龄前期。当外部语言发展到一定阶段时，内部语言会自然派生出来。它的原始形式介于有声语言和内部语言之间，即“出声的自言自语”。这实际上是思维的有声表现，是一种语言的自我调节。内部语言是从语义初迹向外部语言过渡的必需阶段。由于语言和思维联系密切，只有在语言的参与之后，才能把语义初迹转化为言语，表达清晰的思想。说话者在组织内部语言的语义时，需要选择合适的词汇单位。因此，选择的心理条件就是：在大脑储存的词语库中，把需要的词语从具有潜在候选资格的词语中筛选出来，过滤同义词和同音词，抑制并放弃次要的，选出最恰当的词语。在通常情况下，一些常用词容易被选中，而罕用词选择的难度较大。

（五）语言发展的心理基础

1. 感知辨识 听理解首先要对语言的声音进行感知，其次是辨识其词义功能及承载的语义。当听到一串话语时，把语流加以切分，分出语段、音段、音素所体现的音位。通过领悟语句的语调结构和词语的含义来辨识语句的意义。例如：“他不是东西”这句话，在感知后切分出“东西”这个词时，首先要辨识它不是词组“东西”；其次要辨识它不同于“电脑是有用的东西”中的那个“东西”。也就是说，它不是指“物品”，而是指“人品差”。然后根据整句话的语气，辨识这句话的意思是：“他的品格差”。

2. 短时记忆 是参与语言理解的一项必备心理条件。如在理解连贯话语时，必须记住话语的关键成分，才能抓住重点，分清各成分的关系，理解话语的内在含义。

3. 反馈监控机制 语言的传入性反馈监控机制，是保证语言交流围绕话题的重要心理条件。在语言理解时，听话者必须在判断话语的关键成分的基础上紧紧把握语言交流的话语主题，反复加以核对，一旦发现曲解、误解或偏离话语主题，就要调整理解过程，重新调整谈话方向，尽力捕捉话语的信息核心。

（六）语言交流与认知能力的关系

语言是交流的工具，交流能力的发育是非常重要的，交流能力是以与母亲的亲密关系为基础而发育的。孩子在出生后1个月时，哭的时候一抱起来就不哭了；4个月时，可以追视他人，对人的关心增加，房间里没人时，就哭起来，等等；生后6个月能将母亲与他人区别开；生后7个月，若强行把他从母亲怀里拉出来，就会有哭闹；生后9个月能区别家里人与陌生人，别人抱时会哭；1岁3个月时，以母亲为中心，在母亲视线所及的范围内，能安心玩耍；到2岁时，即使母亲不在身边，也能与其他孩子一起玩。

笔记

交流能力在正常发育孩子的早期即可见到。语言的发育可以看作为交流活动的早期，用哭或其他行为表示等逐渐转化为用口语来表现的过程。

认知是人类的一种心理活动，是指个体认识和理解事物的心理过程。它在觉醒状态下一直存在，包括从简单地对自己与环境的确定、感知、理解、注意、学习、记忆、思维、语言等。认知功能对语言交流的影响主要体现在四个方面：①接受功能，即通过各种感觉接受外界信息。②记忆和学习功能，包括识记新信息进入脑内，形成即刻记忆；保存信息并编码而形成长久信息，如再现和再认促进理解。③思维功能，对即刻记忆信息和长久记忆信息复呈，再进行组合找到两者的关系，促进理解和表达。④表达功能，通过语言、躯体、情感等各种形式进行表达。此外，意识和注意能力在语言交流中也非常重要，是语言交流的基础。

在语言交流过程中，语言能力与各项认知能力密切相关。首先，语言理解过程就必须以正常认知为基础，若认知功能异常，失去接受能力，即失去通过各种感觉接受外界信息的能力，就丧失了语言理解过程的感知辨识能力。其次，如短时记忆能力和(或)信息复呈能力下降，就打断了语言交流循环系统，语言交流就无从谈起。再次，如思维混乱，就会语言表述动机不明、词汇选择不分主次、言不达意、语言生成失败。此外，表达功能亦是认知功能之一，表达障碍肯定影响语言交流。总的来说，正常的认知功能是语言交流的基础，如果认知功能异常，必然影响语言交流过程，所以语言治疗与认知治疗是相辅相成的。

儿童语言的理解与其认知能力关系密切。只有认知能力发育了，才会促进儿童语言理解的发育，进而促进语言表达的发育。

二、影响语言发展的因素

儿童语言的发展既取决于生物学因素(内在因素)和社会学因素(外在因素)，也取决于生物学因素与社会学因素的交互作用。

(一) 遗传学因素

语言是人类独有的现象，种族、家族的遗传信息对语言影响深远。据研究统计，语言障碍具有一定的遗传性。女孩的语言发育要比男孩快，女孩开始讲话，比男孩平均早 2~4 个月，而且这种语言能力的领先一直保持到青春期。这种性别的差异，先天遗传因素起着相当的作用。某些语言发育迟缓儿童的父亲或母亲或其他家族成员，在幼儿时期语言发育上也可能存在问题。

(二) 语言学因素

可分为语言因素和语言运用因素。学习不同语言的儿童语言发育有不同的特点，这是语言因素对儿童语言发育影响的最明显表现。不同民族的语言具有普遍性，但相互之间也存在一些差异。如汉语中人称代词没有性和格的变化，所以中国儿童先于英国儿童掌握人称代词。语言运用受到各种交际因素的影响，如交际原则、语境因素等，儿童只有在社会交际中才能获得语言。

(三) 生理学因素

生理因素对儿童语言发展的影响更为巨大和直接。主要指整套的发音系统、各种感觉器官和神经系统是否健全。感觉器官把环境中的信息反映给大脑，大脑把信息记录、存储、分析，再运用到口语甚至书面语上。儿童对于语音的听辨能力，离不开听觉

笔记

器官和大脑的发展。发音器官和听觉器官以及大脑的成熟过程，是由先天因素决定的，因此不同民族的儿童，他们的早期发音具有许多共同性。随着儿童年龄的增长，先天决定的生理因素对于儿童语音发展的影响逐渐减弱，而其他因素的影响逐渐增强。据生理学家研究，婴儿的发音器官运动，首先是双唇和小舌；舌的运动先是舌尖和舌根，然后是舌面。唇辅音和鼻辅音的出现早于舌辅音，舌辅音中舌面音出现得最晚，与发音器官运动发展顺序是相一致的。婴儿发音器官的运动，开始是单一的粗大运动，后来发展出复杂的精细运动。如婴儿最早的元音，都是口腔自然状态的发音运动，以后才有舌唇的协调发音运动。这些现象说明，发音器官的成熟，对婴儿早期的发音顺序有着至关重要的影响。

（四）社会学因素

除母亲与孩子作为紧密相连的“二联体”这一重要因素外，其他的社会学因素也十分重要。如父亲的重要角色和其他家庭成员对于儿童语言发育的影响；生长环境中的人与其他因素等。在这些社会学因素中，任何改变都会影响儿童的语言发育。

1. 社会生活环境的影响　对儿童语言发展影响最大的环境，是儿童生活范围内人的环境。在人的环境中影响最大的是语言环境。儿童都是在特定的社会生活环境中获得语言的。儿童由于各方面都不成熟，他们的社会实践活动主要是语言实践活动，语言环境对儿童的影响可以追溯到胎儿期(如胎教)。

在咿呀语时期，婴儿也开始同成人“对话”，并出现模仿的萌芽。在语音准备期，成人同婴儿的对话刺激了婴儿发音的频率，并使他们开始建立语音表象，此后语言环境的影响越来越大。在这一时期，儿童的活动范围扩大，接触社会面变大，打破了原来的家庭和幼儿园的语言环境，接受了较多的方言影响。仅以普通话的发音来看，由于方言的影响而使发音成绩下降，但是也发现，城市儿童比乡村儿童下降得速度快。这是因为乡村儿童的早期语言环境相对较差，而在学前期进行了幼儿园或学前班，语言环境有了较大的改善，因此其发音成绩呈上升趋势。城乡儿童语音发展的差异，正是语言环境对儿童语音发展的影响所导致的。

母爱、母亲关注儿童语言和非语言信号并给予相应的反馈、应激状态下儿童寻求与父母的亲近以得到安全感，都有助于儿童注意力、语言、社交和健康心理的发育；父亲、其他家庭成员以及家庭成员之间语言互动的方式，在儿童语言发育中也起到重要作用。良好的居住环境、良好的生活习惯、科学护理、良好的教养、体育锻炼、完善的医疗保健服务等，都是促进儿童语言发育达到最佳状态的重要因素。

2. 成人语言观念的影响　语言观念是指人们关于语言的一系列态度和看法。诸如口语和书面语的地位、民族共同语和方言的地位等。汉族有个根深蒂固的传统语言观念：重视书面语，轻视口语。古今神童都是学习书面语的佼佼者，而鲜见学习口语的佼佼者。西方有较早“说话”的传统，重视演讲和说话训练，使得西方儿童口语发育较快。东西方对待口语的态度不同，导致我国儿童和西方儿童在口语发音上有一些差异。受传统“贵人语迟”观念的影响，很多语言发育迟缓的儿童没有被及时发现，延误了治疗。

3. 对待儿童态度的影响　对待儿童的态度反映了社会的儿童教育观念。不同的儿童教育观念导致对待儿童的态度有所不同，进而影响到儿童的语言发育。比如云南撒尼族是个热情、讲礼貌、重团结的民族，对待儿童很少使用贬义词进行评价，而是从能力和行为上给予较多肯定，导致此族儿童对于贬义词掌握就相对晚些。

笔记

4. 营养因素　儿童的生长发育需要充足的营养供给。宫内营养不良的胎儿不仅体格生长落后，严重时还影响脑的发育，造成语言和智力发育落后。

5. 疾病因素　疾病可以严重阻碍语言的发育。如听力损伤、脑瘫、癫痫等疾病可以导致语言发育迟缓或语言障碍。

（五）心理学因素

1. 认知能力　心理因素中，最重要的是认知能力。语言能力是受一般认知能力制约，但又是具有特殊性的认知能力。听、说、阅读、书写等均建立在对语言理解的基础上。要获得语言，学会按照社会的习惯使用语言，就必须对语言所表达的客观世界和人类社会有一定的了解，就必须掌握注入在语言系统和语言运用习惯中的文化因素，而要掌握这些因素，需要一定的认知能力。相反，如果儿童对语言中所描绘的事物全无概念，又不理解词义，当他人说出一些物体的名称或描述一物体的形状时，他便难以理解其语言内容。同样，他也不能用语言或文字去描述这些事物。因此，儿童如果缺乏认知能力和概念知识，当他听到别人说话时，便很可能产生理解错误或者表达错误。

2. 个性品质　性格外向、喜欢与人交往的儿童，其语言发育的速度较快，这是因为个性外向、自信、善于交际的儿童对周围人的言行比较注意，常会自觉或不自觉地加以观察和模仿，敢于在各种场合表现自己，因此就能争取到许多语言学习和表现的机会。个性内向的儿童往往缺乏自信、胆小怕羞，因而也就失去了许多语言学习和表现的机会，缺少成功与失败的体验，缺乏吸收语言信息的主动性和有效性。也有研究指出，女孩比男孩更乐于同成人交往，男孩、女孩的这种心理差异是导致女孩语言发育快的原因之一。

3. 情绪、情感　儿童在学习语言的过程中，成人对儿童表现喜爱或厌恶，都将影响儿童说话的意愿。喜欢自己、喜欢身边小朋友的儿童，会乐于表现自己，说起话来充满自信。相反，如果儿童觉得自卑或不受欢迎，他会觉得郁闷，说话意愿也会降低，对他人的表述也无兴趣，长期如此，语言能力必会受到影响。因此，父母的关爱和关注有助于培养儿童健康、乐观、自信的情绪性格，这对儿童的语言习得至关重要。

第二节　语言交流障碍的心理干预与治疗

语言交流过程常伴随着复杂的心理状态，交流障碍与心理障碍错综复杂的交织在一起，相互影响，相互促进，因此，在言语治疗的过程中，要充分重视患者可能存在的心理障碍，并给予及时的干预，这样方能使言语治疗取得事半功倍的效果。

一、语言交流的心理影响因素

影响语言交流的心理因素包括交流角色关系、交流循环系统、交流欲望、交流者的地位、交流者的心态、交流环境等，对这些因素的探讨可以促进对语言交流的心理认识。

1. 交流角色关系　在语言交流中，交流双方的信息传递随着听、说角色关系的不断变换而改变，说话不是为了给自己听，“说”与“听”是语言交流中的两个互为依存的角色，纵然有“自言自语”的现象，但是自言自语不会产生交流的效果。就如收看电视，电视台发送信息并不是它的目的，它的目的是要别人收看节目——接收电视信号。

笔记

只有电视台发送的信号是清晰、可辨的，电视观众才有可能有效地接收。如果电视台发出的信号是模糊的，家中电视的接收效果一定不会清晰。语言交流的目的也是为了输出必要的信息，向交流对象表达一定的思想与情感——只有说者输出的信息是清晰可辨的，听者才可能听得懂说话人的意思。

2. 交流循环系统　语言交流双方的内部心理活动和外部语言传递过程是一个互为条件、相互联系、相互作用的运动过程，是一个信息加工、处理与发送、接收的互动系统。语言生成可理解为其信息加工与发送过程，而语言理解则是其信息接收与处理的过程。所传递的信息是以语言生成的话语为形式的，同时它又是语言理解的对象。在语言交流中，因为交流双方信息传递的方向随着听、说角色关系的不断变换而改变，所以语言交流过程是一个循环系统。在此过程中，除了以听说角色变换、内部语言与外部语言交替为线索的主要循环过程之外，还存在着运行于记忆与编码、解码、内部语言之间的三个支持性循环过程，这种内在的模式就被称为交流循环系统。

3. 交流者的欲望　一方所生成的话语常常激发对方的表述动机，从而引起一系列复杂的内部心理活动，如赞同、反对、感叹等，从而触动其语言的欲望，交流者的欲望影响着交流者的语言表达及外部情感。

4. 交流者的地位　在一般情况下语言交流过程中人们是轮流说话的，交流双方的角色关系往往不断变换，交流双方地位是平等的关系。但语言交流中受社会地位等影响，如上级领导对下级的语言交流过程往往是支配与被支配的关系，这会影响被支配者的交流欲望，出现不平衡的特殊交流形式。

5. 交流者的心态　一个人的生活经历及人生态度会影响个体的言行，从而影响交流者的态度，反映在交流心态中，会由于接受者的人生背景及交流心态不同而产生的效果，影响到双方交流的内容。

6. 交流环境　交流环境主要分两种，一种是外部交流环境，指交流的场合、声音环境、第三者干扰等。如在很吵闹的环境中交流，说者必须提高音量，听者必须集中精力倾听，需要每一交流者更大的体力付出，从而影响交流心态及交流欲望。另一种是交流者的内部环境，指交流双方的心理环境，如交流者心事重重、疲乏、瞌睡等。

二、交流障碍伴随的心理行为问题

言语交流障碍患者由于不能进行有效的交流，通常会产生焦虑、抑郁、孤独等不良心理反应；有些患者则由于脑功能障碍，常引起注意力、记忆力等认知心理障碍，导致异常行为（如多动），继而出现言语交流困难。具体的心理行为异常表现有：

1. 焦虑心理　是患者对刺激产生不适应的严重和长时间的恐惧、焦急和忧虑反应的情绪和情感异常。常伴有头晕、胸闷、呼吸困难、口干、尿频、尿急、出汗、震颤和运动不安等。言语语言障碍患者由于对疾病的痛苦，对疾病诊治的过程的各种麻烦，对疾病预后的恐惧不安心理，容易产生焦虑不安、紧张、害怕、过分担心，对自身疾病思虑过度。

2. 抑郁心理　是一种对不良外界刺激产生长期的沮丧的情绪改变。抑郁的发生可以是躯体疾病的后果，如脑血管意外、各种癌症、高血压、冠心病、糖尿病等；也可发生在躯体疾病之前，即生活事件的应激，如亲人病故、心理受挫折、工作压力太大等。言语语言障碍患者由于语言交流障碍，患者会产生情绪低落，对疾病的预后丧失信心，对生活无兴趣，感到无望与无助，不积极配合治疗，严重时拒绝治疗和检查，甚至产生

笔记

轻生观念、自杀企图或行为。随着疾病症状的转归和变化，抑郁情绪也会发生相应的变化。抑郁情绪与患者本人的性格、周围人的支持以及环境有密切关系。

3. 孤独心理　患者因语言障碍，自己的想法和要求不能通过语言与别人交流而产生孤独感。

4. 依赖心理　患者因为交流的障碍，尤其害怕别人取笑自己，特别容易对家属及信任的人产生过度依赖性。一旦患者需求得不到重视，且自尊心就容易受到挫折而变得心情沮丧，影响治疗效果。

5. 自我防御心理增强　患者因为交流的障碍，会产生明显的猜疑。特别是对医务人员、周围人、子女以及照料者的猜疑，认为不重视、不关心自己，严重者甚至认为医师不给自己好好治疗，甚至会不接受治疗等，并可能进一步引起恐惧。

6. 认知心理障碍　由于脑功能障碍易导致患者注意力或记忆力障碍，儿童患者易出现多动症等病理行为，继而出现言语语言交流障碍。

三、预防及干预措施

心理治疗（psychotherapy）指由经过专门训练的专业人员运用心理学的相关理论和技术，改善、矫正或消除患者的不正确认知活动、情绪障碍、异常行为和由此引起的各种躯体症状的治疗过程。以下介绍针对交流障碍常用的心理治疗方法。

（一）支持性心理治疗

通过治疗者对患者的指导、劝解、鼓励、安慰和疏导的方法来支持和协助患者处理问题，适应所面对的现实，度过心理危机的方法。支持性心理治疗是临床上最基本的心理治疗模式，特别是当脑卒中等患者由于不能言语表达，或听不明白时出现较明显的消极情绪（焦虑或抑郁）时，心理医师或治疗师应设身处地地站在患者的角度，给予鼓励、安慰和疏导，帮助患者逐渐建立自信，充分地调动患者内在的康复动机，鼓励患者通过自己的努力改善功能。

（二）行为疗法

其理论基础是行为主义理论中的学习学说、巴甫洛夫的经典条件反射原理及斯金纳的操作性条件反射学说。基于此，行为疗法认为人的心理病态和各种躯体症状都是一种适应不良或异常的行为，是在以往的日常生活经历中，通过学习并经条件反射固定下来的。既然可以通过学习获得异常行为，那么也可以通过再学习、条件反射或强化手段，消除或纠正病态行为，建立正常而健康的行为。

言语语言障碍可以被视为一种异常或病态行为，因此可以采用行为治疗的方法加以纠正，在言语语言治疗中常采用系统脱敏疗法、操作性条件技术、松弛疗法、生物反馈疗法等。

1. 系统脱敏疗法　该方法可以通过列表法将易引起患者紧张或焦虑等消极情绪的情境场合按由轻至重的顺序进行排列，然后采用心理放松技术，依次缓解这种消极情绪，从而达到逐渐消除不良情绪的目的。实施心理治疗时，应从引起个体最低程度的焦虑或恐惧反应的刺激物开始进行治疗，并给予渐进松弛训练，使个体轻度的焦虑或恐惧反应消失；然后治疗者可向处于松弛状态下的个体呈现另一个比前一刺激略强一点的刺激。循序渐进，最终接触最强的刺激。如果一个刺激所引起的焦虑或恐惧状态在个体所能忍受的范围之内，经过反复呈现，个体的焦虑或恐惧反应就会消失。该

笔记

方法通常用于那些在特定场合易引起交流障碍的患者，如口吃患者等。

2. 操作性条件技术　指应用各种手段以增加某些适应性行为，减弱或消除某些不良行为的心理治疗方法。强化疗法基于操作学习的理论基础。治疗者可通过行为干预来增加适应性行为，减少或消除不良行为，从而达到治疗的目的。言语语言治疗通常采用这种行为疗法技术，如图 4-2。

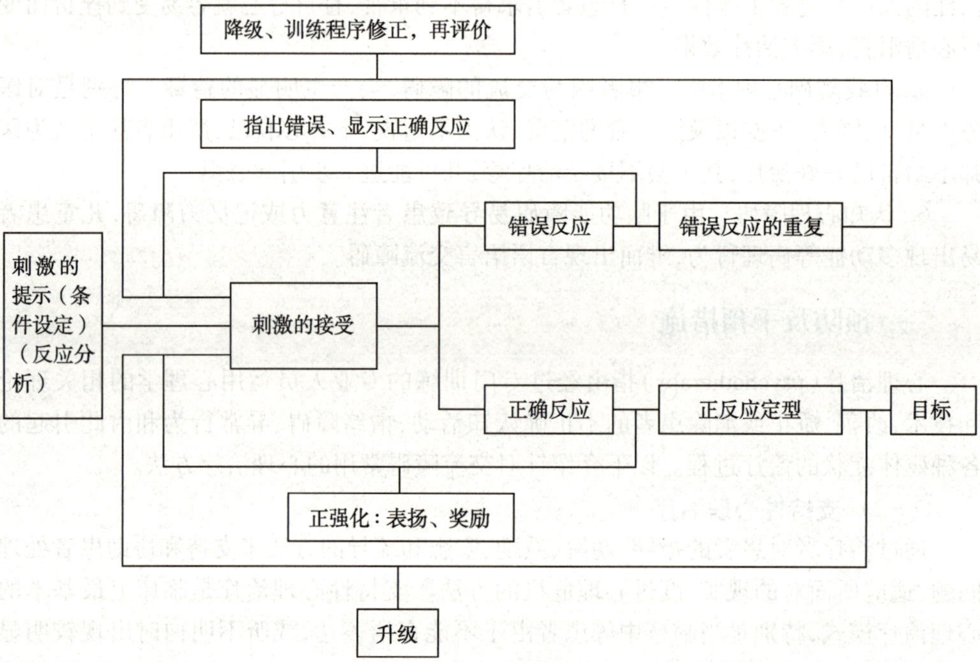

图 4-2　语言行为治疗法

3. 松弛疗法　指通过一定的肌肉松弛训练程序，有意识地控制自身的心理生理活动，降低唤醒水平，改善躯体及心理功能紊乱状态，达到治疗疾病的目的。该疗法是源于古代的一种自我心身保健方法，我国的气功、印度的瑜伽、日本的禅道、德国的自生训练等，都是以放松为目的的心身保健方法。由于言语语言障碍患者均存在不同程度的身体相关肌肉紧张以及紧张焦虑的心理，因此身心的放松治疗尤其重要。

4. 生物反馈疗法　是利用现代电子仪器，使人们无法觉察到的内脏生理功能（如血压、心率、呼吸、语音、生物电活动等）转换成个体能觉察到的声、光等反馈信号显示出来，以帮助个体自我控制和调节这些活动，从而达到治疗的目的。如听力障碍儿童在言语训练中会充分利用其视觉功能，通过“看”来调节自已发出的声音，也弥补其听力的不足。

（三）家庭治疗

家庭治疗是将家庭作为一个整体而进行心理治疗的方法，属于人际关系方面的治疗。治疗者通过与家庭中所有成员有规律的接触、交谈，使家庭内部发生某些变化，并使家庭中患病者的临床症状逐渐减轻或消失。家庭治疗专家认为，心理障碍的发生与发展除了受生物或心理社会因素的制约外，还与不良的家庭内情感及观念交流模式有关，这些模式的改善将对患者病情产生有益的影响。如针对孤独症、注意力缺陷多动症儿童进行言语语言干预时，同时也需要干预其异常行为，家庭环境的调整或人际关系的优化，将有助于此类儿童的行为及言语语言功能的改善。

（四）集体治疗

集体治疗又称团体心理治疗，是相对个别心理治疗而言，指由 1~2 位治疗者主持的、以集体为对象的心理治疗。治疗者运用各种技术，并利用集体成员间的相互影响，以达到消除患者症状并改善其人格与行为的目的。

（五）工娱疗法

工娱疗法是工作治疗和娱乐治疗的简称。凡以工作或劳动作为促进康复的手段，称为工作疗法；凡以文化、娱乐及体育活动作为促进康复的手段，称为娱乐疗法；实际工作中两者常相互结合。该方法有助于建立轻松快乐的情境，促进患者情绪稳定，注意力集中，从而有效缓解言语语言症状。

（六）游戏治疗

游戏治疗是近代心理学中的专用术语，游戏治疗主要是基于心理分析学派的理论发展而成，指出儿童主要是通过游戏来将内在的焦虑外显化，并通过与治疗师的互动，增加对自我行为和情绪的认识，并促进个人发展，加强自我面对困难时的信心和能力。游戏治疗可广泛地用于各类儿童心理与行为异常，进而治疗患儿的言语语言障碍。

学习小结

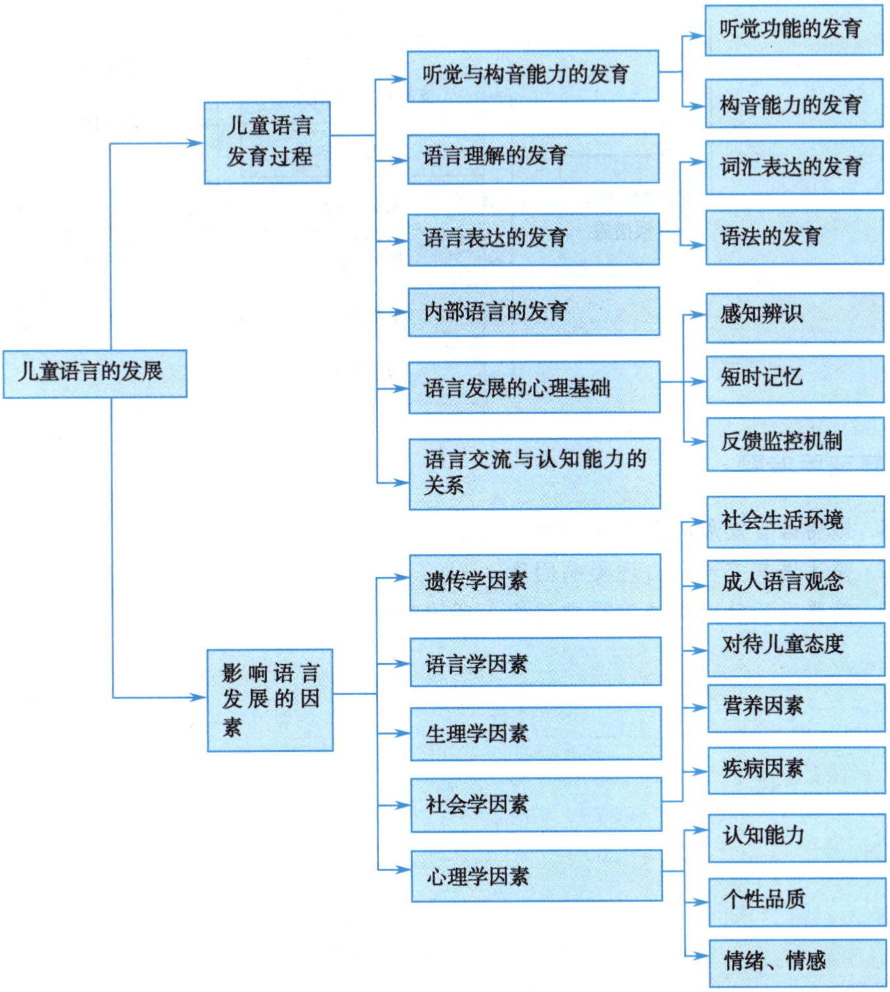

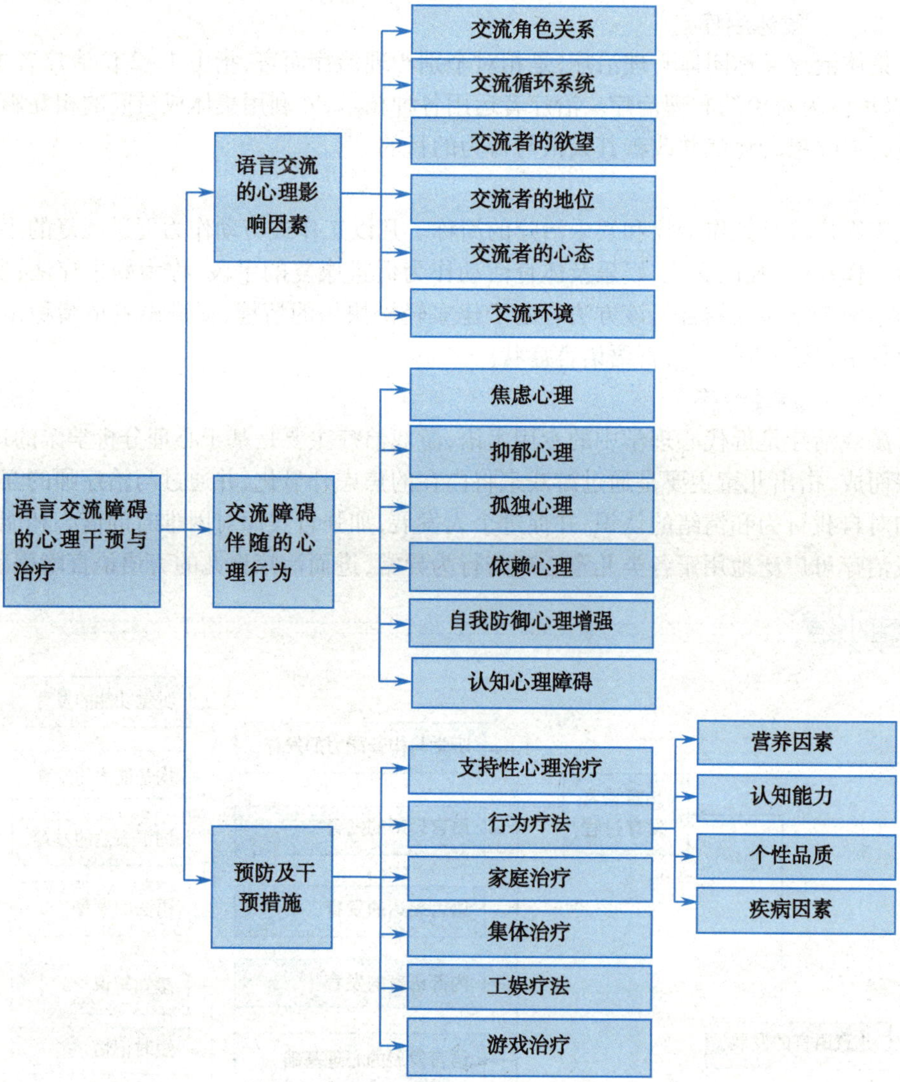

复习思考题

1. 影响语言发展的因素有哪些？
2. 简述语言交流的心理影响因素。
3. 简要说明针对交流障碍常用的心理治疗方法。

第五章

言语障碍的评定与康复治疗

学习目的

通过本章节的教学活动，旨在帮助学生对言语障碍的评定与治疗有全面的认识，并对临床常见疾病导致言语障碍的康复具备实践思维。

学习要点

言语障碍的定义、病因、分类，言语障碍的一般治疗流程；言语障碍的评定方法；按言语的功能分类，重点学习言语障碍各子模块（呼吸、发声、共鸣、构音音韵）障碍的评定与康复治疗技术；且对声带息肉、声带麻痹、脑卒中、唇腭裂、口吃等疾病的言语障碍康复有一定的认识。

言语是语言的口头表达。尽管言语不是表达语言思维的唯一工具（例如身体姿势、手势、图片以及书面符号均可表达语言思维），然而言语是最快捷有效的语言交流工具。言语声包括四个相对独立但又相互关联的过程：呼吸（呼吸为言语提供动力支持）、发声（发声系统是言语产生的振动源，主要器官是声带。呼出的气流作用于声带，声带产生振动，从而发出声音）、共鸣（共鸣系统是言语产生的共鸣腔，主要包括咽腔、口腔和鼻腔。声带振动产生的声波通过咽腔、口腔、鼻腔时，会产生不同的共鸣）、构音语音（通过构音器官如舌、嘴唇、牙齿以及软腭构建具体可识别的语音——音位、音节等）。

第一节　概　　述

在介绍言语障碍的评定与康复治疗之前，首先要了解言语障碍的定义、分类，以及一般治疗流程（言语治疗专家决策系统）。

一、言语障碍的定义

言语障碍的定义有广义与狭义之分，广义的言语障碍是指当言语异常达到一定的程度，引起充分的重视，使交流受到干扰，使听者或说者感到沮丧。该定义中不限定何种病因，即包括器质性、功能性和神经运动性病变。狭义的言语障碍定义通常指运动性构音障碍，主要是由于神经病变，导致与言语有关的肌肉麻痹、收缩力减弱或运动不协调，其病理基础是运动障碍，该障碍可以单独发生，也可以与其他语言障碍同时存在，如失语症伴构音障碍。这两种言语障碍定义的共同点在于均强调言语障碍中呼吸、发声、共鸣和构音音韵方面的运动改变。

笔记

二、言语障碍的分类

言语障碍的分类可以有三种标准：病因分类、临床分类和功能分类。每种分类标准均具有一定的临床意义，可以为言语治疗提供一些参考。

（一）病因分类

从病因的角度看，可以分为器质性、功能性以及神经运动性言语障碍三大类。器质性言语障碍是指言语器官因肿瘤、先天性结构缺损、炎性粘连等原因致发音功能受限，此类言语障碍的治疗策略应首选手术治疗，然后再进行言语功能训练；神经运动性言语障碍则主要是因中央和/或周围神经系统疾病所致，言语功能训练的同时应结合神经肌肉本身的促通训练；功能性言语障碍，指无明显器质性和神经运动性损伤，在言语治疗策略方面，仅考虑言语功能训练。因此，采用病因分类的方法，有助于确定言语治疗的整体方向。

（二）临床分类

从临床的角度看，言语障碍主要分成四大类：嗓音障碍、构音障碍、口吃和听力障碍。

1. 嗓音障碍　发声（phonation）是指由喉部声门发出声波，通过喉以上的共鸣腔产生声音，这里所指的“声”是嗓音（voice）。多数情况下，发声障碍是由于呼吸系统及喉存在器质性（organic）、功能性（functional）或神经性（neurogenic）异常引起的。常见于喉和声带炎症、新生物以及神经的功能失调，发声异常作为喉部疾病的表现之一，在临床上具有重要意义。

2. 构音障碍　临床上构音障碍的病因常见于脑血管意外、脑肿瘤、脑瘫、肌萎缩性侧索硬变化症、重症肌无力、小脑损伤、帕金森病、多发性硬化等。根据中枢神经症状可分为痉挛型、弛缓型、失调型、运动过强型、运动过弱型、混合型构音障碍。构音障碍的病情取决于神经病学状态和进展情况，双侧皮质下和脑干损伤、退行性疾病如肌萎缩侧索硬化症等预后最差；脑瘫患者如有频繁的吞咽困难和构音障碍，预后亦较差；儿童患者比成人有更多的康复机会；单纯构音障碍的患者比构音障碍合并失语症、智力障碍的患者预后好。

3. 口吃　口吃（stutter）是言语流畅性障碍（fluency disorder）。口吃的确切原因目前还不十分清楚，部分儿童是在言语发育过程中不慎学习了口吃，或与遗传以及心理障碍等因素有关。口吃可表现为重复说初始的单词或语音、停顿、拖音等。部分儿童可随着成长而自愈；没有自愈的口吃常常伴随其至成年或终生，通过训练大多数可以得到改善。

4. 听力障碍　听力障碍分为获得言语前的听力障碍和获得言语后的听力障碍。儿童一般在7岁左右言语即发育完成，这时可以称之为获得言语。对于获得言语后的听力障碍的处理只是进行听力的补偿；获得言语前，特别是婴幼儿时期的中度以上听力障碍所导致的言语障碍（hearing-impaired speech disorder）需要接受听力言语训练。

（三）功能分类

言语的产生主要涉及呼吸、发声、共鸣、构音、音韵五大功能模块，根据言语障碍患者主要功能障碍模块的不同，言语障碍主要分为呼吸障碍、发声障碍、共鸣障碍、构音障碍、音韵障碍五类。任何一种类型言语障碍（病因分类、临床分类）都可以归为一种或几种言语子功能障碍的组合。言语障碍的功能分类有助于细化言语治疗技术，因此，本书将采用功能分类的方法来介绍言语治疗技术。

三、言语障碍的一般治疗流程

在言语治疗实践中，我们构建了“言语治疗专家决策系统”（图 5-1）。该系统包括定量评估、数据分析、诊断决策与疗效监控等，即言语障碍的一般治疗流程，具有良好的可操作性。

（一）个人病史信息

该模块主要收集患者的一般信息，包括年龄、性别、是否接受言语训练及训练的时间、有无其他疾病史、主要言语症状等。

（二）言语功能的感知与量化评估

针对患者所表现出的言语症状（主观感知评估），进行相应参数的定量测量，获得较客观的数据。

（三）数据分析与诊断、决策

将测得的言语参数与同年龄同性别正常人相应参数的参考标准值进行比较，以确定该参数是否落在正常值的范围内，以及偏离正常值多少。

（四）言语功能障碍的类别

测得的言语参数偏离了正常范围，同时结合言语症状，可以判断言语障碍的性质以及严重程度。例如，通过最长声时以及其他与言语呼吸有关的参数测量，可以判断言语呼吸疾病的类别，通过最长声时偏离正常值范围的程度，能够评估出言语呼吸疾病的严重程度。

（五）言语障碍的实时治疗与监控

根据言语异常的类型，可提出言语矫治方案。在上述诊断明确的基础上，制定相应的治疗计划，整个言语矫治过程遵循评估→治疗→评估→治疗→评估的科学程序，在尽可能短的时间内使患者的言语异常得到缓解或消失。在言语矫治过程中采用相应的参数作为监控指标，即用测得的参数与参考标准值之间的距离变化来判断疗效，通常以距离缩小作为治疗有效的标志。

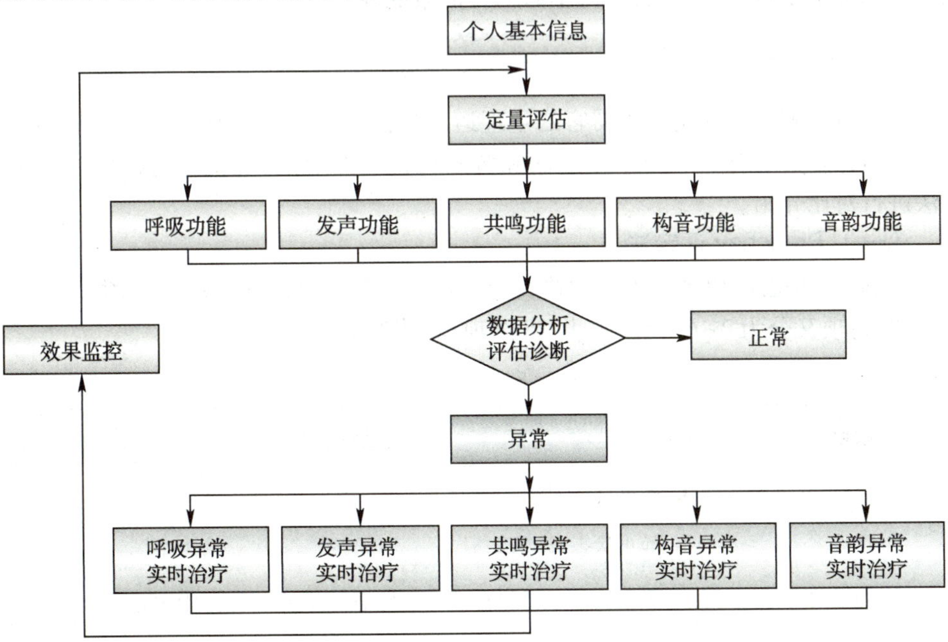

图 5-1　言语治疗专家决策系统

综上所述，该系统将言语功能的定量诊断评估、实时反馈治疗以及康复全程监控三大功能融为一体，言语测量和治疗是一个循环反复的过程，需要进行多次的阶段性评估，以监控言语治疗的效果。

第二节　言语障碍常用的评定方法

言语障碍主要表现为言语生理、心理以及语音方面的异常，因此，针对言语障碍的评定应包括4个方面：自然交谈观察患者的言语行为、言语器官检查、言语量表评定以及语音声学测量等。

一、自然交谈观察

首次与患者在自然情境下进行交谈，可以获得较重要的言语障碍线索，如患者首发病症，如脑卒中、脑瘫、听力障碍或腭裂等，在言语时是否发声功能亢进（嗓音听起来单薄、过于吃力）；是否发声功能低下（嗓音听起来像气息音，较柔和、暗淡）；是否呼吸支持不足，呈吐字状；是否口腔运动受限，声音听起来含糊不清等。因此，作为一名有经验的医师或言语治疗师通过这种交谈观察式的评定方法，能够对患者的言语障碍有一定的认识，并为进一步的言语评定指明方向。

二、言语器官的检查

有些言语障碍的病因是解剖结构异常所致，因此有必要进行言语器官的常规检查，如喉内镜检查以排除喉及声带的肿瘤、瘢痕等病变；鼻咽部检查排除儿童腺样体增生；口腔内镜检查排除腭裂、舌系带过短等。这些检查通常可以邀请耳鼻咽喉科医生会诊完成，并给出相应检查报告。一旦检查出有相应的解剖结构异常，则通常应先接受手术治疗给予矫正，然后再进行术后的言语康复训练。

三、言语量表评定

言语量表侧重于评定言语器官的生理运动功能以及言语运动能力。目前临床常用的言语评定量表有 Frenchay 评定法和黄昭鸣言语评定法，现就这两种著名的评定方法进行对比介绍。

（一）Frenchay 评定法

Frenchay 构音障碍评定方法的检查内容包括反射、呼吸、唇、颌、软腭、喉、舌、言语八大项，每项又分为2~6个细项，共28细项，具体如下表：

表 5-1　Frenchay 评定量表

项目	分测验
反射	1. 咳嗽；2. 吞咽；3. 流涎
呼吸	1. 静止状态；2. 言语时
唇的运动	1. 静止状态；2. 唇角外展；3. 闭唇鼓腮；4. 交替动作；5. 言语时

笔记

续表

项目	分测验
颌的运动	1. 静止状态;2. 言语时
软腭的运动	1. 反流;2. 软腭抬高;3. 言语时
喉的运动	1. 发声时间;2. 音高;3. 音量;4. 言语
舌的运动	1. 静止状态;2. 伸舌;3. 抬高;4. 两侧运动;5. 交替运动;6. 言语
言语	1. 读字;2. 读句子;3. 会话;4. 速度

以上每细项按严重程度分为 a 至 e 五级,a 正常,b 轻度异常,c 中度异常,d 明显异常,e 严重异常。评定指标:a 项数/总项数。根据这个指标来评定构音障碍的严重程度。

评定级别的判定标准(满分 28 分):正常:28~27;轻度障碍:26~18;中度障碍:17~14;重度障碍:13~7;极重度障碍:6~0。这说明 Frenchay 评定方法侧重于评定患者构音障碍的严重程度,而非性质。

(二) 黄昭鸣言语评定法

华东师范大学黄昭鸣教授根据多年的嗓音与构音研究成果,研制了黄昭鸣言语评定法,根据正常的发音生理过程,科学地编制了言语评定与治疗的顺序,即依照呼吸→发声→共鸣→构音音韵的顺序进行评定,此部分继承了 Frenchay 评定的精髓部分(言语器官运动检查),且在言语发音方面不仅采用了国际先进的构音评价手段——最小音位对比,而且融入了现代言语测量技术,较好地避免了因临床单一医师或治疗师评定患者时存在的主观偏差,使评定相对客观、准确。更加重要的一点,是将言语评定与言语治疗有机地结合起来,真正体现了评定在治疗中所起到的动态监控作用,这种作用将在接下来的各分章节中完整地体现出来。

四、言语相关的声学测量

言语相关的声学测量的意义在于通过测量具有生理病理学意义的声学参数,发现患者言语功能障碍的具体方面(呼吸、发声、共鸣、构音等),并判定其严重程度,为制订治疗方案以及疗效监控提供客观依据。

例如言语的呼吸功能障碍评定时,可采用最长声时(maximum phonation time, MPT)进行衡量;发声功能障碍时可采用嗓音基频(F_0)、基频微扰(jitter)、振幅微扰(shimmer)、标准化声门噪声能量(NNE)等参数进行衡量;共鸣功能障碍可采用第 1 共振峰、第 2 共振峰、鼻流量等参数进行衡量;构音功能障碍可采用口腔轮替运动速率等参数进行衡量等;这些参数在言语障碍评定与治疗中的应用详见言语各分章节。

总之,在言语障碍的评定工作中应尽可能综合使用以上四种评定方法,可使评定结果更加准确客观,并为后继的治疗起到科学的监控作用。

第三节 言语呼吸障碍的评定与康复治疗

呼吸系统是言语产生的动力源。言语时,需要瞬间吸入大量的气体,然后平稳、缓慢地呼气发声,这个过程需要吸气运动与呼气运动之间的高度协调。言语呼吸障碍就

笔记

是指吸气肌群、呼气肌群间的运动方式不当或不协调,以及与发声肌群间的运动不协调等症状。

一、言语呼吸障碍的分类

临床上,一般将言语呼吸障碍(下文简称为呼吸障碍)分为三类:呼吸方式异常、呼吸支持不足、呼吸与发声不协调。

1. 呼吸方式异常　言语时最省力的呼吸方式是腹式呼吸,主要表现为吸气时腹部主动隆起和呼气时腹部被动回缩(膈肌运动所致)。这种呼吸方式能保证发音时喉颈部的稳定与放松,通过控制腹部的收缩与隆起来调节呼吸,为发音提供稳定可控的动力。如果患者言语时的呼吸方式为胸式呼吸或胸腹连动,则认为他的呼吸方式异常,临床表现为言语时胸部随呼吸而上下起伏。

2. 呼吸支持不足　指用来维持言语发音的呼气量过低。临床表现为说话时气短、气促、句长短、说长句时需多次停顿换气,还可能出现言语响度低等症状。

3. 呼吸与发声不协调　指言语时呼吸系统与发声系统的运动不协调,主要表现为硬起音、软起音或说话一字一顿、说话漏气、言语响度忽大忽小等症状。

二、言语呼吸功能的评定

呼吸功能的评定包括主观评估和客观测量两部分。主观评估和客观测量相结合,可以判断呼吸功能是否异常,并明确呼吸障碍的类型和程度,为制定针对性的治疗方案提供依据。

(一)呼吸功能的主观评估

治疗师可观察或用自己的双手分别接触患者的胸壁和腹壁,来检查患者平静时及言语时的呼吸方式和程度。如果吸气时,胸腔隆起,腹部凹进,表示胸式呼吸;如果胸腔隆起不明显,而是腹部隆起,则表示腹式呼吸;吸气时,胸腹腔均表现为明显的隆起运动,则显示为胸腹连动式呼吸。

(二)呼吸功能的客观测量

1. 最长声时(maximum phonation time,MPT)　是指一个人在深吸气后,平稳舒适地发/a/音的最长时间,发音时要求音调、响度适中。它反映了人在深吸气后的最大发声能力,是衡量言语呼吸能力的最佳指标之一。最长声时受性别、年龄、健康状况、身高、体重、肺活量,以及呼吸方式等因素的影响。

(1)最长声时的测量:如果仅需获得粗略的测量结果,可以用一只秒表或手表进行。如想获得精确的测量结果,可采用声学软件进行测量,测量要求是:①发声时间尽可能长;②气息均匀;③响度均匀;④音调变化幅度较小。图 5-2 是通过声学设备测得的最长声时声波,取其中一段强度和基频均匀一致、且相对长的声波红柱进行起止端定位,获得最长声时数据 0.8 秒,而非总发声时间为 4.2 秒。

(2)最长声时的临床意义:黄昭鸣等(2006)制定了中国人的“最长声时参考标准”,如果患者的最长声时没有达到参考标准,则可能存在:①呼吸支持不足,如肺活量下降等;②呼吸方式异常,如胸式呼吸。

2. 最大数数能力(maximum counting ability,MCA)　是指一个人在深吸气后,连续说 1 或 5 的最长时间。最大数数能力主要反映呼气和发声之间的协调性、言语呼吸

笔记

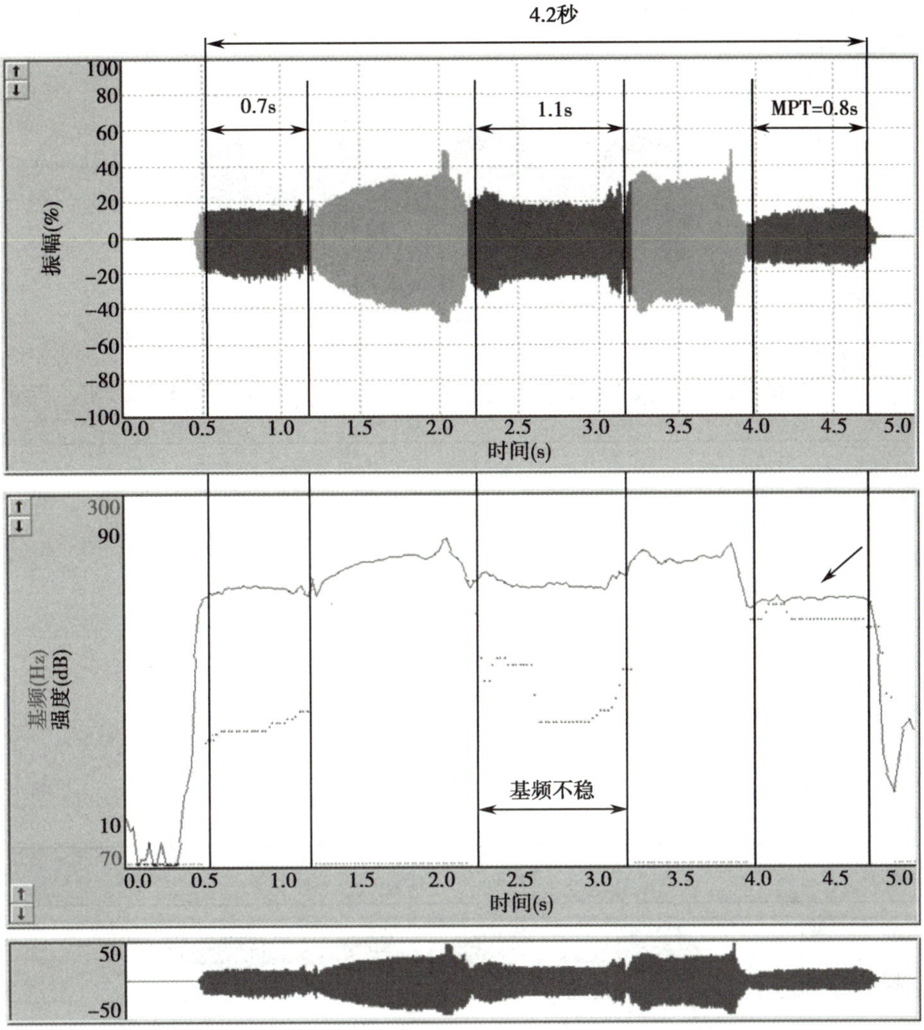

图 5-2　测量最长声时的声波、强度和基频曲线（基频异常）

控制能力等。

(1)最大数数能力的测量:可使用声学软件进行精确测量(图 5-3),其测量要求为:①一口气连续数数;②数数时速度均匀;③基频和强度变化连贯;④数数时间尽可能长。

(2)最大数数能力的临床意义:黄昭鸣等(2006)制定了一个中国人的"最大数数能力参考标准",如果患者的最大数数能力没有达到参考标准,则提示患者可能存在呼吸和发声功能不协调。

三、言语呼吸障碍的康复治疗

呼吸障碍的治疗主要按照呼吸障碍的类型,遵循先基础训练进行放松,后针对训练对症治疗的思路进行。

(一)基础训练

呼吸系统的基础训练即呼吸放松训练,它将节律的呼吸与放松运动相结合,通过

笔记

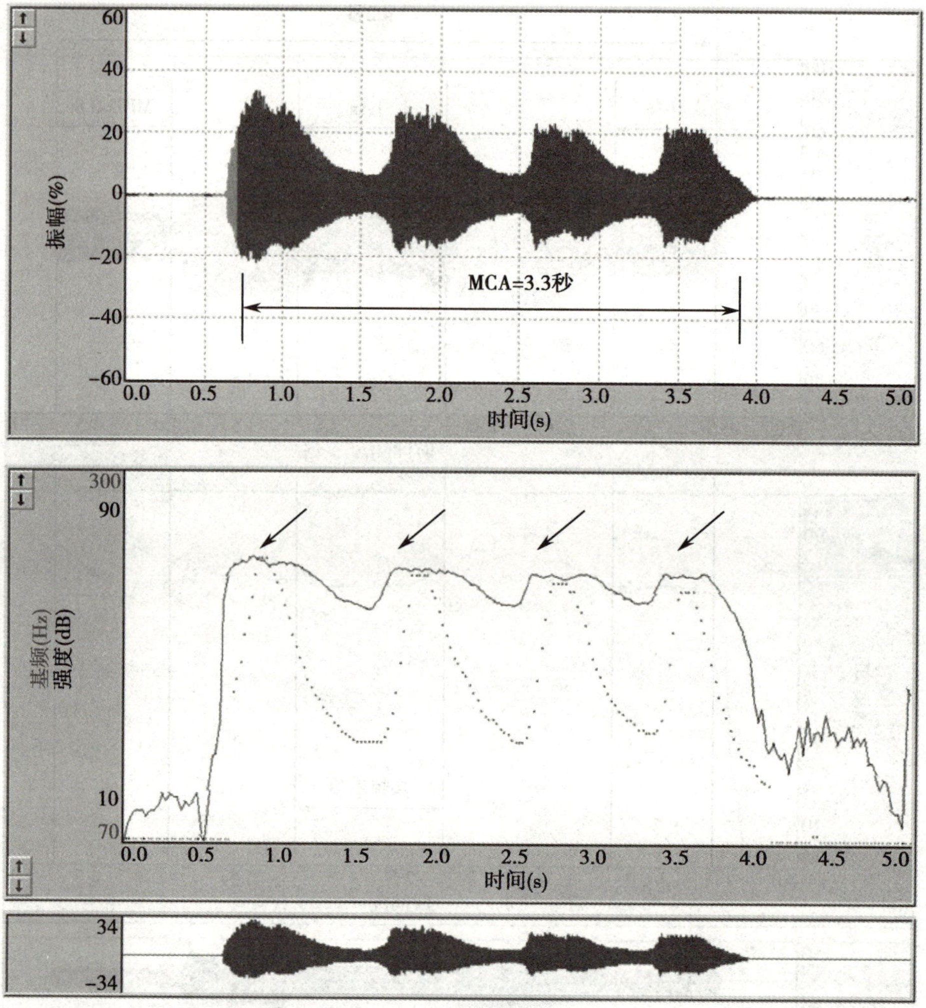

图 5-3　最大数数能力测量

手臂和肩部的运动带动肋间肌群和肩部肌群运动，使全身得到放松，嘱直立位，双脚微开，双臂自然下垂，训练步骤为：

1. 双臂交替上举运动　吸气时，身体重心缓慢移向左侧，同时左手臂尽力向外伸直上举，呼气时，左手臂回到原位；同样方法，吸气时，身体重心移向右侧，同时右手臂尽力上举，呼气时，右手臂回到原位。各重复五次。

2. 单臂划圈运动　吸气时，左臂向前、上、后、下做划圈运动；呼气时，左臂回到准备动作，如此重复五次。同样方法，吸气时，右臂向前、上、后、下做划圈运动；呼气时，右臂回到准备动作，见图 5-4 所示，重复五次。

3. 双臂划圈运动　吸气时，双侧手臂同时向前、上、后、下做划圈运动，呼气时，双侧手臂回到准备动作，重复五次。同样方法换个方向，吸气时，双侧手臂向后、上、后、下做划圈运动，呼气时，双侧手臂回到准备动作，重复五次。

4. 双肩耸立运动　吸气时，迅速耸双肩，维持数秒，然后慢慢放松，呼气时回到准备动作。重复五次。

5. 双臂晃动运动　双臂自然置于双腿两侧。轻松晃动双侧臂弯，同时伴随吸气

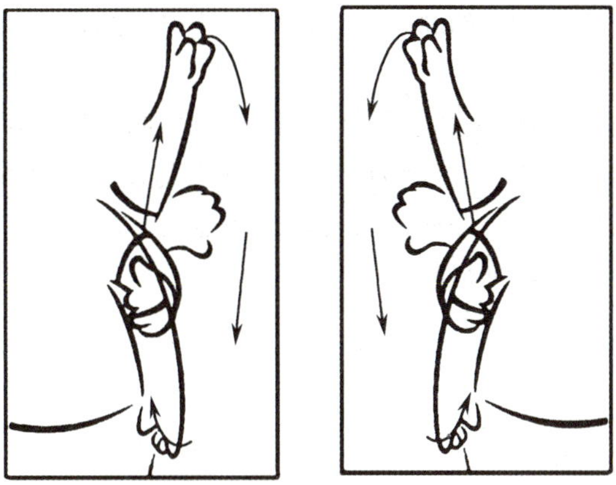

图 5-4　单臂划圈运动

运动，呼气时回到准备动作。重复五次。

（二）对症训练

1. 纠正呼吸方式异常　先采用生理腹式呼吸训练，然后采用“嗯哼”法、拟声法、数数法等，让患者将获得的生理腹式呼吸方式过渡到言语状态，建立正确的言语腹式呼吸。

（1）生理腹式呼吸训练：指通过不同的体位让患者体验呼吸中“呼”和“吸”的过程，帮助患者建立正确、自然、舒适的生理腹式呼吸方式。该方法共分四节：第一节为仰位训练，让患者通过触觉感知，该体位最为放松，易将呼吸方式调整为腹式呼吸；第二、三、四节分别为侧位、坐位、站位训练，让患者通过不同体位的呼吸训练，将腹式呼吸逐渐变为习惯。

（2）“嗯哼”法：指通过有节奏地移动步伐来控制呼吸，并在呼气时发出“嗯哼”的声音，从而促进生理腹式呼吸到言语腹式呼吸的过渡；其训练方法为：站立位，吸气的同时后退一步，然后向前走，每走一步都发一个“嗯哼”。训练时所有发声均在一口气内完成，“嗯哼”的个数可逐渐增多。

（3）拟声法或数数法：指在建立了生理腹式呼吸的基础之上，通过模拟简单有趣的声音，来帮助患者从生理腹式呼吸过渡到言语腹式呼吸。其模拟的声音可根据患者情况选择，如火车、汽车、动物叫声、数数等，训练时应保持气息和响度的均匀。

2. 呼吸支持不足的训练方法　首先采用快速用力呼气法来提高患者的瞬间呼气量，然后用缓慢平稳呼气法来提高患者呼吸稳定控制能力，再使用逐字增加句长法来提高患者在正常言语状态下的呼吸支持能力，最后通过最长声时训练来提高患者整体的言语呼吸支持及控制能力。

（1）快速用力呼气法：首先尽量用鼻深吸气，然后用力快速地将气流从口腔呼出，从而增加肺活量，提高言语呼吸支持能力。训练时可将呼气与发音结合训练，根据患者情况选择合适的元音或送气音，如/p/、/t/、/k/及以此开头的单、双音节词。

（2）缓慢平稳呼气法：指让患者深吸气后，平稳持续地发音，来提高患者言语时对呼气的控制能力。训练时可将呼气与发音结合训练，根据患者情况选择合适的元音或擦音，如/f/、/h/、/x/、/s/、/sh/及以此开头的单、双音节词。发元音时注意呼气缓慢平稳。发擦音时尽量延长发音的时间。训练时可让患者结合吹蜡烛等游戏进行，使蜡烛的火苗不断闪动但不灭。

（3）逐字增加句长法：指通过让患者一口气连贯地朗读词句，并循序渐进地增加句长，来增强患者的言语呼吸支持能力，提高其呼吸与发声的协调性。训练时可让患者先跟读句子，然后自己朗读，并视情况逐渐加快速度。注意一个句子要一口气读完，换气和朗读要协调自然。训练材料如下：

宝宝。

大宝宝。

大宝宝笑。

大宝宝爱笑。

大宝宝爱大笑。

（4）最长声时训练：训练时可根据患者最长声时的基线数据，设置合适的训练目标，并逐步增长。训练过程中要注意保持患者声音平稳以及采用腹式呼吸方式。对于儿童，可采用专业的声控游戏，以增加训练的趣味性。

3. 呼吸与发声不协调的训练方法　主要包括唱音法和啭音法。

（1）唱音法：通过让患者连续地发长音、短音，或者交替发长音和短音，促进患者呼吸与发声的协调，提高其言语时灵活控制气流的能力，其训练步骤为：①长音训练：让患者深吸气后持续发长音，如：/a --- ya --- da ---/，可让患者逐渐延长一口气的发音时间；②短音训练：要求患者深吸气后连续发几个短音，如：/ aaaaa /，可逐渐加快发音个数及发音速度；③长短音结合训练：当患者能够顺利地发长音和短音后，让其深吸气后发长短交替的音，如：/ya --- ya --- ya ya /。训练时需注意发长音时保持声音平稳及声时的稳定性，发短音时起音要正确，发音过程中不要换气、漏气。

（2）啭音法：通过发音调和响度连续起伏变化的旋转音，促进患者呼吸与发声的协调，提高其言语时声带的控制能力，进而打破其固有的错误发声模式，建立新的、舒适的发声模式，改善其音质。其训练步骤为：①快速啭音训练：教患者用较快的速度发啭音，可选择元音和浊音，如/i ⁀⁀/、/ma ⁀⁀/等，然后从啭音过渡到用正常发音，如/ma ⁀⁀/—妈；②慢速啭音训练：教患者用较慢的速度发啭音，可选择元音和浊音，如/u ⁀⁀/、/na ⁀⁀/等，然后从啭音过渡到正常发音，如/na ⁀⁀/—拿；③快慢交替啭音练习：教患者时快时慢地发啭音，同样可选择元音和浊音，如/e ⁀⁀/、/ma ⁀⁀/等，然后从啭音过渡到正常发音，/ma ⁀⁀/—妈妈。

第四节　发声（嗓音）障碍的评定与康复治疗

嗓音障碍根据病因分成三类：器质性嗓音障碍、功能性嗓音障碍和神经运动性嗓音障碍。器质性嗓音障碍是指各种疾病、外伤或先天发育原因导致的声带及其相关肌肉组织出现形态和组织病理结构的改变，常见的有声带息肉、喉炎、喉蹼、声带沟、喉声带肿瘤术后等；功能性嗓音障碍主要是因嗓音的滥用与误用所致，开始并没有声带的结构性改变，如果这种不良的发声行为得不到及时纠正，将引起声带形态和振动的改变，如声带小结、息肉等，另外，某些心理障碍也可能引起功能性嗓音障碍，如癔症等；神经运动性嗓音障碍主要是由于中枢或外周神经系统疾病导致发声肌群肌张力或收缩肌力发生改变，进而导致发声运动障碍，常见的有痉挛性发声障碍、声带麻痹（中枢性或外周性）等。本章节重点介绍嗓音障碍的临床评定与康复治疗技术。

一、发声障碍的评定

针对发声障碍的评定主要包括以下三方面：专业人员的主观听感知评定、客观参数的测试、发声障碍患者的自我评定。

（一）主观听感知分析

发声异常是患者就诊于嗓音门诊的主要原因，通过听觉判断嗓音质量是临床上最古老、也是最普遍用于诊断嗓音疾病和判断治疗效果的方法。下面分别探讨影响听感知评估结果的几个主要因素。

1. 嗓音障碍的评估量表　嗓音质量是一个抽象的概念，评估量表是对嗓音障碍程度的数值描述，即将评估结果数量化。在嗓音医学领域，对嗓音障碍的评估主要采用两种量表。

（1）等量分级量表（equal appearing interval，EAI）：是指将嗓音障碍程度分为不同的等级，每一级的级差相同，通过级数来确定某一个参数或一些参数在嗓音中的比例，最常采用的是 4 级量表。EAI 是将不同程度的异常嗓音综合为有限的几个等级，从而减小了听评委之间的差异性以及评委自身的不稳定性。然而，等量分级量表不能对嗓音障碍程度进行精细的区分，因为供选择的级数是有限的。相对于人耳听觉对声音敏感性来说，等级量表太粗糙。

（2）视觉模拟量表（visual analogical scale，VAS）：是一种半开放评估量表，能够以看得见的量化方式来评估嗓音质量。听评委将评估结果标记在一条 10cm（精度 1mm）长的水平轴线上，0 表示嗓音完全正常，10cm 表示嗓音嘶哑度或障碍程度达到极限。根据嗓音障碍程度，听评委可以选择 0 到 10cm 之间的任何数值。VAS 能够对嗓音障碍程度进行更精确区分和更准确评估，但同时增加了听评委评估的差异性和不稳定性。

2. 嗓音样本的选择　嗓音样本选择的原则是既能反映出声音质量，又要有统一的标准。最常采用的嗓音样本有两类：一类是话语声；另一类是持续长元音。

不同类型的嗓音片段都可以作为嗓音质量评估的嗓音样本。然而，在实际中，研究者选择持续长元音比选择话语声的情况多，其主要原因是采用持续长元音容易被检查者控制和标准化。尤其是在嗓音的客观参数测试中，由于技术上的限制，目前只能对相对平稳的持续长元音进行分析。

在嗓音的主观听感知分析中，话语声最能代表嗓音质量。因为患者通常是由于说话声音出现问题作为看病的原因，临床医生也习惯于根据患者的嗓音情况来判定是否存在问题。话语声可以是自然谈话声，但最常用的是符合音素平衡的一段文字，系统规范地使用统一的声音材料是进行资料间对比分析的保证。

3. 听评委评估结果的不一致性　听评委的不一致性表现在两方面：①听评委之间的差异性：指在同一次评估中，不同评委对同一个声音评估结果的不一致；②评委自身的稳定性：指同一评委在不同的评估中，对同一个声音给出不同的结果。为了获得具有代表性、稳定的评估结果，听评委成员的选择应该考虑到不同的影响因素：评委的临床经验；对声音的把握能力；对声音诸多知识如物理声学、心理声学、音乐声学等方

笔记

面的修养；评委的评估策略，以及评委组成人员之间的均质性等。有经验的经过专业培训的评委比没有经验的评委获得的评估结果更可靠、更稳定。因此，理想的评委应该由有经验的从事于嗓音医学工作的耳鼻喉科医生、嗓音学家或嗓音治疗师等专业人员组成。

4. 听感知评估的标准化研究　嗓音的听感知分析作为嗓音障碍评估的基础，一直是嗓音医学研究的热点问题。Hirano 提出了嗓音障碍的 GRBAS 评估系统。GRBAS 评估包括 5 个描述参数：总嘶哑度（grade，G）、粗糙声（rough，R）、气息声（breathy，B）、无力嗓音（asthenic，A）和紧张嗓音（strained S）。采用 4 级评估量表：0 正常；1 轻度障碍；2 中度障碍；3 重度障碍。嗓音样本为谈话声。为了统一评估标准和控制评估结果的差异性和变化性，为此开发了 GRBAS 评估方法的培训磁带，使评委在评估参数和评估量表方面有共同的参考。与其他嗓音主观评估方法相比，GRBAS 方法具有简单易行，适合于日常临床工作，是目前国际上最常被采用的听感知评估方法。

（二）客观测试

随着电子技术的发展，应用计算机声学测试技术进行嗓音信号的测试分析，已成为一种客观评价嗓音质量的检查方法。嗓音声学参数可以从声学角度提示声带病理改变的程度及性质，为发声功能损害程度的评价提供客观指标。

1. 基频　基频（fundamental frequency，F_0）是声带做周期性振动的频率，即一秒钟声带振动的次数，单位是赫兹（Hz）。F_0 是嗓音分析的基本参数，能够反映出声带的发育、成熟及老化的生理过程。F_0 除与声带本身的基本特性（长度、质量、张力等）有关外，还受环甲肌、甲杓肌及声门下压的调节。正常男性的基频在 110~130Hz 范围，正常女性在 220~250Hz 范围，正常儿童在 340Hz 左右。F_0 将随着年龄发生变化，女性随着年龄增加（60 岁以后），F_0 有降低的趋势；男性（70 岁以后）F_0 则轻微升高。音调是基频的听觉心理感知量。

2. 声音强度　声音强度（intensity）反映嗓音动力学的测试指标，与声带振动幅度有关，用分贝（dB）表示。当增加肺通气量时，通过呼气压（声门下压）推动声带振动的气流量增加，可获得声带振动波幅的增大。因此声门下压越高，声音强度也越强。由于男女性在生理解剖上的差异性，男性声强通常比女性高。如果经常或长时间过度、过强发声，将会破坏发声器官之间的平衡，导致声带发生病理性改变，如出现声带小结、声带息肉，或慢性喉炎。响度是声音强度的听觉心理感知量。

3. 微扰　微扰（perturbation）指在发声过程中声信号出现微小、快速的变化。这些变化是由于声带的质量、张力和生物力学特性有轻度差异以及神经支配的轻度改变所致。当声带发生病变导致这种微扰达到一定程度时，就会出现嗓音粗糙或嘶哑。通常用基频微扰和振幅微扰来度量声带振动的稳定性或不规则性。基频微扰（jitter）是声带振动周期间在时间上差异的度量（基音频率的变化率）；振幅微扰（shimmer）是声带振动周期间在声强上差异的度量（声波振幅的变化率）。

4. 标准化声门噪声能量　标准化声门噪声能量（normalized glottal noise energy，NNE）指在发音过程中声门漏气所产生的扰动噪声的程度。噪声能量的单位是 dB，正常值小于-10dB。噪声能量是指总的声音能量减去谐波能量，计算公式如下：

笔记

$$NNE = 10 * \log \frac{\sum_n w(n)^2}{\sum_n x(n)^2} + BL \quad (\mathrm{dB})$$

w(n)代表噪声成分,x(n)代表声学信号,BL为一常数,用于补偿滤波器中去除的噪声能量。

5. 频谱分析-谐噪比 人发出的声信号是一种复杂的、非正弦波的周期性现象。它除了与声带的振动特性有关外,还与声道的特性有关。通过数学上的傅立叶变换将声信号分解为一系列简单的正弦波,类似于语图分析方法,对嗓音音质进行评价称为频谱分析。在频谱上,基频标记为 F_0,不同的共振峰标记为 F_1、F_2、F_3 等,这样就能够分别测量出 F_0 及各谐波的能量,从而计算出谐噪比(noise-to-harmonic ratio,NHR)。NHR是描述嗓音质量的一个重要声学参数,与声音的嘶哑程度有高度的相关性。加入电声门图、平均气流率和声门下压统称为空气动力学测试(临床上应用不多,主要用于研究)。

6. 平均气流率 平均气流率(mean flow rate,MFR)是指发声时每秒钟通过声门空气流量的一个指标。呼气流是喉发声的动力,用气流速度描记仪测试单位时间内流经声门的气体量可反映声门关闭功能的状态。MFR的正常值有很大的个体差异性,但许多学者的研究都指出平均气流率是评价病理性嗓音的重要参数。MFR升高,表示声门闭合不良,其升高的程度与声门闭合不良的情况呈正相关。

7. 声门下压力 声门下压力(subglottic pressure,SGP)是指肺气压到达声门下的压力,呼气量控制声门下压。SGP与音强呈正相关,是音质的重要因素,频率对声门下压的影响较小。嗓音障碍患者通常都存在有声带病变引起的声门关闭不全导致气体经声门漏出,为了补偿漏出的气体,患者将通过增加声门下压来实现。因此,大多数嗓音病变都伴有不同程度的声门下压增高,声门下压的增高与声带的病理类型没有直接关系,而与过度用力发声的程度有关。

8. 音域图 音域图(voice range profile,VRP)是音调所能达到的上下界限,即发声高低上下的频率范围,可以用赫兹(Hz)或半音(semitone)表示。音域通常分为真声音域和假声音域。真声音域是指真声最低音与真声最高音的差值;假声音域是指真声最低音与假声最高音的差值。在病变早期听觉尚未感知到嗓音异常时,就可出现假声音域降低(假声最高音下降)。尽管音域有很大的个体差异性,许多学者认为音域检查特别是假声音域的检查是早期嗓音疾病的重要客观指标。

(三) 嗓音障碍患者的自我评估

以上的嗓音检查或评估方法均不能反映患者自己感知的嗓音障碍程度,不能判断患者在工作、社会生活中使用嗓音时受损伤的程度,不能反映嗓音障碍对患者心理、社会生活的影响。因此,近年来提出了以患者主观感受为中心的嗓音障碍评估,这是嗓音疾病评估的重要组成部分,也是临床检查和声学测试的重要补充。目前,在国际上最常采用的患者自我评估方法是嗓音障碍指数,其中文版本的信度和效度已得到检验。

1. 嗓音障碍指数 嗓音障碍指数(voice handicap index,VHI)由Jacobson于1997年提出,由功能(F)、生理(P)和情感(E)三个范畴(维度)的30个条目(问题)组成,每一范畴包括10个条目。功能范畴描述了患者日常生活中使用嗓音的障碍情况;情感范畴反映嗓音疾病引起患者的情感反应;生理范畴描述了患者喉部不适的感受和发出声音的变化。用从0到4,共5个级别(分数),代表本条目情况发生的频繁(或严重)程度,0代表从未出现,1代表偶尔出现,2代表有时出现,3代表经常出现,4代表总是出现。由患者根据自己的感受选择分数。每一范畴的分数就是10个条目分数的总和,从0(无影响)到40(严重影响),总分(TVH)是三个范畴分数的总和。从0(无影响)到120(严重影响),某一范畴的分数高,说明嗓音障碍对患者在这一方面的影响大。表5-2显示了三个维度的30个条目,让患者根据自己的情况填写。

2. 自我评估 嗓音自我评估以患者为中心,反映患者对疾病和治疗过程的主观感受,为嗓音学家提供其他检查所不能提供的信息,帮助医师考虑到患者生理功能的恢复和社会适应能力,使临床治疗目标与患者的主观感受和生活要求相一致。

表5-2 嗓音障碍指数(voice handicap index, VHI)

嗓音问题	严重程度				
第1部分功能					
(1)人们难以听到我的声音	0	1	2	3	4
(2)在嘈杂的屋子里,人们很难听懂我的话	0	1	2	3	4
(3)当我在房子的一头喊家人时,他们很难听到	0	1	2	3	4
(4)我用电话比以前用得少了	0	1	2	3	4
(5)因为我的嗓音,我喜欢避开人群	0	1	2	3	4
(6)因为我的嗓音,我和朋友、邻居或亲戚说话少了	0	1	2	3	4
(7)当和人面对面说话时,人们常要我重复	0	1	2	3	4
(8)我的嗓音问题限制了个人和社会生活	0	1	2	3	4
(9)因为我的嗓音,我感觉谈话中插不上话	0	1	2	3	4
(10)我的嗓音问题使我收入减少	0	1	2	3	4
第2部分生理					
(1)我说话时喘不上来气	0	1	2	3	4
(2)我一天中说话的声音有变化	0	1	2	3	4
(3)人们问我:“你的嗓子怎么了”	0	1	2	3	4
(4)我的嗓音听起来又哑又干	0	1	2	3	4
(5)我感觉发音时必须用力	0	1	2	3	4
(6)我无法预知声音的清晰度	0	1	2	3	4
(7)我试图改变声音	0	1	2	3	4
(8)我说话很费力	0	1	2	3	4
(9)我的声音在晚上更差	0	1	2	3	4
(10)我的嗓子在说话过程当中没劲了	0	1	2	3	4

笔记

续表

嗓音问题	严重程度				
第3部分情感					
(1)因为我的嗓音,我和别人说话时感到紧张	0	1	2	3	4
(2)人们因为我的嗓音而恼怒	0	1	2	3	4
(3)我发现别人不理解我的嗓音问题	0	1	2	3	4
(4)我的嗓音问题使我不安	0	1	2	3	4
(5)因为我的嗓音问题,我外出减少	0	1	2	3	4
(6)我的嗓音使我觉得低人一等	0	1	2	3	4
(7)当人们要我重复时,我感到恼怒	0	1	2	3	4
(8)当人们要我重复时,我感到受窘	0	1	2	3	4
(9)我的嗓音使我感到无能	0	1	2	3	4
(10)我因我的嗓音问题感到羞耻	0	1	2	3	4

随着嗓音疾病治疗方法改进和提高,人们对嗓音质量的要求也越来越高。这就要求嗓音障碍的各种评估或分析方法能够为嗓音疾病的诊断、疗效评价、预后和监测病情变化中发挥出更重要的作用。嗓音是一种多维现象,不能仅靠一种测试方法或单一的测试参数对发声功能作出评价,应同时结合病史、喉镜检查及其他检查方法进行综合分析。欧洲喉科学会(European laryngological society,ELS)嗓音医学委员会制定了嗓音治疗(包括手术、发声训练以及两者结合)效果的评价标准,这个标准由五个方面组成:①听感知分析:采用GRBAS评估系统的总嘶哑度(G)、气息声(B)和粗糙声(R);②声学测试:发舒适长元音[æ],用计算机软件分析测试jitter、shimmer及F_0范围;③动态喉镜评价:声门的闭合程度、声带振动的规律性、对称性及声带黏膜波动情况;④发音商:肺活量除以最长发声时间;⑤患者的自我评估:生活质量、障碍指数。

二、发声障碍的康复治疗

嗓音障碍的治疗应首先考虑病因治疗,然后侧重于嗓音的功能康复训练,并倡导机构与家庭康复相结合,让患者掌握一套科学的发声方法和嗓音保健方法,能够灵活应用于日常生活和工作的用嗓活动中。

(一) 病因治疗

经过多方面检查,如发现患者存在明显的结构病变,如喉蹼、声带息肉、喉声带肿瘤等,应首选嗓音外科治疗,切除病变的同时尽可能保护声带正常的黏膜组织,使嗓音音质恢复正常;如果声带呈现急慢性炎症表现(充血、水肿),则首选药物控制炎症等;神经运动性嗓音障碍(声带麻痹)应积极治疗原发病变,如脑卒中、脑外伤等中枢神经病变或喉返神经损伤等外周神经损伤(如甲状腺术后)或压迫(肺癌)等,在原发病变治疗的同时或后期可考虑嗓音康复训练;功能性嗓音障碍应首选心理治疗(分类法等)克服嗓音的滥用等。

笔记

（二）嗓音功能康复训练

嗓音康复训练的目标：一是帮助患者纠正错误的发音习惯，建立轻松自然的发音方式；二是当嗓音障碍出现不可逆的变化时，帮助患者建立一种有效的发音代偿方法，克服言语交流障碍。嗓音康复训练包括嗓音基本训练、对症治疗或功能代偿训练（无喉发声康复）。

1. 嗓音基本训练　嗓音基本训练包括三部分：颈喉部推拿、肩颈及发声器官放松训练、生理和言语腹式呼吸训练，以及嗓音重读节奏训练。嗓音基本训练的部分内容详见呼吸治疗章节，如肩部放松、生理及言语腹式呼吸训练，此部分重点介绍颈喉部推拿、颈部及发声器官放松训练、嗓音重读节奏训练。

（1）颈喉部推拿：主要通过对喉部进行推拿与按摩，从而使喉部位置下降，使喉内外肌群获得较大程度的放松。

1）患者仰卧于按摩床，治疗师坐在患者头部后方，以右手拇指和食指置于甲状软骨两侧后缘，以拿法和揉法进行纵向地旋转按摩。

2）治疗师用双手拇指由舌骨中间向两侧分推，直到触及舌骨大角。在舌骨大角处（即舌骨末端），分别点揉50次。

3）治疗师用两手拇指分别点揉患者颈前部两侧的“人迎穴”50次，然后点揉两侧的“水突穴”50次。

4）治疗师以双手拇指和食指分别拿患者两侧胸锁乳突肌各50次。

5）治疗师以双手拇指分别在患者颈前部第一侧线（喉结旁开一分处直下）、第二侧线（第一、三侧线中间直下）和第三侧线（喉结旁开一寸半直下）进行自上而下的推拿。

6）让患者在每次按摩结束后延长元音的发声，并记下音质和音调的变化情况。清晰音质和音调的降低预示着患者喉部位置降低，喉部的紧张程度得到缓解。

（2）颈部放松训练：头部直立，①头部随重力迅速向前低下，下颌触及胸部，感觉颈后部肌肉被拉直；②头部随重力迅速向后倾，下颌上抬，感觉颈前部肌肉被拉直；③头部随重力迅速倒向左侧，感觉颈右侧肌肉被拉直；④头部随重力迅速倒向右侧，感觉颈左侧肌肉被拉直；然后头部缓慢抬起，恢复直立位。上述4个方位各做5遍。

（3）发声器官放松训练：深吸气后，紧闭双唇，气流由肺部发出，双唇振动并带动声带振动，①平调持续发“嘟”音；②平调伴头部旋转持续发“嘟”音；③音调向上变化，持续发“嘟”音；④音调向下变化，持续发“嘟”音；⑤音调向上旋转，持续发“嘟”音；⑥音调向下旋转，持续发“嘟”音。以上6个动作各做5遍。

（4）嗓音重读节奏训练：重读治疗法是一种整体性的治疗方法，它促使嗓音三大系统协调运动，以维持舒适的发音。它主要由慢板节奏训练、行板节奏训练和快板节奏训练三部分组成。临床上主要采用慢板节奏二和行板节奏一进行训练，并采用气息式的发音方法发高元音/i、u、ü/。

1）慢板节奏二：慢板节奏二中的每一个小节有三拍，包括一个非重读的元音和一个紧接其后的重读元音。训练期间，每个元音的发音都伴随着音乐节奏，开始时以低强度发音，中间以高强度发音，结束时回到低强度的发音，例如[i-I-i]。

2）行板节奏一：行板节奏采用的是进行曲节奏，每一小节四拍。训练由快速吸气开始，紧接着一弱拍和三强拍。发音结束后，接下来整四拍一小节停顿。行板节奏一

笔记

的训练应确保：呼吸主动、迅速，吸入的空气要充足；弱拍为非重音拍；三个重音拍等长等强；最后一重音发完之后腹肌迅速放松，而腹壁在放松期间部分的向外运动导致同步的吸气，例如[i-I-I-I]。

2. 嗓音对症治疗　通过上述嗓音基本训练之后，嗓音障碍未得到全面缓解，接下来可以根据嗓音听觉感知评定以及声学测量的结果，采用针对性的治疗方法，如音调治疗、响度治疗以及音质治疗。

（1）音调治疗：音调治疗分 3 个步骤：先做热身运动，如哈欠-叹息法、咀嚼法等；第二步进行变调训练（降调或升调）。变调训练的目的是通过评定找出患者的习惯音调，使其改变并接近自然音调；第三步：进行转调训练。其训练目的在于使患者恢复正常的语调变化。

1）降调训练：通过检查发现患者音调偏高，则进行降调训练，由于“嗯哼”音接近患者的自然音调，因此可通过让患者在放松状态下发“嗯哼”音来寻找目标音调。先发“嗯哼”音，然后朗读以下词并录音，反复训练，直至前后两种音调一致：

“嗯哼”　娃娃娃娃娃娃

“嗯哼”　1、2、3、4、5

2）升调训练

①从患者的习惯音调（那个较低的音调）开始，逐步提高音调发“1、1、1”，并判断患者的音调能否逐步提高，例如：

“1”

“1***”

“1”

②仔细听第二个音（标注“***”）。这可能就是目标音调。用这种目标音调训练说一些词语。

3）增加音调变化的训练

①使用“不是”、“什么时候”和“是的”等用语，进行音调变化的训练，一个上升的音调紧跟着一个降调发声。

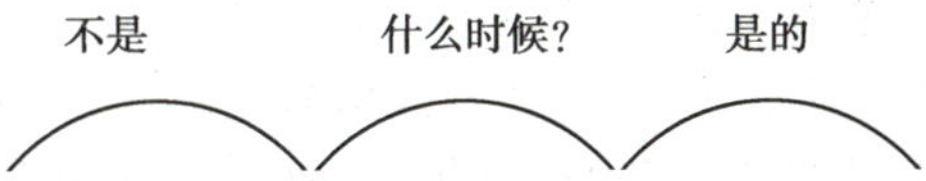

②嘱患者大声朗读下面的句子，并且运用给定的语调进行训练。

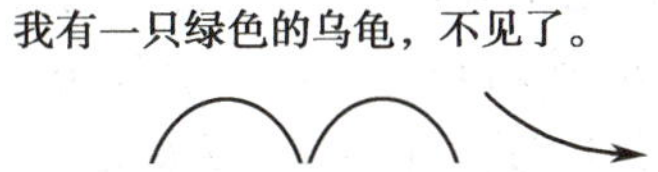

（2）响度治疗：响度异常分为响度过强、响度过弱以及响度单一，具体治疗如下：

1）降低响度的训练：①患者按下面的组合方式从 1 数到 5：耳语声—轻声—交谈声—大声，轻声—交谈声—大声—耳语声；②由强到弱的训练：

A　A　a　a---　DA　DA　da　da　da---

2）增加响度的训练：此部分训练包括 4 项策略：减少周围环境的噪声；增加呼吸深度；减少一次吸气后连续说出的字数，有助于增加声音响度；嘱患者坐在椅子上，双手放于椅子下方，数 1 至 10 的同时，尽可能将椅子抬离地面。

3）增加响度变化的训练：让患者将其双臂置于身体正前方，两臂之间的距离与肩

笔记

部等宽。发以下音时，伴随肢体动作，音量增加时，双臂向身体两侧水平展开；音量降低时，双臂回收至身体正前方。

NA NA NA NA　na na na na　NA NA NA NA　na na na na

（3）音质治疗：通过嗓音的基本训练之后，再次进行嗓音的听感知测量和声学测试，发现患者仍存在较明显的粗糙声或气息声，则治疗如下：

1）粗糙声的治疗：这种嗓音听起来非常紧，首先应消除紧张源，有效的治疗策略包括：发音前做哈欠—叹息动作，在叹息时发声不带有粗糙的成分；在聆听、朗读或看电视时练习张嘴运动，只要求嘴唇略微分开，下颌放松；将音调降低一个音符，通常使嗓音听起来较为柔和；使头部略微低下，并做头部旋转运动，以使颈部得到放松；可尝试发一些以/s，sh，x，h/开头的音节，避免声门闭合过紧。

2）气息声的治疗：气息声通常由声门闭合不全所致，首先进行病因治疗，然后通过以下方法缓解气息音症状：用一种硬起音的方式进行发音训练（可配合甩臂后推法、半吞咽法等）；减少每次呼吸说出的单词量；尽量说响一些；将音调提高一个音符；针对单侧声带麻痹，将头部转向患侧，以缩小两侧声带距离，使声门闭合时间增加。

总之，在掌握嗓音康复训练的基本方法之外，也要考虑到嗓音康复训练是高度个性化的治疗，应根据患者嗓音障碍不同的病因及表现症状，采用针对性强的嗓音治疗方法，且考虑到嗓音治疗的复杂性，当一种方法无效时，应酌情换用另一种方法进行尝试，直至起效为止。

3. 无喉发声康复训练　无喉者是指由于喉部肿瘤和喉外伤的情况，为了挽救生命必须接受全喉切除术的人群。患者由于术后失去了通过喉正常发声的能力，交流能力及生活质量受到极大的影响，因此对无喉者进行言语康复训练具有十分重要的意义。针对无喉患者采用的嗓音康复方法主要包括食管发音法以及人工喉。

（1）食管发音法：包括挤推法和吸气法。这两种食管发音法均将口咽部的空气进行压缩，然后将这种稠密的气体挤推至空气相对稀薄的食管。一旦空气进入食管，外力则将其中的空气挤出去（类似于“呼气”）。通过食管的挤压使咽食管部产生振动，患者会出现打嗝或“发音”的现象。

1）挤推法：该方法最容易掌握。特定的辅音在诱导良好的食管发音时能起到辅助效果。挤推法的具体步骤如下：①让患者发清辅音/p/，注意发音时唇部有着较稳的收缩力度，避免出现缝隙噪声，建议患者屏气，然后通过唇部的迅速闭合来挤压空气，以产生/p/音。②如果患者能正确产生送气塞音时，这时让患者发送气声母加单韵母/a/的音节，如果发音成功，接着再发/po/、/pi/、/pu/等，然后再发/t/、/k/。③令患者发“爬坡”，“葡萄”等音，每次发一个音节，每发完一次，便更换食管气流。患者音节发音成功之后，可进行其他辅音/b/、/d/、/g/、/s/、/sh/、/z/、/zh/、/c/、/ch/的构音训练。④患者掌握了辅音的发音技巧之后，需提高发音的速度及音质。

另外，流利的食管发音还需要进行基本的控制训练，具体操作如下：①迅速的食管发音（1.5 秒或更少）能改善反应能力，如果要求患者发十次/a/音，患者须产生十次发音；②维持一个音调约 2.5~3 秒，或更长；③能够将该音调发音分成 3 或 4 个片段；④能够按要求在第 1 个或第 2 个音节上产生重音（如第一个音节重音词“萝卜”，第二个音节重音词“一样”）。

2）吸气法：食管吸气法遵循了自然呼吸的规律，即吸气之后紧接着呼气发音。食

笔记

管吸气法最好与挤推法结合使用。

①向患者解释食管呼吸的生理过程。首先向患者解释当喉切除术后患者胸腔扩张时,食管也伴随着扩张,空气有机会进入食管。当胸腔缩小时,肺内气体呼出,食管内的气体同样也被排出。

②尝试进行肺吸气的同时将空气吸入食管。指导患者以一种迅速的方式闭上嘴巴,通过鼻腔用力闻。这种动作通常伴随食管的膨胀(一般人在闻的同时进行吞咽动作)。在用力闻的基础上,建议患者深吸一口气(通过气管颈部造口)。当患者的肺部扩张到一半时,在呼气的同时说"蹦"。反复进行训练,直到患者成功地发出声音。

③如果以上步骤无效,可尝试另一种变通训练法:要求患者深吸一口气,并且在吸气时将颈部造口堵住。当胸腔进行持续扩张时,食管也得到相应的扩张,可使空气进入食管。对于那些可以成功地将空气吸入食管,但不能从食管呼出气流发音的患者而言,建议他呼气时也堵住气孔。当胸腔体积缩小时,食管的外在压力增加,可使食管气流呼出和发音。

④如果成功获得食管发音,患者从"蹦"的发音逐渐过渡到由清辅音构成的单音节发音。反复练习,直至患者能够控制自己的响度、音质以及构音清晰度。

(2)人工喉:由于食管发声较正常发声语速慢,发声需要停顿,并且发声的气流量小、音量单一、发声清晰度较差,因此临床上也有利用人工造成气管食管瘘,在气管食管瘘口处安装发音管或发音钮,使肺内气流在说话时经发音管改道于食管,提高发声的音量和连续性,获得清晰的语音,称之为发声重建术。发声重建术较好地解决了食管发声的不足,但由于食管气道形成瘘管,发音不合适时易发生误吸,而且发音管不易清洗,易引起感染等问题。

(三)预防与嗓音保健

自然的嗓音需要维护与保养。以下介绍一些常用的保健方法,并将这些保健方法做成便条贴在随处可见的地方,这样患者在生活中可坚持做到以下几点:

1. 避免抽烟和过多地饮酒,清淡饮食,避免辛辣刺激的食物。
2. 多饮水,保持喉腔的湿润程度,同时将生活和工作环境的湿度控制在20%~70%之间。
3. 淡盐水多漱口,克服不良的清嗓习惯(尽可能减少清嗓和咳嗽的次数,做到轻声清嗓)。
4. 避免不间断说话、大喊大叫、挤紧咽喉说话的不良习惯、硬起音等,避免在嘈杂环境中说话。
5. 通过频繁地停顿进行呼吸换气,然后再发音。
6. 说话时多使用自然音调,做哈欠—叹息的动作,使声道开放。

第五节 共鸣障碍的评定与康复治疗

正常言语要求声道共鸣达到最佳状态,就像拍摄清晰的照片需要良好的聚焦一样。因此,一般采用共鸣聚焦来描述声道共鸣的状态。正确的言语聚焦位于水平线Z与垂直线Y的交点X处(舌面中央),它表明言语产生于口腔的中央,即舌面正上方,如图5-5所示。

笔记

共鸣障碍就是指在言语形成的过程中，由于舌、唇、软腭等共鸣器官的运动异常，使共鸣腔体积异常，导致言语聚焦点出现偏差，影响言语共鸣效果的状况。

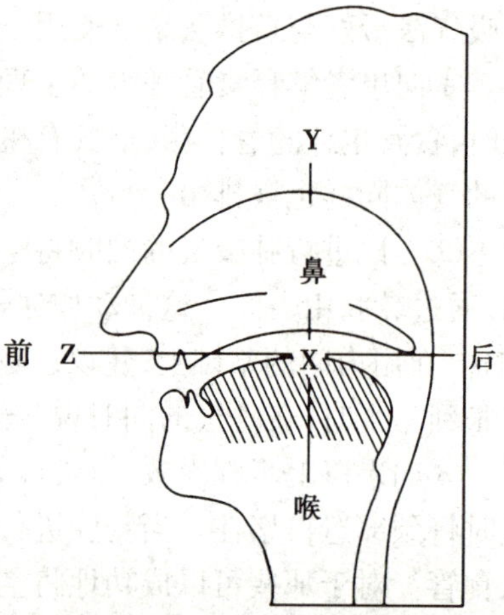

图 5-5 言语聚焦

一、共鸣障碍的分类

共鸣障碍可分为口咽腔共鸣障碍和鼻腔共鸣障碍，前者包括前位聚焦、后位聚焦、喉位聚焦，后者包括鼻音功能亢进和鼻音功能低下。

（一）口咽腔共鸣障碍

口咽腔共鸣障碍的病因主要分为器质性和功能性两类。前者为任何导致舌、下颌等共鸣构音器官运动受限的结构异常或疾病，例如：舌系带过短、颌部畸形等；后者为下颌、舌等共鸣构音器官的功能性运动障碍等，其中以听力障碍导致的舌功能性运动障碍较为常见。

前位聚焦指说话时舌部过度向前伸展，使言语聚焦形成于水平线 Z 上 X 点的前方，其言语表现为微弱和单薄，如图 5-6A 所示。

后位聚焦指说话时舌位过于靠后，使言语聚焦形成于水平线 Z 上 X 点的后方，其言语表现为压抑和单调，如图 5-6B 所示。

喉位聚焦指说话时舌位过度靠下，使言语聚焦形成于垂直线 Y 上 X 点下方，其声音听起来像被牢牢地锁在喉部。

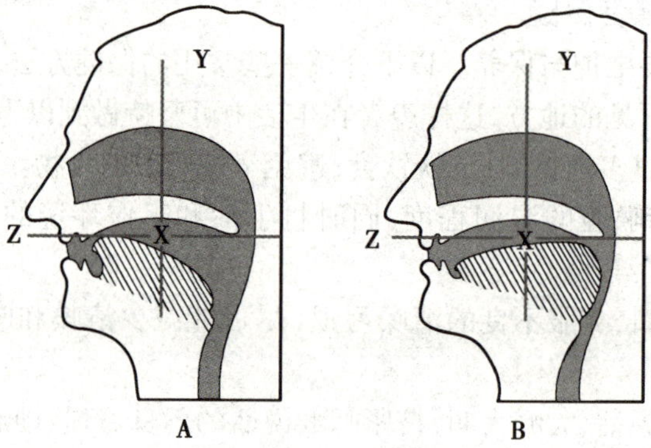

图 5-6 异常言语聚焦

A：前位聚焦；B：后位聚焦

（二）鼻腔共鸣障碍

鼻腔共鸣障碍主要有：鼻音功能亢进和鼻音功能低下。鼻音功能亢进患者发音时表现为鼻音重，出现鼻漏气现象，一些元音甚至辅音也会出现不同程度的鼻音化扭曲；鼻音功能低下患者无法发鼻音/m、n、ng/。

导致鼻腔共鸣障碍的原因也分为器质性和功能性两类。鼻音功能亢进的器质性原因为软腭短小、腭裂等；功能性原因可能为腭肌张力低下、软腭肌群收缩与舒张运动紊乱等。鼻音功能低下的器质性原因为鼻咽部位腺样体增生或扁桃体肥大等，功能性

笔记

原因也可能是软腭肌群肌张力以及肌力异常等。

二、共鸣功能的评定

共鸣功能的评定包括口咽腔共鸣功能的评定和鼻腔共鸣功能的评定，分别又包括主观评估与客观测量两种方式。

（一）口咽腔共鸣功能的评估

1. 主观评估　/ɑ、i、u/是三个核心单韵母，它们是最具有代表性的韵母，分别处于口腔中的三个极点位置（前上、中下、后上），发这三个元音时，要求构音肌群协调舒缩的程度最大，因此对这三个音进行听觉感知的评估，就可以大致了解患者的口腔共鸣功能，判断其是否存在口腔聚焦异常及其类型。如图5-7所示，/i/的舌位最高、最靠前，若发这个音的时候，仍能感觉舌位靠后，说明患者可能存在后位聚焦问题；/u/的舌位也是最高的，但其最靠后，若发这个音的时候，仍能感觉舌位靠前、声音单薄，说明患者可能存在前位聚焦问题；而/ɑ/的舌位最低，处于水平轴的中央位置，若发音时感觉舌位过于靠下，声音像埋在喉咙里，则说明患者可能存在喉位聚焦问题。

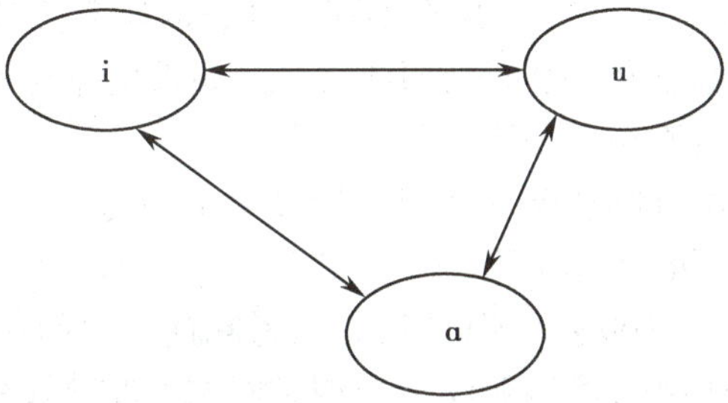

图5-7　核心韵母示意图

让患者用舒适的方式分别发这三个核心韵母（或模仿发音），然后由言语治疗师对其发音进行听觉感知评估，判断聚焦类型和聚焦等级。其中0代表正常，即不存在相应的聚焦问题存在；1代表轻度聚焦异常；2代表中度聚焦异常；3代表重度聚焦异常。

2. 客观测量　指采用专业的声学分析设备“实时言语测量仪”对汉语核心韵母/a/、/i/、/u/的第一共振峰F_1、第二共振峰F_2的频率和幅值进行测量（简称F_1-F_2测量），并由此判断患者是否存在聚焦问题。测试时，要求患者发音尽量放松舒适。

共振峰值的临床意义是：F_1反映咽腔的大小和共鸣状态，受下颌运动的影响。当下颌向下运动时，口腔体积增大，咽腔体积减小，则F_1增加；当下颌向上运动时，口腔体积减小，咽腔体积增大，则F_1减小。F_2反映口腔的大小和共鸣状态，主要反映舌的前后运动情况。当舌向前运动时，咽腔体积增大，口腔体积减小，F_2增加；当舌向后运动时，咽腔体积减小，口腔体积增大，F_2减少。黄昭鸣等（2006）曾研究得出了我国各年龄段儿童三个核心韵母共振峰的参考标准，将测得的F_1和F_2值与对应年龄及性别的参考标准值进行比较，有助于判断聚焦问题。①若共振峰值在正常区域内，则基本不存在聚焦问题；②若/ɑ/的F_1值大于参考标准值的上限（$m+2\sigma$），即为喉位聚焦；③若/u/的F_2值大于参考标准值的上限（$m+2\sigma$），即为前位聚焦；④若/i/的F_2值小于

笔记

参考标准值的下限($m-2\sigma$),即为后位聚焦。

(二) 鼻腔共鸣功能的评定

1. 鼻腔阻塞物检查 深吸气,闭上嘴,用手指交替按住左或右侧鼻孔,让气体缓慢从鼻腔释放,观察气体是否从对侧鼻孔顺利呼出。如果鼻腔内存在阻塞物,那么从单或双侧鼻孔呼出的气体将减少。

2. 软腭结构及功能检查 软腭结构及功能的检查包括:软腭的结构是否正常、软腭的上抬及下降运动的位置、幅度是否正常等。

3. 听觉感知评估 让患者大声朗读两遍特定的评估材料并录音,第二遍读到第二个句子时进行捏鼻朗读,然后进行听觉感知评估。

(1)鼻音功能亢进的评估材料:"一大早,六个月大的宝宝起来了,开始左顾右瞧。这时阿姨走过来,抱起他说:'乖宝宝!'宝宝朝阿姨笑一笑,嘴里咿咿呀呀的,可爱极了"。如果捏鼻后,患者的声音听起来无明显变化,则不存在鼻音功能亢进;如果出现明显变化,则存在鼻音功能亢进。

(2)鼻音功能低下的评估材料:"尼尼很喜欢将饭含在口中,妈妈骂尼尼,尼尼生气了;明明向尼尼借橡皮泥玩,尼尼拿起橡皮泥就走;妈妈接尼尼晚了,尼尼生气地往前奔。这样的尼尼受人欢迎吗?"如果在不捏鼻朗读时听起来鼻音很多,而在捏鼻朗读时,声音音质发生明显变化,说明鼻腔共鸣正常;如果捏鼻与不捏鼻时,声音音质不存在明显的差异,说明存在鼻音功能低下。

4. 客观测量 鼻腔共鸣功能的客观测量参数主要为鼻流量。鼻流量是指鼻腔声压级(n)和输出声压级[口腔声压级(o)和鼻腔声压级(n)之和]的比值,其公式如下:鼻流量$=n/(n+o)\times100\%$。测试时,让患者佩戴专业制作的头套和隔板(隔板分隔鼻腔和口腔两个通道),然后朗读标准测试材料(如"妈妈你忙吗?""我和妈妈喝热牛奶","我和爸爸吃西瓜"),获得患者的鼻流量值,将该值与黄昭鸣等(2006)制定的中国人鼻流量参考标准比较,可客观判断患者鼻腔共鸣异常的性质及严重程度。

三、共鸣障碍的康复治疗

如果是器质性病因导致的共鸣障碍,则需先进行手术等治疗,然后再进行功能恢复训练;如果是功能性共鸣障碍,则直接进行共鸣训练。共鸣障碍的治疗遵循基础训练→针对训练的思路,先对患者紧张的共鸣器官进行放松,然后针对其障碍类型进行治疗,提高其言语共鸣的整体效果。

(一) 基础训练

首先针对共鸣障碍患者进行放松训练,即通过完成一些夸张的动作(咀嚼、舌洗外牙面)或发一些特定的音(鼻音+非鼻音),使共鸣肌群进行紧张与松弛的交替运动,从而促进共鸣肌群之间的协调与平衡,为形成良好的共鸣奠定基础。主要包括口腔放松训练和鼻腔放松训练,分别对患者的下颌、唇、舌、软腭进行放松。

(二) 针对训练

1. 口腔共鸣异常的治疗 如果患者存在前位聚焦,则采用后位音法,如果效果欠佳,可降低一个音阶再次进行训练。如果患者存在后位聚焦,则采用前位音法,如果矫治效果欠佳,可升高一个音阶再次进行训练,最终获得疗效。如果患者存在喉位聚焦,

笔记

则应将升调训练与伸舌法结合起来进行训练。

（1）后位音法：通过发一些舌根音如“姑”“哭”等来体会发音时舌位靠后的感觉，帮助减少发音时舌位靠前的现象，从而达到治疗前位聚焦的目的。

（2）前位音法：指通过发一些舌尖前音如“皮”“鼻”“踢”等来体会发音时舌位靠前的感觉，帮助减少发音时舌位靠后的现象，从而达到治疗后位聚焦的目的。

（3）伸舌法：通过将舌伸出口外用高音调发前位音，如/i/、/mi/等，扩张口咽腔，体会发音时口咽腔放松的感觉，从而治疗因咽腔和喉部过于紧张而导致的喉位聚焦和后位聚焦。

2. 鼻腔共鸣异常的治疗　鼻腔共鸣异常的治疗包括鼻音功能亢进和鼻音功能低下的矫治。鼻音功能亢进患者的软腭与悬雍垂可能存在一定的功能障碍，因此治疗时主要进行减少鼻音训练，并用口腔共鸣法来增强其口腔共鸣效果。鼻音功能低下的患者主要不能发/m、n、ng/等鼻辅音，其言语缺少必要的鼻腔共鸣成分，非鼻音的清晰度也不高，治疗时主要进行增加鼻音训练及采用鼻腔共鸣法来增强其鼻腔共鸣效果。

（1）减少鼻音的训练：如降低音调、响度说话；说话时增加口腔的运动幅度；利用镜子，通过发鼻音和非鼻音，体会和观察软腭的运动等；进行一些非鼻音材料的朗读练习，直到建立平衡的口鼻共鸣。

（2）口腔共鸣法：指在咽腔打开、放松，同时舌放松，舌尖抵住下切牙的状态下，发/ha/音；在咽腔缩紧，舌收缩成束状，下颌张开度减小的状态下，发/hu/音；或者发一些包含不同舌位变化的词语和短句，帮助患者体会口腔共鸣的感觉，从而建立有效的口腔共鸣，提高口腔共鸣能力。

（3）增加鼻音的训练：首先可进行鼻音与非鼻音的听辨训练，以增加患者对鼻音的感知；接着，可练习用稍高一些的音调或增加声音的响度说话；另外还可进行哼音训练，即在发/ɑ--/音的同时闭上嘴唇，这样也可让声音从鼻腔发出。

（4）鼻腔共鸣法：鼻腔共鸣法指通过发鼻音，帮助患者体会鼻腔共鸣的感觉，从而建立有效的鼻腔共鸣，提高鼻腔共鸣能力。这种方法主要适用于鼻音功能低下者。

3. 综合训练　在进行针对性的训练后，患者的共鸣状况得到了较好的改善，最后还需要进行以改善其言语整体共鸣效果为目的的综合训练。通过胸腔共鸣法和头腔共鸣法改善患者的共鸣效果，再通过鼻音/边音刺激和 U 声道法两种方法，促进患者对各共鸣腔共鸣的转换和控制能力，最终得到良好的共鸣。

（1）胸腔共鸣法：指通过以低音调持续发音，如元音、词语、短语等，使声波在胸腔产生共鸣，帮助患者体会胸腔共鸣的感觉，从而建立有效的胸腔共鸣。

（2）头腔共鸣法：指通过以高音调持续发鼻音，使声波在头腔产生共鸣，帮助患者体会头腔共鸣的感觉，从而建立有效的头腔共鸣。训练材料如：/m/、/n/、/m+韵母/或/n+韵母/、/m---猫/、/n---鸭/、/m---妈妈/、/n---音乐/等。

（3）鼻音/边音刺激法：通过交替发鼻音和边音，来促进鼻腔和喉腔间共鸣的转换，以帮助患者获得良好的共鸣音质。训练时要求采用咏叹调的形式朗读含鼻音和边音的材料，如：/蚂蚁啊蚂蚁，蚂蚁/、/龙啊龙啊龙，龙/、/龙啊牛啊龙/等。

（4）U 声道法：指通过用胸音、头音、胸音转换到头音发/u/，使整个声道通畅，同时体会胸音向头音转换的过程中不同共鸣腔振动情况的变化，使共鸣的转换控制能力

笔记

增加,最终获得良好的共鸣效果。

第六节　构音障碍的评定与康复治疗

当各个构音器官的运动在时间上同步、在位置上精确,才能形成准确的构音。由于构音器官的运动异常或未理解目标音位的发音特征等原因,易导致声韵调异常,它是导致言语清晰度下降的主要原因。同时,构音障碍也可能伴随着呼吸障碍、发声障碍以及共鸣障碍。

一、构音障碍的临床表现

构音障碍的临床表现包括韵母音位构音异常、声母音位构音异常和声调异常三个方面。

1. 韵母音位构音异常　包括:①韵母鼻音化:在发元音时存在明显的鼻音化现象,如发/i/、/u/时有鼻音;②韵母中位化:发元音时,下颌、唇、舌的运动不明显,如发/i/时舌位靠后,而发/u/时舌位靠前;③韵母遗漏:发某些复韵母时,其中的某个音位丢失,如/iao/→/ia/,多由构音器官运动不协调或运动不能保持较长时间所引起;④韵母替代:目标韵母音位被发成其他韵母音位,如/e/→/a/,多由构音器官运动异常或听觉识别发生混淆所引起。

2. 声母音位构音异常　包括:①声母遗漏:声母被省略,只发出韵母,如/gu/→/u/。②声母歪曲:声母的发音被扭曲,听起来并不只有韵母的发音,但又无法用某个声母来描述这个扭曲的音。③声母替代:是声母音位构音异常最主要的错误走向之一,又包括部位替代和方式替代,常见的部位替代如双唇替代唇齿,如/fei/→/bei/;舌尖替代舌面、舌后部,如/qi/→/ti/、/ga/→/da/;常见的方式替代有塞音替代擦音、擦音替代塞擦音、不送气音替代送气音等,如/fa/→/ba/、/ji/→/xi/、/pao/→/bao/。

3. 声调异常　常见一声调、二声调、三声调和四声调之间的发音混淆。此部分与嗓音治疗中的音调治疗部分有所重叠,故在这里不予重复。

二、构音功能的评定

构音功能的评定包括口部运动功能评定和构音语音能力评定两部分,前者对下颌、唇、舌的运动功能(软腭功能的评定见鼻腔共鸣章节)进行主观分级评定,并采用口腔轮替速率进行客观测量,后者主要对汉语音位的习得进行主观听感知评估。

(一)口部运动功能评定

1. 主观评估　口部运动功能的主观评估主要评价下颌、唇、舌在自然状态下、模仿口部运动状态下的感知觉、肌力及运动功能(运动速度、运动幅度和运动控制能力)是否正确,并判断异常的类型及成因。根据障碍程度的不同,每个评估项目都分为由重到轻的5级。

(1)下颌:在自然状态下,观察患者下颌的结构、位置,观察其口腔开合度,以此来判断颞颌关节的紧张程度、咬肌的肌张力、下颌的控制能力等;在模仿口部运动状态下,需评定8个项目,包括咬肌肌力、下颌向下、向上、向左、向右、前伸、上下连续及左

笔记

右连续运动。

(2)唇:在自然状态下,观察患者唇的结构、位置和形状,并判断唇和面部的肌张力情况以及唇的运动控制能力;在模仿口部运动状态下,需评定6个项目,包括唇面部肌力、展唇、圆唇、唇闭合、圆展交替及唇齿接触运动。

(3)舌:在自然状态下,观察患者舌的结构、位置和形状,并判断舌的肌张力及舌的控制能力情况;在模仿口部运动状态下,需评定15个项目,包括舌肌肌力、舌尖前伸、下舔颌、上舔唇、上舔齿龈、左、右舔嘴角、上舔硬腭,舌尖前后、左右、上下交替运动,马蹄形上抬,舌两侧缘、舌前部、舌后部上抬运动。

2. 客观测量　目前常用的检测构音器官间交替运动灵活性的参数为口腔轮替运动速率,即每4秒钟最多能发出特定音节的总数。该参数包括7个具体指标:DR(pɑ)、DR(tɑ)、DR(kɑ)、DR(pɑtɑkɑ)、DR(pata)、DR(paka)以及DR(kata)。测试时使用专业的言语声学分析设备进行精确测量。测试时,要求被试深吸气后尽可能快地连续发/pɑ/、/tɑ/、/kɑ/、/pɑtɑkɑ/、/pata/、/paka/及/kata/,发音的音调与响度适中,各音节完整。将患者每4秒钟发的个数与黄昭鸣等(2006)制定的中国人口腔轮替运动速率参考标准比较,即可判定其构音器官的运动灵活性及协调性。

(二)构音语音能力评定

构音语音能力评定主要考察患者音位的构音情况,采用黄昭鸣等研发的《构音语音能力评估词表》进行,见表5-3。该词表包括50个单音节词,考察了汉语的18项音位对比、36个最小音位对的习得情况,该词表的编制思路如图5-8所示。

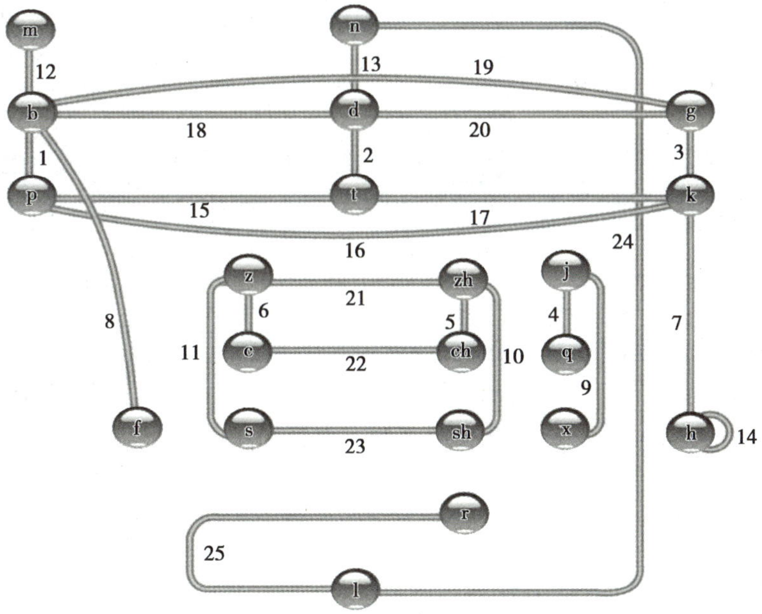

图5-8　声母音位对比链

测试时,诱导患者发出目标语音,然后通过听觉感知来判断患者构音的正误,包括:正确"√"、歪曲"⊗"、遗漏"⊖"、替代四种情况。由此获得患者声母、韵母音位的习得情况,声母、韵母音位对比和构音清晰度得分。

表 5-3　汉语构音语音能力评估词表（黄昭鸣构音词表）

序号	词	目标音	序号	词	目标音	序号	词	目标音	序号	词	目标音
S1	桌	zh	12	鸡	J	25	菇	g	38	拔	a
	zhuō	√		jī			gū			bá	
S2	象	iang	13	七	q	26	哭	k	39	鹅	e
	xiàng			qī			kū			é	
1	包	b	14	吸	x	27	壳	k	40	一	i
	bāo			xī			ké			yī	
2	抛	p	15	猪	zh	28	纸	zh	41	家	ia
	pāo			zhū			zhǐ			jiā	
3	猫	m	16	出	ch	29	室	sh	42	浇	iao
	māo			chū			shì			jiāo	
4	飞	f	17	书	sh	30	字	z	43	乌	u
	fēi			shū			zì			wū	
5	刀	d	18	肉	r	31	刺	c	44	雨	ü
	dāo			ròu			cì			yǔ	
6	套	t	19	紫	z	32	蓝	an	45	椅	i
	tào			zǐ			lán			yǐ	
7	闹	n	20	粗	c	33	狼	ang	46	鼻	i
	nào			cū			láng			bí	
8	鹿	l	21	四	s	34	心	in	47	蛙	1
	lù			sì			xīn			wā	
9	高	g	22	杯	b	35	星	ing	48	娃	2
	gāo			bēi			xīng			wá	
10	铐	k	23	泡	p	36	船	uan	49	瓦	3
	kào			pào			chuán			wǎ	
11	河	h	24	稻	d	37	床	uang	50	袜	4
	hé			dào			chuáng			wà	

三、构音障碍的康复治疗

构音障碍的治疗包括口部运动治疗、构音运动治疗和构音语音训练三部分，其中口部运动治疗是构音障碍矫治的生理基础。治疗时，应以构音语音训练为主线，根据患者情况进行必要的口部运动治疗和构音运动治疗，最终使患者掌握目标音位。

（一）口部运动治疗

口部运动治疗包括下颌、唇、舌的治疗，遵循增强感知觉→改善肌张力和肌力→针

笔记

对性治疗的治疗思路。

1. 下颌运动治疗　首先,可让患者进行主动或被动的下颌开闭运动,同时让患者用手感知这种运动及其颞颌关节的运动。然后,可让患者咬紧牙关,治疗师用手指指腹深压、敲打或拉伸咬肌,也可用振动器振动按摩咬肌。对肌张力过高的患者,可先降低肌张力再提高肌力;对肌张力过低的患者,可先提高肌张力再提高肌力。最后,需要对患者不同的下颌运动障碍进行针对性治疗。常见的下颌异常运动模式主要有下颌运动受限、下颌运动过度和下颌运动转换障碍等,治疗方法主要为抵抗法,即治疗师控制患者的下颌做某种运动,让患者用力抵抗。治疗时要根据运动障碍的类型进行不同位置和方向的抵抗,如下颌张开受限采用高位抵抗和高低位交替抵抗,下颌运动过度治疗采用低位抵抗,下颌运动转换障碍需先稳定患者下颌的高位、低位运动能力,然后进行高低位转换抵抗运动。

2. 唇运动治疗　首先,可用手指深压患者唇部,或用振动器对唇部进行按摩,还可让患者吸吮酸奶、冰块等,增强患者唇部的感知觉。然后,针对唇肌张力过高的患者,可按摩唇部以增强唇肌肌力;针对唇肌张力过低的患者,可对捏唇部,拉伸唇、面部,以及让患者做唇部抵抗运动等来增强唇肌肌力。最后,需要对患者不同的唇运动障碍进行针对性治疗。常见的唇异常运动模式包括:①圆唇运动障碍,让患者吹哨管、吹泡泡、用吸管喝水等,还可将系有细线的大纽扣放在患者的牙齿和双唇之间,用适当的力度打纽扣,要求患者尽量含住纽扣,另外也可使用一些特制的口腔运动训练器进行训练,如唇运动训练器等;②展唇运动障碍,治疗时可让患者模仿大笑、咧开嘴角、用杯子喝水、发/i/等;③唇闭合运动障碍,可进行一些唇部按摩,另外可让患者发咂舌音、出声吻、夹住压舌板,用勺子进食等;④唇齿接触运动障碍,让患者用唇齿夹饼干、舔果酱、发唇齿音/f/等;⑤圆展交替运动障碍,让患者交替做亲吻和微笑、噘嘴和微笑的动作,或交替发/i、u/音等。

3. 舌运动治疗　首先,可采用按摩牙刷从各个方向刷患者的舌尖、舌面及舌侧缘来增强舌的感知觉。然后,可采用压舌板或专用的口腔训练器从各个方向进行舌体、舌尖的抵抗运动,如侧推舌尖、下压舌尖、上推舌体、侧推舌体、下压舌体、左右两半上抬等,以提高舌肌肌力。最后,需要对患者不同的舌运动障碍进行针对性治疗。常见的舌异常运动模式包括:①舌向前运动障碍,让患者做舌向前、向下、向上及左右方向的运动,还可用舌尖洗牙面、顶脸颊等;②舌向后运动障碍,用压舌板深压舌后部,或向后推舌体,也可让患者发/u/、/ou/等后位音;③舌尖上抬运动障碍,先用压舌板、按摩牙刷等刺激患者舌尖,然后辅助患者做舌尖上抬运动,如用小汤匙底压舌中部、用按摩牙刷敲击舌中部等,最后可让患者发舌尖音/d/、/t/等;④舌根上抬运动障碍,用压舌板、按摩牙刷等刺激舌根部,也可采用舌后位运动训练器帮助患者舌根上抬,最后可让患者发舌根音/g/、/k/等;⑤舌前后转换运动障碍,让患者进行舌前伸、后缩的交替运动,或尝试交替发/i/、/u/等音。

（二）构音运动治疗

在口部运动治疗的基础上,进一步进行构音运动治疗,它包括单一运动模式和转换运动模式。单一运动模式治疗旨在提高构音过程中下颌、唇、舌位置的准确性,对应着单韵母的构音运动训练。转换运动模式治疗旨在提高两种构音运动模式之间的过渡能力和切换能力,如/ai/,为/a/和/i/两点之间的过渡运动,“阿姨”为/a/和/i/两点

笔记

之间的切换运动。

治疗时，按下颌、唇、舌的顺序进行，一般先进行单一构音运动训练，再进行转换构音运动训练。训练采用重读训练中的慢板节奏二和行板节奏一结合相应的单、双、三音节词来进行。针对下颌构音运动主要有下颌上位、下位、半开位和下颌转换运动的训练，如：[a-A-a]，爬；[a-A-A-A]，爬；[i-A-i]，理发；[i-A-I-A]，理发。针对唇构音运动主要包括圆唇、展唇、圆展交替、唇闭合和唇齿接触运动的训练，如：[u-U-u]，乌；[u-U-U-U]，乌；[ü-I-ü]，雨衣；[ü-I-Ü-I]，雨衣。针对舌构音运动主要包括舌前位、舌后位、舌前后转换，以及各种舌声母构音运动训练，如：[ü-U-ü]，雨；[ü-U-U-U]，雨；[i-U-u]，衣物；[i-U-I-U]，衣物。

（三）构音语音训练

1. 韵母音位治疗　韵母音位构音异常的治疗遵循单元音/a/→/u/→/i/、/ü/→/e/、/o/→复元音后响韵母→前响韵母→中响韵母→前鼻韵母→后鼻韵母的原则。训练时应遵循发音认识→口部运动治疗→构音运动治疗的流程。以/i/的构音训练为例：首先，治疗师须让患者体会发/i/的方式，即下颌处于上位但不紧闭、展唇、舌前伸、舌位为高位，声带振动；然后进行/i/的口部运动治疗，包括软腭运动治疗和促进舌体前伸治疗；最后，通过含/i/的单音节词和双音节词的构音重读治疗，进一步巩固/i/的构音运动模式，如：衣、椅、鼻、臂、弟弟、一米、秘密等。

2. 声母音位治疗　训练时须先进行声母音位的构音错误分析（包括发音方式和发音部位的错误），然后按音位诱导→音位强化→音位对比→音位泛化的流程进行训练。

（1）构音错误分析：若患者将/g/发为/d/，说明其发音部位错误（/g/为舌根音，/d/为舌尖中音）；若患者将/b/发为/m/，则是发音方式错误（发/b/音时，双唇突然释放，气流从口腔释放；发/m/音时，双唇闭合，气流从鼻腔逸出）；若患者将/p/发为/b/，则其发音部位正确，但未掌握送气特征。

（2）音位诱导训练：其目的为帮助患者诱导出本被遗漏、替代或者歪曲的目标声母音位，是声母构音训练中最重要的一个阶段。首先应强化对目标音位的感知和分辨，让患者感知该音位的发音部位和发音方式，然后尝试着建立正确的发音。如患者将/g/发为/d/，则首先让其认识到正确的发音部位；若患者将/b/发为/m/，则需让其认识并建立/b/的正确发音方式；若患者将/p/发为/b/，则需让其掌握送气特征。

（3）音位强化训练：通过大量的练习材料来巩固发音，使患者能够发出正确的声韵组合音。这些声韵组合包括：/目标音位+单韵母/（如爸/bà/），/目标音位+复韵母/（如白/bái/），和/目标音位+鼻韵母/（如冰/bīng/）。训练时还应变换目标音位在声韵组合中的位置，如：双音节（前）、双音节（后）、三音节（前）、三音节（中）和三音节（后），以/p/为例：瓢虫（piáo chóng）、照片（zhào piàn）、平底鞋（píng dǐ xié）、吹水泡（chuī shuǐ pào）、耍大牌（shuǎ dà pái）。

（4）音位对比训练：针对容易混淆的声母对进行强化训练，以进一步巩固新习得的声母音位。汉语声母共有25对音位对，每组音位对的两个声母只存在发音方式或发音部位中一个维度上的差异，如音位对/g/和/k/，发音部位为舌根，发音方式虽均为塞音，但/g/是不送气塞音，/k/是送气塞音。音位对比的训练材料是成对的单音节词，分别以音位对中的两个声母开头，韵母和声调相同，如"菇、哭"。

笔记

（5）音位泛化训练：最后，患者还需对刚习得的构音能力进行迁移，以加强其对该音位的灵活运用。训练时可根据患者日常生活情况，设计一些主题进行句子、对话等的训练，如食品、常用物品等。

第七节　音韵障碍的评定与康复治疗

任何语言的应用者能够清晰地意识到言语是由一些句子、单词、音节、语素以及音素所组成，并且明白这些元素都是彼此独立且频繁使用的。个体能够有意识地分析语音结构的能力，我们称之为音韵意识（phonological awareness），它是人类从幼儿期发展而来的。当幼儿能够掌握韵律、辨识单词的首音节，以及划分每个单词的独立音位时，他们的音韵意识则完全展示出来。人类的母语所特有的音韵学规则决定了其音韵意识发展的特点。有些学者认为音韵意识是个体将口语里的单词及音节划分成一个个彼此独立音段的能力，并且这些音段的划分是音素水平上的。从狭义上来说，如果对语言的音韵结构无法做到准确清晰的意识，这种意识能力就称不上“音韵意识”（如：仅仅可以意识单词中的音节和韵母等音韵单位）；而从广义上来说，“音韵意识”则包括了由浅至深的一系列连续递进的意识能力。

构音（articulation）一般指单一音位的发音动作的建构；音韵（phonology）则映射了语音在个体头脑中储存的方式、个体实际产生语音的方式和连接这两个过程的规则。30 年代起，语音治疗师采用传统的构音行为练习，以改变错误的构音动作为目标，专注于单一的发音动作的纠正；70 年代后，错误的语音被认为是患者还没有学会正确的音节组合原则，强调从认知层面分析构音障碍。此后，以建立正确的语音组合规则为治疗模式——“音韵过程”（phonological progress）被广泛地运用到构音音韵的评估与治疗中。简单地说，“音韵过程”的治疗就是以改变一类音或者一组音的认知为目标，教习正确的发音规则，并以此规则作为建立一种新的发音行为的指南，触类旁通，类化到整个语音系统。

从言语发展的角度看，音韵意识在构音能力获得的基础上进一步发展到语言认知层面，儿童音韵意识的发展与阅读的学习有很大部分的重叠。阅读技巧的发展需要音韵意识达到一个特定的水平，但是音韵意识与阅读能力随后的发展是相辅相成的（图 5-9）

一、音韵障碍

神经认知方面的研究支持正常儿童言语生成障碍和音韵意识之间存在着联系，表明阅读中枢是在学龄前期开始发展，便于言语的产生。因此，这些音韵障碍儿童会因音韵意识困难，进一步加重阅读和拼写困难。但并非所有音韵障碍儿童都会有读写困难。缺乏音位规则的言语生成困难儿童最容易存在音韵意识困难和阅读困难，我们称这些儿童存在音韵障碍（phonological disorder，PD）。音韵障碍儿童经常存在多个言语声音错误和语音可懂度低。他们可能伴随着其他领域的语言困难（例如词汇和语法）。音韵障碍儿童的言语产生困难可能比声音的扭曲或替代等构音障碍儿童更加趋于显著；音韵障碍通常倾向于语言认知障碍而非构音肌群运动障碍。音韵发展困难同时影响表达（言语生成障碍）和接受（音韵意识障碍）。学前言语障碍儿童的音韵意

笔记

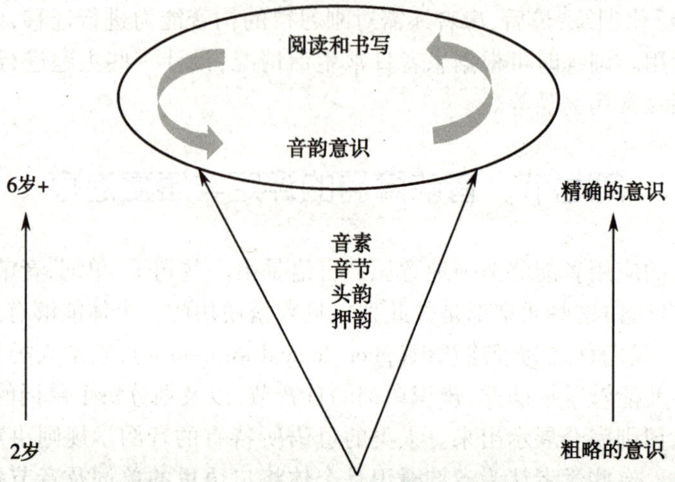

图 5-9 从幼儿早期到进入学校几年后音韵意识的发展模式

识薄弱与他们是否有语言障碍无明显关系，遗传风险和社会经济地位低也是增加这些儿童患阅读困难风险的因素。学龄前言语障碍儿童的音韵意识困难与决定他们阅读能力的重要认知变量存在交互作用。

PD 儿童的音韵意识障碍归因于他们不具备掌握音韵系统的能力，此类儿童在感知音位时尤为困难，比如在音韵基础中的音节，他们很难感知到，所以不能把音节分解为音位。音韵障碍儿童通常有以下几种表现：

1. 音韵障碍儿童和同年龄音韵意识正常的儿童相比，他们在阅读方面的水平相近，但是他们言语产出水平仅处于初级阶段，这限制了他们音韵意识的发展。

2. 音韵障碍并伴随着其他语言困难的孩子，要比单纯音韵障碍的儿童更难进行干预。

3. 音韵障碍儿童在获得音韵意识时会出现问题，但这些问题并不代表他们在早期建立读写能力时会很困难。因为这些孩子可能会运用自己在视觉记忆、语义或句法方面的优势来弥补音韵的不足，来完成阅读的任务。然而，在课程中需要解读无效词汇的时候，这些孩子便会感到很困难。音韵意识缺陷会直接影响他们的拼写能力，尤其三年级及更大的儿童。

二、音韵障碍的临床表现

“音韵过程”是指语言中的音节或者音素发生变化，这种改变以一种规则的方式呈现在一组音节或者相同构音位置的音上。通常以“音韵过程”描述音韵障碍的临床表现。

（一）音韵过程的分类

音韵过程通常主要分为省略过程（deletion process）、替代过程（substitution process）、同化过程（assimilation process）和其他过程（other process）。

1. 省略过程（deletion process） 指一个音节中的声母或者韵母部分缺失，是以音节结构的简化为特征的音韵障碍。从音韵规则的角度上看，普通话的音节结构除了部分韵母和介音可自成音节外（如啊/a/，安/an/，有/you/），多为声母（声母）+韵母（韵母）的结构（CV），声母包括21个，普通话韵母（韵母）结构复杂，包括韵头、韵腹和韵尾，可由不同韵母或者韵母加上声母组合而成。比如韵母/a/和/o/组成韵母/ao/，韵母/i/和声母/n/组合成/in/。省略过程在学龄期儿童多见。

按照音节结构的不同，省略过程可分为：声母省略、介音省略或复合韵母简化（表5-4）。

表5-4　省略过程

过程	语音情境	说明
声母省略	西红柿/xi hong shi/—衣翁衣/i ong i/	声母缺失 CV—V
介音省略	漂亮/pian liang/—盼浪/pan lang/	介音缺失 CVV—CV
复合韵母简化	太阳/tai yang/—踏阳/ta yang/	复合韵母—单韵母

（1）声母省略：指音节结构中声母部分缺失，仅保留韵母部分，由于汉语音节中没有CVC这样的多声母结构，因此声母省略一般都表现为音节开头的声母缺失，音节模型CV变为V。这种是最常见的音韵错误，严重影响语音的可理解度和清晰度。根据声母的构音特点，声母省略还可按照构音方法和构音位置分类。

（2）介音省略：汉语音节的构成中，部分声母与韵母需要介音连接，比如舌面音/j/，/q/，/x/与韵母/ao/组合，必须借助介音/i/才能组成音节/jiao/，/qiao/，xiao/；/z/，/s/，/zh/必须借助/u/才能与/an/组合出/zuan/，/suan/，/zhuan/。

（3）复合韵母简化：临床上以/ao/、/ai/、/iu/多见，复合韵母简化为单韵母以及介音省略，这在正常的学龄前儿童中也很常见。

2. 替代过程（substitution process）　此过程包括方法替代和位置替代。方法替代指用某一种发音方法的声母替代另一种发音方法的声母。例如，用塞音代替擦音，鼻音代替塞音，等等（表5-5）。位置替代指用舌部某一构音区域内的声母代替另一区域内的声母，例如，舌前音替代舌后等。

表5-5　替代过程

过程	举例	说明
塞音替代	方/fang/—帮/bang/	用塞音替代擦音、塞擦音等
塞擦音替代	身/shen/—针/zhen/	用塞擦音替代擦音、塞音等
擦音替代	家/jia/—虾/xia/	用擦音替代塞音、塞擦音等
送气音替代	大/da/—踏/ta/	用送气音替代不送气塞擦音和塞音
不送气音替代	涕/ti/—地/di/	用不送气音替代擦音和送气音等
去鼻音	你/ni/—李/li/	用非鼻声母替代鼻声母
鼻音化	爸/ba/—骂/ma/	用鼻声母替代压力性声母
唇齿音替代	很/hen/—粉/fen/	用唇齿音替代擦音、塞音、塞擦音等

3. 同化过程（assimilation process）　在音韵过程里，指在一定的语境里，某个音受邻近音的影响，变成相同的音。同化过程根据构音方法和位置分为唇音同化、齿槽音同化、鼻音同化等，根据构音位置分为前音同化和后音同化。例如，葡萄/pu tao/变成

笔记

/pu pao/就是前音同化,/pu tao/变成/tu tao/就是后音同化。同化在儿童早期语音中较为常见。

4. 其他过程 主要包括赘加和扭曲。赘加指在音节中添加多余的音素,可以赘加声母,也可以赘加韵母。例如,爸爸/ba ba/变成了/bga bga/。

三、音韵障碍的评定

标准化音韵意识测量的目标是为了确定儿童的音韵意识在一个特定的范围内,治疗师可以自行设计音韵意识测量工具来达到筛查和诊断的目的。一些非正式的评估测量可用来筛查那些与所设定标准存在较大差距的儿童,描述儿童当前的行为水平(优势与需求),设立干预目标,记录治疗进展,以及决定何时中止干预。

音韵反映整个音系的组织规则,所以评估工具需要包含该语言音系里可能的全部音节组合。以汉语普通话为例,应涵盖23个声母(包括2个零声母)、单韵母和复合韵母,按照音韵规则可能组合的全部音节。在组成上,评估工具应包括单字、词组和短句,以便能独立评估和分析不同语音层面的音韵规则的发展状况。注意对于小年龄患者,需要配备与测试材料对应的图片,增加趣味性。

首先判断患者的语音是正确还是错误。正确的用"√"标示,对错误的需要用相应的符号准确记录。例如,对于替代过程,需要采用国际音标(IPA)标注出患者实际发出的音素或者音节;对于省略过程,考虑到临床实用和效率,可用简便的标示方法,在省略的部位用"O"标注;赘加型需要标示出赘加的位置。除了此类静态的音韵障碍检查方法之外,为了更加精准地评估音韵障碍,获得更多的有助于治疗的信息,此时需要融入动态评估的方法。

动态评估通过来自于言语治疗师的不同类型的线索提示来研究儿童行为,它提供了一个使我们更加清晰地了解儿童潜能以及学习新技能潜力的途径。这样做的目的是为了判定需要多少以及何种类型的帮助来鼓励孩子有更高水平的表现。通过动态评估获得的信息可以判定出儿童的潜能以及他们短期和长期的变化趋势。动态评估结合静态检查方法有助于提高早期儿童音素意识和阅读困难的诊断精确度。

表5-6是有关该动态测试流程的描述。对于每一个要求儿童分割的词,治疗师会以第一个提示开始进行。如果这名儿童并未成功作出反馈,则后续的提示(2~7)会被给予,直到他成功为止,或者所有提示均已给出,却仍未成功。治疗师记录下儿童成功划分每个单词时需要给出的提示等级。儿童对于各种提示的反应将为教学策略以及治疗提供参照,动态评估因此可以结合更多的静态评估策略去应用,以获得与儿童音韵意识发展有关的更加精细敏感的资料,并且去制定相关的治疗策略。

表5-6 动态评估测试

提示1	当我缓慢地念这个单词的时候仔细地听。示范者缓慢发音。现在你能告诉我每一个发音么?
提示2	这个单词中你听到的第一个发音是什么? 如果第一个发音正确:现在你能把接下来的每一个发音都告诉我吗? 如果错误或者未答复:尝试着把这个词一点点地告诉我。 如果儿童仍然未发出第一个音,跳过提示3和4,直接采取提示5。

笔记

续表

提示 3	如果儿童成功地发出第一个发音，但未能继续发出第二个发音： 词中的第一个发音。 接下来是哪个音？ 现在你能依次告诉我之后的每一个发音吗？
提示 4	这个词中有 2(3) 个音节，他们分别是什么？
提示 5	看着我。示范者分割单词：对于每一个发音用一个方形标记划分。然后，完整地复述该单词，演示后做以下陈述：试着做我刚才做的事情。如果儿童模仿正确就以此计分。
提示 6	让我们再试一次。示范者与儿童一同划分单词。手把手教孩子，并让孩子与你一同发每个音节。现在尝试着自己独自去做我们刚才一起做的事情。
提示 7	给儿童再做一次示范动作，(如提示 6 所示)。现在再试一次，自己完成这个任务。

四、音韵障碍的康复治疗

如果言语治疗师从学前班就开始大力支持音韵障碍儿童读写能力发展的话，也仅有一小部分儿童能够解决阅读问题。言语语言病理学家应该通过与包括课堂教师等专家在内的合作，来促进儿童有效的阅读实践。

治疗师应该提供音韵意识经验(和一般的读写经验)作为治疗的一个组成部分。对音韵意识的注意可以嵌入言语产生的活动，治疗师应该和课堂教师和阅读干预专家一起合作，来确保在课堂中提供足够的、以教室授课为主的音韵意识实践。

那些在幼儿园结束、小学一年级开始的时候还没能达到足够音韵能力的儿童，应该提供给他们包含音韵意识教学作为一项核心目标的小组强化干预。

应该给那些小组强化干预不足的儿童提供一对一的集中式指导，改善儿童的音韵意识，提高其他一些关键的阅读能力(如词汇量、阅读流畅度)。

(一) 促进学龄前音韵障碍儿童的音韵意识发展

首先提高学龄前音韵障碍儿童的言语清晰度，接着应该寻求促进这些儿童的音韵意识，尤其是音素层次。研究证据表明应给有音韵障碍的学龄前儿童提供成功阅读的最佳机会。

1. 音韵治疗目标

(1)解决或显著提高孩子的发音障碍(和任何共同存在的语言障碍)。

(2)促进音韵意识，包括早期发展单词的音韵意识。

(3)促进至少一些字母的发音知识和刺激孩子对说和写词汇之间关系的理解。

2. 音韵意识治疗步骤

(1)在图片下方用大字体写清楚单词，特别是在练习这些发音目标单词时，要让儿童注意力集中在已打印的单词上(而不是画上)。

(2)要求孩子注意单词的第一个字母的发音(头韵意识)；例如，在治疗开始时，儿童可能要对一堆图片卡进行分类，一些以这个音开始(如/s/)，一些以那个音开始(如/t/)。

(3)使用字母表或字母卡来练习目标发音，让孩子明确字母和它所代表的发音之间的联系。

笔记

(4)模型分割适用于有两个或三个音韵的目标发音,例如:让我们将/dian/分成两个发音:/d/.../ian/,现在你只需要跟我念:/d/.../ian/。

(5)读有韵律和头韵模式特征的故事书,并明确地把孩子的注意力吸引到这些音韵模式上。

(6)要求孩子画出他们所讲的发音目标和在图片下面写下单词或句子。识别和讨论在写这些单词时字母的发音关系。

书面字母和单词可以作为视觉提示或给孩子的特定语音目标提醒。例如,如果这个孩子试图说/sun/,但是说了/tun/,临床医生可以指向/sun/图片下面的文字,并使用首字母/s/来引导孩子:“哎呀,孩子你忘记这个/s/音在这个单词开头了(指向字母s)。把/s/放在开头。”像这样的活动并不一定需要孩子理解发出精确语音涉及的字母。除了典型的线索和用来得到准确发音的提示(例如,目标模式,音标位置提示),字母与相应的发音配对可以提供孩子额外的、接触语言的音韵结构的机会。

3. 学龄前儿童音韵意识的日常活动体验　言语治疗师应与孩子的父母和老师建立合作,帮助他们通过一些力所能及的方法来激发孩子童年教育背景下的音韵意识。在一些非正式干预之下,家长和老师同样可获得一些信息来建立孩子的音韵意识。建议鼓励家长和老师经常设计并参与以下活动:

(1)常和孩子阅读包含一些有趣声音(例如,韵头和韵脚)的故事书;将孩子的注意力吸引到这些声音上。

(2)让幼儿园的孩子们在一起歌唱,拍出韵律中的节拍。

(3)找出房间里的玩具或物品,它们的共同特征是发音的开头都是相同的音。例如,“来”和“李”都是/l/音开头的。

(4)找出孩子和家庭成员名字的第一个音素。

(5)拼出姓名或姓名缩写音节中的各个音素。例如,wan 可分出/w//a//n/这些音素。

(6)说出一系列音素,如/d//a//n/,提问孩子这是什么词。

总之,在学龄前期要干预儿童的音韵意识,促进儿童有意识地建立起口语构架,但不要求他们力求掌握这些技巧到某些水平。当孩子进入小学,他们的阅读和书写能力会飞速发展,音韵意识和拼写能力会达到更高阶的水平。

(二)提高学龄期音韵障碍儿童的音韵意识

通过对密集小群体或个人音韵意识能力的干预,可以更好地改善学龄儿童的音韵意识能力和阅读能力,包括伴有阅读困难的儿童和存在语言障碍的儿童。针对字母音素水平和整合教学的干预对于阅读发展有着极好的效果,而且充分的干预时间也是影响儿童参与的治疗效果的重要因素。

1. 治疗目标

(1)与典型发展的儿童相比,增强音韵意识能力的发展。

(2)确保孩子具有强烈的音素意识,如需要音素分割、音素混合和音素操纵的任务。

(3)确保孩子能够使用语音意识帮助理解单词在口语和书面表达间的关系。

(4)增强音韵意识能力在阅读和拼写过程的应用。

2. 治疗方法　在存在语音障碍的学龄儿童的干预模型中,最常见的音韵意识能

笔记

力干预模型是小组强化干预、基于教室的干预，以及将音韵意识的干预目标整合到常规治疗中。

（1）小组强化干预：目前，越来越多的小学正通过小组形式的教学活动，鉴定存在音韵意识能力方面问题的幼儿园儿童和一年级学生，由语言病理学家（SLP）、阅读专家或其他学校工作人员进行指导识字困难儿童，每三至六个小孩，每周一次或多次进行小组形式的教学。这些教学专注于音韵意识能力的提高，还包括其他训练目标（例如阅读流利度、词汇）。

可以方便有效实施的两个小组密集干预计划，包括：Road to the Code 和 Intensive Phonological Awareness Program，这些课程被推荐给 5 岁和 6 岁的儿童。6 名儿童组成小组，提供每周几次并且持续一段时间的课程（例如 4 或 5 个月），并由 SLP、阅读专家和常规或特殊教育工作者提供指导。

“Road to the Code”计划提供了详细的强化音韵意识能力教学课程。具体内容为每周提供四次课程，每次 15 分钟，为期 11 周。该计划针对面临早期识字困难的儿童设计，计划包括 44 个详细的课程计划和脚本，以指导实施。每个课程包括音韵意识能力（例如韵律生成），音素分割和字母-声音对应活动。该计划大大提高了幼儿园儿童的音韵意识能力和字解码技能。

Intensive Phonological Awareness Program 旨在满足语言障碍儿童的需求。具体内容为每周举行三次干预（30 分钟），为期 12 周。3 周的目标技能包括韵律、声母、韵母、语音分析和语音合成。总计 36 次的干预都具体地描述了活动内容，并提供了详细的教学策略指导，该计划有效地提高了语言障碍儿童的音韵意识能力和词汇解码能力。

（2）基于教室的音韵意识指导：言语治疗师为学龄儿童提供音韵意识的指导时，扮演着两个角色。首先，临床治疗师应该参考学校的课程，让课程与自己要制定的方案相匹配，方便儿童更快地适应。在小学，进行音韵意识的指导应以音位为基础，并明确把语言和文字对应起来。SLP 在课程不能满足儿童发展的目标时需要提供专业的活动补充；治疗师的第二个角色在于保证课堂活动是以循证为基础的，具体如表 5-7 所示。大量研究表明在校老师在语言结构上的知识比较缺乏（包括音韵意识），这让他们指导学生时会受限制；这时 SLP 可以提供很专业的、可建设性的、持续的言语清晰度训练的指导。教师在读写能力的教学方面很擅长，他们与治疗师的合作是很重要的。教师提供高质量的、专业的读写课程，能明显减少需要个别化读写支持治疗的学生数量。

表 5-7 以教室为基础的音韵意识训练

组成	内容	时长
课堂范围（12 分钟，每天 3 次）	音素结合（把声音组合到一起组成词） 音素分割（把词分成声音） 声学（字音学） 视读 把音韵阅读策略应用到共享“大书”阅读中	2 分钟 2 分钟 2 分钟 2 分钟 4 分钟
自我监督阅读	鼓励孩子在接触到陌生单词时使用音韵策略	每周 2~3 次
专业支持	集体课 常规学校随访	5 个半天 一学期大约 4 次

笔记

(3)将音韵意识训练整合到常规的言语治疗中:一些语音障碍儿童在接受了音韵意识训练后取得了很大的进步,但也有些儿童并没有提高,因为某些原因,我们需要把音韵意识指导嵌入到一对一的言语治疗中去。治疗师能在每句话里对儿童进行音位层面上的刺激,并将它们泛化到实际阅读和拼写上去。20 小时的干预(SLP 每周两次)能够保证音韵意识让孩子提高阅读的拼写能力。音韵意识干预应该在音位层面上把言语治疗目标和音韵意识结合起来,并使之结构化。

教学案例

言语目标:减少"ian"音团的错误。

音韵意识目标:增加对词汇中音位的意识,并明确音位和字母之间的联系。

目标词汇:电 dian,剑 jian,面 mian,辫 bian,片 pian。

刺激物:关于言语项目的图卡,有清楚并足够大的字印在下面(字号大小 48)。

提示:以音韵意识和文字知识为基础,向孩子提供关于目标词团的正确构音。比如,孩子把"dian"说成"dan"。治疗师就提示:当你说 ian,我不能听清楚在这个词前面的/i/音。我们再试一遍有/ian/音的。

(三)对大龄儿童的干预

研究表明大龄儿童可通过直接的音韵意识指导来增加其音韵意识,因此同时伴有阅读困难和音韵障碍的大龄儿童能在 SLP 提供的音韵意识指导中受益;另外,一些中低年级儿童可能尚未建立一个适当的音韵意识基础,另一些儿童或许有一些音韵基础,但是没有建立更复杂的音韵意识技能(比如音素的分析和合成)。对于一些曾患过音韵障碍的儿童,该缺陷将显著导致他们的拼写障碍。通过多学科来评估阅读、书写和音韵意识时应该遵循儿童的需求。治疗师需要提供有明确目标的系统指导,以及设计活动来满足孩子的需求。

清晰的音韵意识干预应能促进儿童在字词中的音位意识,以及加强儿童对单词的说和写的联系。另外还尤其需要准备充足的方案,当孩子对其中一种方法没有反应时,可以更换下一个。这样对于言语和阅读能力都比较弱的儿童,其学习成果和阅读潜能可以发挥到最大。

第八节 常见疾病导致言语障碍的康复治疗

临床上出现言语障碍的疾病主要包括声带息肉(或小结)、声带麻痹、脑卒中、听力障碍、唇腭裂、口吃。除了听力障碍儿童的言语治疗放在听力障碍章节中介绍之外,本章节重点介绍这些常见疾病所导致言语障碍的康复治疗,以体现以上言语五模块康复治疗技术的临床应用领域及方法。

一、声带息肉的嗓音治疗

声带息肉是临床上常见的、发生在声带固有层浅层的良性增生性疾病,以声音嘶哑为主要症状,是言语治疗师及耳鼻咽喉医师共同关注的导致嗓音障碍的疾病,在言语治疗在我国开展以前,通常采用手术或中医药等治疗。随着言语康复在国内蓬勃发

笔记

展，越来越多的耳鼻咽喉科医师意识到嗓音康复对声带息肉治疗的重要性，丰富治疗手段，也取得了良好的疗效。

（一）声带息肉

声带息肉（vocal cord polyp）好发于声带的前、中1/3交界处边缘，为半透明、白色或粉红色表面光滑的肿块，多为单侧，但在息肉的对侧声带上，会有一个反应性的病灶存在，是常见的引起声音嘶哑的疾病。声带息肉多为发声不当或过度发声所致，也常常因为一次强烈发声之后所引起。所以本病多见于职业用声或过度用声的患者；也可继发于上呼吸道感染。引起声带息肉的原因及发病学说较多，主要包括以下几种：

1. 机械创伤学说　过度、不当的机械作用可引起声带血管扩张、通透性增加导致局部水肿，局部水肿在声带振动时又加重创伤而形成息肉。

2. 循环障碍学说　声带振动时黏膜下血流变慢，甚至停止，长时间血液循环障碍并缺氧，使毛细血管通透性增加、局部水肿及血浆纤维素渗出，严重时血管破裂形成血肿，炎性渗出物最终聚集、沉淀在声带边缘形成息肉；若淋巴、静脉回流障碍则息肉基地逐渐增宽，形成广基息肉或息肉样变性。

3. 炎症学说　声带息肉是局部长期慢性炎症造成黏膜充血、水肿而形成。

4. 变态反应学说　声带息肉的组织学表现有嗜酸及嗜碱性粒细胞增多，认为其发生与变态反应有关。

5. 伯努利（Bernoulli）效应　声带闭合时可将声带边缘黏膜吸入声门，使声带内组织液移向并结聚在任克层间隙边缘而形成息肉。

6. 其他学说　也有人认为声带息肉的发生与局部解剖因素有关等，此外还有血管神经障碍学说及先天遗传学说等。

声带息肉的病理改变主要显示黏膜固有层的弹力纤维和网状纤维破坏，间质充血水肿、出血、血浆渗出、血管扩张、毛细血管增生、血栓形成、纤维蛋白物沉着黏液样变性、玻璃样变性、纤维化等。可有少量炎细胞浸润，偶有钙化。黏膜上皮呈继发性改变，大多萎缩、变薄，上皮较平坦。根据光镜病理变化，声带息肉可分为4型：充血型、玻璃样变性型、水肿型及纤维型。病变初期主要是出血、水肿、纤维素沉积，对患者声带振动的幅度、黏膜波、对称性、周期性等影响不大；到后期演变为组织纤维化、淀粉样变或透明样变，从而导致声带被覆层僵直、质量增加、柔软度下降、顺应力减低，致使黏膜波减弱、幅度减少，严重病变甚至导致声带的对称性及周期性改变。

（二）声带息肉嗓音障碍特征

声带息肉患者表现为较长时间声嘶，因声带息肉的大小、形态和部位的不同，音质的变化、嘶哑的程度也不同。轻者为间歇性声嘶、发声易疲劳、音色粗糙、发高音困难、重者严重沙哑。息肉长在声带边缘处声嘶明显，长在声带表面对发声的影响小，广基大息肉可引起失声，如果息肉生长在声门下方，嗓音不易受到影响。喉镜检查常在声带游离缘前中份见有表面光滑、半透明、带蒂如水滴状新生物。有时在一侧或双侧声带游离缘见呈基地较宽的梭形息肉样变，亦有遍及整个声带呈弥漫性肿胀的息肉样变。息肉多呈灰白或淡红色，偶有紫红色、大小如绿豆、黄豆不等。悬垂于声门下腔的巨大息肉，常带蒂如紫色葡萄，可随呼吸气流上下活动。

中文版嗓音障碍指数量表（voice handicap index，VHI）是由患者自行对该量表的生理（P）、功能（F）及情感（E）3部分进行评分，某一部分的分数越高，说明嗓音障碍

笔记

对患者这一方面的影响越大；总分越高，说明患者对自己嗓音障碍主观评估越严重。声带息肉患者 VHI 分值提高，在诊疗过程中应充分了解声带息肉患者的嗓音障碍主观感受，以及嗓音障碍对患者的生活、工作、社会交往带来的影响，使治疗目标与患者的主观诉求尽量达成一致，有利于提高疗效。

（三）声带息肉的治疗

对于较大的声带息肉，手术疗效较佳，声门暴露良好的带蒂息肉，可在间接、纤维或电子喉镜下摘除。局麻不能配合者，可在全麻气管插管下经支撑喉镜切除息肉，有条件者可行显微镜下切除术，也可行激光切除。年老体弱、颈椎病及全身状况差者，宜在软管喉镜下切除。对于前联合处的病变，宜先做一侧，不要两侧同时手术，以防粘连。切除的息肉均常规送病理检查，以免将早期的声带癌变遗漏。手术时尽可能保存黏膜固有层表面的完整性，尽量减少对肌肉、韧带的伤害，手术后通常建议患者接受短期的嗓音治疗。嗓音治疗也能取得满意的疗效，特别是较小的声带息肉采用多项嗓音促进治疗法能改善患者发声质量，甚至可使息肉消失。

声带息肉是由肌肉紧张所造成的良性病理改变，通过听觉反馈、减少嗓音滥用、共鸣聚焦法、喉部按摩、鼻音-滑音刺激法及呼吸训练等方法改善喉部的紧张，使部分声带息肉变小甚至消失，避免手术；对术后患者通过嗓音康复治疗，能显著改善发声质量，减少息肉的复发。

1. 听觉反馈（auditory feedback）　听觉反馈使许多嗓音患者受益，仔细倾听患者自己的发声是改善嗓音功能的有效方法。即时扩大系统、回圈式的回放系统及节拍器的使用皆可以在嗓音治疗中提供有效的听觉辅助。①即时扩大系统（real-time amplification）是即时扩大嗓音或口语的音量的方法，相当于未使用此种自我扩大系统及听觉焦点集中法，更能使患者将自己的声音听清楚。在治疗时，声带息肉患者需仔细聆听所要发的声音或说的语言，包括吟唱等，而后在扩大系统的协助下，患者仔细聆听自己发出的声音。接着，患者需评估自己的表现是否合适，若需修改，则患者将被要求再次使用扩大系统，并仔细聆听自己的表现。②回圈式的回放系统让患者立即听到自己刚刚所说的话语，早期的工具包含 Phonetic Mirror、Language Master 及 Facilitator。而近期的产品则为独立式的数位录音机或智慧型手机 app 中的数位录音功能。③节拍器发出的滴答声，可提供需减慢或增快自己说话速度的患者，是一种理想的速度方面的听觉提示。

仔细聆听自己的发声是改善嗓音功能的有效方法，听觉回馈是嗓音障碍治疗中重要的一个步骤，对大多数的嗓音患者都有帮助，对声带息肉患者更是如此。

2. 减少嗓音滥用　许多声带息肉患者的嗓音障碍与不当的发声行为有关，不当的发声行为可能造成喉部肌肉紧张，从而产生声带息肉。学习辨识及去除这些不当的行为，有益于维持喉部功能。嗓音滥用和误用包括嘶吼、大叫、于较大噪音的环境下讲话、抽烟、使用硬起声说话、长期使用不适当的高音讲话，等等。

对于声带息肉患者，在治疗的初期，即需进行可能的嗓音滥用行为的确认工作。一旦发现特定的嗓音滥用行为，言语治疗师应找出此行为发生的次数。然后与患者讨论，特别强调减少此行为发生频率的重要性。可能的话，请患者的家人及朋友加入治疗过程，言语治疗师需向他们说明目前的状况，并且他们协助记录每日嗓音滥用及误用的次数。要求患者将其每日嗓音滥用及误用的行为次数绘成曲线，如出现下降的曲

笔记

线，表明该行为逐渐减少。对声带息肉患者尤其要避免大声的尖叫、嘶吼、硬起声发声。息肉常常会因为一次嗓音不当的使用而产生，若病人没有节制的过度使用嗓音，如大声尖叫一个晚上，会造成声带最大接触点的黏膜产生出血的现象。此一出血性刺激最后使声带产生的息肉不是半透明、纤维化、透亮、出血的状况，就是综合型息肉，进而增加息肉的质量。一旦形成小息肉，接下来任何不当的发声都会刺激这个部位，造成息肉持续性的增长。

3. 共鸣聚焦法　声带息肉患者最常见的共鸣聚焦问题是声音听起来像是由喉咙深部发出。言语治疗师协助患者将共鸣向上集中于他的脸部，位于脸部及鼻梁的下方。临床上常采用共鸣疗法，也可借助工具卡祖笛、吸管等来完成。

治疗前向患者解释共鸣聚焦法的机制，必须让患者判定共鸣的问题何在，然后建议患者将共鸣位置拔高至面部，使患者发声时喉部得到放松。

4. 喉部按摩　喉部按摩（laryngeal massage）是将喉部周围徒手操作法稍作调整后建立的。此治疗法首先适用于未找出喉部构造异常或神经性病因的功能性嗓音障碍患者；后逐渐应用于肌肉紧张性嗓音异常如声带息肉患者，取得满意疗效。喉部周围徒手治疗法所使用的温和喉部调控及按摩，可调降喉部软骨位置，使喉部内外肌肉得到放松。

治疗时首先确定声带息肉患者是否喉部位置过高，以及喉-颈部肌张力过强的问题。如无，改用其他嗓音促进疗法。可先尝试哈欠-叹息法，如此法能降低喉部位置及放松喉部肌肉，就不需使用喉部按摩法。具体降低喉部紧张度的喉部按摩技术包括以下步骤：①将大拇指与中指置于舌骨周围，手指往后旋转，直到摸到舌骨的大角为止；②手指轻轻施压，并与舌骨顶端以画圈方式旋转；③于甲状软骨上切迹处，重复上述手法，向后旋转画圈；④找到甲状软骨后方边缘处，重复上述手法；⑤将手指置于甲状软骨上方边缘处，不时的轻轻将喉部往下及侧方移动；⑥让患者在进行上述步骤的同时，进行母音的延长，同时注意观察音质或音高是否有变化，相对较低的音质代表了张力的降低，为避免出现疲乏状况，应适当给予休息时间；⑦与患者讨论嗓音肌张力是如何被调低的，然后，重复练习上述步骤，最后看患者是否可自行将喉部位置调到合适的位置。

5. 鼻音-滑音刺激法　嗓音治疗师在嗓音治疗时发现某些刺激音似乎能诱发一个容易发出且听起来较好的声音。研究表明声门上共鸣-构音姿态与喉部生理及功能有直接的关系，使用含许多鼻音或边音的单词通常可协调患者顺利做出想要的目标发声方式；一些鼻音可促进轻松的发音，半阻塞状态的鼻音可使声带的振幅降低，这对降低声门的张力非常有益。使用鼻音-边音刺激法对于功能性嗓音异常、痉挛性嗓音异常特别有用，对肌肉紧张性嗓音异常，如声带息肉患者也有满意疗效。

6. 呼吸训练　许多声带息肉嗓音障碍患者都有一个共同关键的问题，由于息肉影响声门的闭合，造成嘶哑声、气息声、小音量等，声音品质无法满足日常生活工作的需要，便会代偿性地通过挤压声门使之紧闭的方式，来满足发声所需要的力量，而不是以收缩腹部肌肉群来增加气流和气压。虽然挤压声门能够增加发声的能量，但发声品质会因为嗓音的紧绷而下降，这种反复不当的发声方式都会刺激息肉部位，造成息肉持续性的增长。足够的腹式呼吸支持、提升呼吸和说话间良好的协调性，是拥有健康嗓音的基本要素。

笔记

(1)平静状态下腹式呼吸训练。

(2)缓慢平稳呼气法:通过让患者深吸气后,缓慢平稳持续地发音,以提高患者言语时对呼气的控制能力,从而为患者的言语提供稳定持久的呼吸支持。主要步骤:

1)"缓慢平稳呼气法"动作要领的学习:即深吸气,呼气时气流必须平缓均匀,并注意声时的控制。与患者一起吹蜡烛。也可将游戏换成吹肥皂泡、吹哨子等。

2)缓慢平稳呼气训练:深吸气后发无意义音,选择擦音或元音进行练习。发元音/ɑ/、/o/、/e/、/i/、/u/、/ü/或发擦音/f/、/h/、/x/、/s/、/sh/,注意发元音或擦音时对声时的控制,做到缓慢平稳。

3)单音节词的缓慢平稳呼气训练:在发擦音本音的基础上,配合某些韵母,练习发单音节词。练习发以擦音/f/开头的单音节词如孵、腹。

(3)呼吸与说话间的协调:采用慢板节奏训练,建立正确的平静呼吸方式,促进相关呼吸肌群与发声肌群功能之间的协调,促进平静呼吸到言语呼吸的过渡。

二、声带麻痹的嗓音治疗

迷走神经从髓质发出到达喉部肌肉通路中的某一处发生了损伤,会出现嗓音障碍和声带麻痹。医师和言语语言病理学家的职责是确认这种声带运动不全并非由于器质问题所致,比如杓状软骨脱臼或半脱位,环状软骨关节炎或者关节硬化,或肿瘤侵犯等。发声困难的种类和程度主要取决于损伤部位以及损伤是单侧的、双侧的、局部的还是完全性的。

(一) 声带麻痹的定义及分类

声带麻痹指喉的运动神经(喉返神经或喉上神经)受到损害时,可出现声带外展、内收或肌张力松弛三种类型的麻痹。纤维喉镜或动态喉镜下观察患侧声带位于(中位、旁中位、侧位),其形态为(凹型、直线型),声门闭合(完全、不全),振动行为(宽、窄、缺乏),黏膜波(正常、小、缺乏)。其中患侧的振动行为是与健侧比较而言,如果两侧声带振动幅度一致,视为等宽;若患侧声带振动弱于健侧,则视为窄;喉镜观察不全麻痹表现为患侧声带运动滞后,完全麻痹表现为患侧声带无自主运动。喉肌电图的诊断原则是患侧声带募集电位减少1%~30%为轻度不全麻痹,31%~60%为中度不全麻痹,61%~99%为重度不全麻痹,完全麻痹指无可见的募集电位。

1. 环甲肌麻痹(cricothyroid muscle paralysis)　病毒感染是导致喉上神经紊乱的主要原因之一,影响单侧或者双侧,导致左侧或右侧或双侧的环甲肌麻痹。环甲关节的功能主要是拉紧声带,提高音调以及促进声带内收,因此患侧声带会表现出向健侧声带轻微的转动,并且声带整体向患侧轻微的弯曲。病人主要的症状表现为嗓音的音调不能提高或降低,并伴有气息音。病毒导致的环甲肌麻痹常常是暂时的,皮质类固醇和抗病毒药物对此的作用效果很好。对于更长久型的麻痹,Nasseri和Maragos报道称Ⅳ型和Ⅰ型甲状软骨成型手术能改善此情况。此外,嗓音治疗也有效。

2. 双侧声带麻痹(bilateral vocal ford paralysis)　双侧声带麻痹通常是迷走神经主支上侧的损伤导致的,或是发生在脑干核团的损伤。这类高位损伤包括颅底的肿瘤、癌症或者创伤。大多数情况都和颅内病变有关,比如脊髓脊膜突出、脑积水或者Arnold-Chiari畸形。其他罕见的病因还有运动轴突神经病和家族染色体隐性遗传。

双侧声带麻痹分为外展型和内收型,都会危及生命。内收型双侧声带麻痹患者的

笔记

声带不能移到中线，将导致不能发声，甚至有误吸的危险。至于儿童，双侧声带麻痹通常会导致新生儿喘鸣。声带外展麻痹导致患者无法呼吸，持续的双侧声带麻痹患者需要通过手术来扩大呼吸道，以确保呼吸顺利完成。

3. 单侧声带麻痹患者（unilateral vocal ford paralysis，UVFP）　单侧喉返神经疾病或受损是喉麻痹的最常见病因之一。因为喉返神经左侧会沿颈部向下并绕过大动脉弓进入胸腔，然后回到喉部，所以左侧喉返神经比右侧的更易受损。手术创伤是主要的病因之一，它仅次于病毒和先天性因素。当单侧喉返神经受损后，喉内收肌（尤其是环杓侧肌）将不能完成内收的作用。这会使麻痹侧的声带处于正中旁位，所以它们不能充分地内收或外展。无论是呼气还是吸气，该侧声带均无法运动。

（二）各类声带麻痹患者的嗓音生理声学特征

1. 听感知分析　听感知症状是气息声和嘶哑声，偶尔引起复音。双侧内收型声带麻痹患者会有严重的气息声和发音困难，而外展型声带麻痹患者却能发出接近正常的嗓音；双侧外展型声带麻痹患者的另一项听感知症状是呼吸时喘鸣，导致气流流经声带时，无法打开声门。最常见的先天性单侧声带麻痹的听感知症状是哭声微弱。在双侧声带麻痹中，可能存在喘鸣和微弱哭声。喉上神经麻痹最常见的嗓音症状包括发声疲劳、嘶哑声和音域丧失。

2. 声学测量　声学上，我们发现基频微扰（jitter）和振幅微扰值（shimmer）两个参数的非周期性增加、音域范围减小、音调改变减少、信噪比（S/N 比）升高、发声强度减小，基频的变化不明显。

3. 可测得的生理指标　声带麻痹的平均气流率要远远大于正常声音，单侧声带麻痹患者的平均气流率似乎高于双侧声带麻痹患者。多数单侧声带麻痹患者的声门下压高于正常值（6~8cmH_2O），双侧声带麻痹更甚。这是因为患者发音时气流损失较多，说话者为了尝试代偿发音，驱动声带下方过多肺压所致。另一方面，单侧声带麻痹患者声门下压过高（因而呼出更多气流）是因为在声带振动周期内，声门无法完全闭合。肌电图（EMG）是评估声带固定的有效工具，可用来判定喉肌是否麻痹，帮助区分声带麻痹的原因。麻痹侧肌肉电活动细微甚至不存在，或出现异常模式的电活动、肌纤维震颤、运动纤维募集减少。喉上神经麻痹时，肌电图会呈现潜在的肌纤维震颤或募集减少。

4. 可观察的生理指标　典型的单侧声带麻痹在喉镜下表现为发音时患侧声带不完全内收，健侧声带移动至中线位。患侧声带可能会有一些明显的活动，这是由于其他结构的活动或环甲肌收缩产生的（如果喉上神经完整），往往是用到了声带上的一些内收力或患侧声带受气流驱动产生的活动。患侧梨状窝的活动会减弱甚至消失；且一半患者麻痹侧声带位置较高。此高度差异的原因包括：①患侧杓状软骨的位置；②喉外肌的作用；③麻痹侧环甲肌可能会影响患侧声带张力。

5. 频闪喉镜　频闪喉镜下声带麻痹的观测标志包括声带的不对称性和运动的非周期性、振幅高于正常值、黏膜波减少、声门未完全闭合。这些观测指标的结果与疾病性质、听感知、声学、生理和喉镜图像均保持一致。通常可观察到患侧声带偶尔振动，形成类似波浪形的前后运动，与健侧声带的振动频率和方式不同；我们观察到患侧声带的黏膜波并不像健侧声带那么规律；患侧声带振幅有时会增加；大多数情况下，患侧声带和健侧声带会出现一个运动周期；可观察到健侧声带与患侧声带会形成许多声门

笔记

闭合的模式，但多数情况会是声门闭合不全。

（三）康复治疗方法

许多创伤型声带麻痹患者会在9~12个月内自发性恢复，所以永久性的矫正手术应在嗓音训练无效后再使用。在很多案例中，强化声带和言语提升技术可以很好地改善嗓音，所以手术不是必要的。嗓音训练可以说是唯一的治疗手段，除非药物治疗可行。

1. 嗓音训练　我们通常在临床上用到的嗓音训练方法包括半吞咽法、转头法和低头法、指压法、聚焦法、伸舌法、哈欠-叹息法、啭音法、吸入式发音法等。每个方法都依照各自的解剖和生理原理来提高单侧声带麻痹患者的嗓音质量。

（1）半吞咽法（half-swallow boom）：单侧声带麻痹患者由于一侧声带固定不动，另一侧声带移动至中线位甚至跨越中线进行发声代偿，常常表现为气息声的嗓音音质，因此临床上可采用半吞咽法，在吞咽进行到一半时用较低的音调大声地发“bo---m”音，产生的气流在声道内反作用于声带，以提高声带闭合的能力。

该方法的主要步骤：①学习半吞咽动作，即在吞咽进行到一半，喉的位置处于最高时进行发音。指导患者用手指指腹触及喉部，体会喉的上下运动；也可将头转向两侧或将下颌放低，用bo---m发音。②指导患者在喉部上抬时发bo---m，在维持喉高位下，紧跟着发/i/音；逐渐过渡到发bo---m+/y/开头的词语、bo---m+短语等。③逐渐增加字词的长度，要求患者半吞咽时去掉bo---m作诱导，直接半吞咽发字词。④逐渐撤去吞咽动作，把头和下颌移到自然位置，练习自然发音。

（2）转头法和低头法（head positioning and tuck-chin）：单侧声带麻痹患者常伴有声音嘶哑的嗓音症状，通过改变头部姿势（转头法和低头法）可协助发出较佳的嗓音。

该方法的主要步骤：①患者端坐，眼视前方。治疗师给予简单说明：“转头和低头的动作可以改善你的嗓音。”②在转头和低头的过程中，延长发元音/i/或/u/，寻找最佳音质；一旦找到对发声有帮助的姿势时，可开始其他嗓音的练习活动。

（3）指压法（digital manipulation）：对于单侧声带麻痹患者来说，手指按压甲状软骨侧壁，通常可让声带产生较佳的闭合度，并发出较大的声音。

该方法的主要步骤：①患者正视前方，头微向下弯曲；治疗师向麻痹侧甲状软骨板施加压力，此时患者延长元音/a/或/i/，可发出较大的声音。②若声音没有改善，治疗师施压于健侧甲状软骨。③若声音还是没有改善，可让患者在转头状态下，在甲状软骨板上施压；例如头转向右侧，则按压右侧甲状软骨板。④患者在转头状态下，按压两侧甲状软骨板，寻找最佳嗓音头位。

（4）聚焦法（focus）：单侧声带麻痹患者最常见的共鸣问题在于，声音听起来像是由喉咙深部所发出。许多患者会将注意力放在喉部，此时练习共鸣前置的策略颇为有效，可将患者的注意力由喉部转移至上声道，如脸颊和鼻梁等部位。

该方法的主要步骤：①建立“将声音抛出喉咙”的概念，注意力放于脸部或脸颊前方的位置。②增加鼻音化，建立较高的共鸣点至鼻翼处，发/m/、/n/和/ng/音。③共鸣转移至较高的共鸣位置时，可开始进行舌尖音的单字练习，如梯、他等。④听觉回放，让患者感受自己的共鸣变化。

（5）伸舌法/i/（tongue protrusion/i/）：伸舌法通过将舌伸出口外用高音调发前位音，扩张口咽腔，体会发音时口咽腔放松的感觉，从而治疗单侧声带麻痹患者因咽腔和

笔记

喉部过于紧张而导致的喉位聚焦和后位聚焦。伸舌应以感觉舒适为宜，注意要保持患者的最佳音质。

该方法的主要步骤：①让患者伸出舌头发元音/i/；如患者不能自己完成，治疗师可用食指抵住患者的下颌，帮其微微张开嘴，伸出舌头。②要求患者伸舌后慢慢将舌体回缩，同时发/iiiii/或/mimimimimimi/，舌缩回至口腔后，过渡到发以声母/y/或/m，b，p/开头的单音节词。舌回缩至口腔后，可换气后再发音，注意保持发/i/时的发音状态。③先用正常嗓音发/i---/或/mi---/，逐渐过渡到发以/y/或/m，b，p/开头的单音节词，注意保持发/i/或/mi---/时的发音状态。

（6）哈欠-叹息法（yawn-sigh）：哈欠-叹息法指通过夸张的哈欠和叹息动作，使声道充分打开，咽部肌肉放松，然后在叹息时发音并体会放松的感觉，为单侧声带麻痹患者形成自然舒适的嗓音奠定基础。

该方法的主要步骤：①向患者介绍哈欠-叹息法的动作要领，即在打哈欠快结束时叹气。②在叹息的同时发/h/音，然后加入一连串的低元音/ɑ/，发声应该舒适、松弛、柔和。③以/h/为引导，练习正常的发音。发音时，仔细聆听那些分别以/h/音开头和以韵母开头词语的发音差异，确保发这些音时没有硬起音的现象；如果发生硬起音现象，那么只练习发/h/音开头的词语，直到获得平滑的起音方式为止。④在患者初步掌握正确发声方式的基础上，从字、词过渡到简单的句子，其中字、词、句子中所有/h/音所占比例超过50%，从而能比较好地诱导发音。

（7）啭音法（pitch shift up）：单侧声带麻痹患者常表现为音域减小，响度降低。针对这个问题，可采用啭音法，发音调和响度连续起伏变化的旋转式的音，促进患者呼吸与发声功能的协调，提高其言语时对声带的控制能力，建立新的、舒适的发声模式，改善其音质。

该方法的主要步骤：①向患者讲解啭音的动作要领，要求用音调和响度连续变化的音发啭音/i ～～/。②指导患者用较快的速度发啭音/ i ～～/，发音时音调与响度连贯并快速起伏变化。③指导患者用较慢的速度发啭音/ i ～～/，发音时音调与响度连贯并缓慢起伏变化。④指导患者时快时慢地发啭音/i ～～/，快慢变化时过渡自然，提高呼吸和发声的协调能力。

（8）吸入式发音法（inhalation phonation）：声带活动受限是抑制患者建立良好发声的原因。患者出于社会交流的需求，常常卡紧喉咙说话，长此以往可能产生室带代偿发声的情况。此时我们可采用吸入式发音法，在吸气的时候发音来帮助患者重新使用真声带进行发音。

该方法的主要步骤：①治疗师示范（图5-10），利用双肩辅助发音，举起双臂的同时深吸一口气，并同时用高音调发高元音；放下双臂的同时呼出气体。②利用双臂辅助发音，耸肩的同时深吸一口气，同时以高音调发高元音/i/或/ü/，然后过渡到呼气时发音，并从高音调自然下滑到正常音调的发音，过渡应自然连贯，从而建立真声带发音方式。③撤除吸气时发音的诱导，直接用舒适的方式发音，巩固真声带发音。

2. 单侧声带麻痹的非行为治疗　自从Arnold（1962）介绍了一种注射特氟龙的方法来促进声带移向中线后，这种技术得到了发展。目前特氟龙已经不再作为填充物了，而是采用其他种类的软组织填充物，包括脂肪、聚丙烯酰胺水凝胶、面部组织填充。

笔记

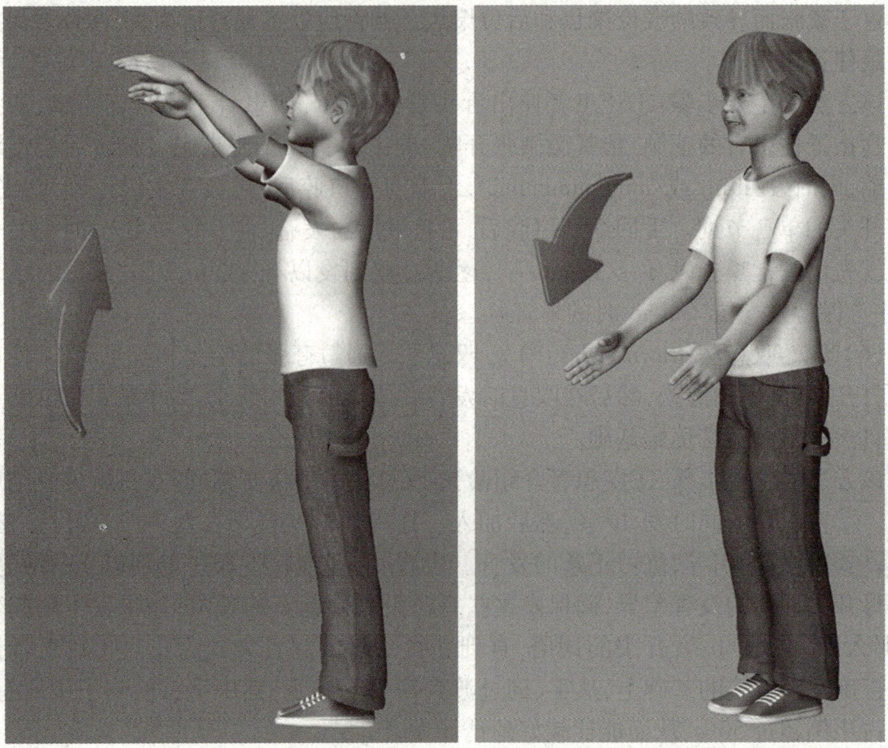

A　　　　B

图 5-10　吸入式发音法动作示范

A：吸气抬起手臂的同时发/i/；B：呼气时放下手臂

注射手术是安全的，并能有效地促进声带移向正中位，但脂肪注射有可能会被吸收，导致症状复发，当注射物移到声带表面时，声带的振动会被中断。

甲状软骨成型Ⅰ型手术是一种促进声带移向中线位的手术，它用一个可自由移动的楔形物，将患侧声带移动至正中位。外科手术医生在甲状软骨外侧靠近患侧声带方切出一个矩形口。病人保持意识清醒，外科医生将楔形物放到一个合适的位置，使患者能够发出最佳的发声，然后将楔形物固定在这个位置。这个手术的效果很明显，病人将在最早一个月后嗓音得到改善，并且至少在 6 个月后达到稳定状态。

一些在注射或者术后的患者仍然会出现和术前一样的发声功能亢进现象，表现为说话时用力挤出单词，过度用力的发声行为如硬起音等。在手术治疗后，言语语言治疗师应该帮助患者恢复正常的嗓音，关注病人是否有足量的呼吸支持，轻松的发音，发音聚焦位置是否正确，以及音量是否合适。

3. 双侧声带麻痹的治疗　双侧声带麻痹常用的方法是通过手术去除单侧杓状软骨，并用电灼烧器灼烧切口止血，电灼烧器同时会刺激声带周围组织使声带痉挛，可使声门前端闭合，声门后端打开，从而扩大气道。除了手术，对于声带外展麻痹患者还可用吸气气压阈值训练。

三、脑卒中运动性构音障碍的治疗

运动性构音障碍是指由于神经肌肉病变，与构音有关的肌肉表现为无力、肌张力增高或运动不协调所致的言语障碍。主要表现为发声困难，发音不准、咬字不清，音

笔记

量、音调、速度、节律等异常。脑卒中是运动性构音障碍的最常见病因，约 30%～40%的脑卒中患者会发生运动性构音障碍，且 15%的脑卒中运动性构音障碍将长期存在，严重影响了患者的日常交流能力和生存质量。

（一）分类及其言语障碍特征

脑卒中所致运动性构音障碍常见的类型有痉挛型、弛缓型、单侧上运动神经元型和运动失调型，其中痉挛型最为多见，占 87.8%。

1. 痉挛型构音障碍　由双侧上运动神经元损伤所致。双侧锥体系的损害，引起构音肌群肌无力，此现象在舌和唇的活动中最为明显；而双侧锥体外系的损害则导致构音肌群肌张力增高（痉挛），此现象在发声时声带过度内收的动作中最为明显。痉挛型构音障碍的言语特征为说话缓慢、辅音发音不准、费力、粗糙、鼻音较重、缺乏音量控制、重音减弱、语调异常等，说话时舌、唇运动差、软腭上抬困难。常伴有强哭、强笑等情绪控制障碍。

2. 弛缓型构音障碍　由下运动神经元损伤引起构音肌群迟缓无力所致。其言语特征为说话时鼻音过重、辅音发音不准以及伴有气息音质的嗓音特性，有时可闻及气体从鼻孔逸出的声音及吸气声。说话时因气流较弱而使语句短促、音调低、音量小等。患者可表现出动作缓慢且费力的构音行为。

3. 单侧上运动神经元型构音障碍　由单侧上运动神经元损伤引起的运动性构音障碍。其主要的言语特征为辅音发音不准。患者有明显的对侧下面部、双唇、舌及对侧肢体无力的现象。在多数的案例中，患者的发音仅受到轻微的影响。许多轻症患者，此类构音障碍只是暂时的，在数日或数周后，便能自然恢复。在较重的案例中，此类构音障碍常合并失语症、言语失用、视觉缺失或认知障碍同时发生。

4. 运动失调型构音障碍　由于小脑或连结小脑到其他中枢神经系统的神经通路病变，引起构音肌群的运动控制能力减退所致。其言语特征主要以韵律失常为主，声音的高低强弱呆板震颤、音量、重音和语调单一、语音间距延长、如同“醉酒”后的言语行为。有辅音发音不准、元音歪曲的现象，且这种现象在不同言语表达时表现会有所不同。常伴有肢体的共济失调。

（二）评定方法

1. 病史采集　收集患者的相关病例资料，包括病史、可能的病灶部位、疾病目前的发展状况等，这些资料可为治疗师提供许多重要的评估信息。病例资料可通过询问患者、患者家属、其他医护人员或通过翻阅病例来获取。

2. 言语功能评估　运动性构音障碍常用的评估方法有两种：仪器测量法和知觉性言语评估法。仪器测量法能比较客观地检测出患者言语行为上的细微变化；知觉性言语评估法主要靠检查者的听觉来分辨言语的异常，不需要复杂的仪器检查，临床应用较广。

言语的产生依赖呼吸、发声、共鸣、构音及音韵五个要素，其中任何一个要素因脑卒中而受到影响，均可导致运动性构音障碍。因此，在对脑卒中运动性构音障碍进行评估时，呼吸、发声、共鸣、构音及音韵等要素均在评估的范围之内，这五个要素的评定可按以前章节中介绍的方法进行，言语治疗师应同时仔细评定肌肉强度/力量、运动速度、运动范围、动作准确度、动作稳定度和肌肉张力的情况。

（1）肌肉强度/力量：要想准确发音，参与构音的肌群必须要有足够的肌肉强度/

笔记

力量。当肌肉强度/力量变弱,可能会对呼吸、构音、共鸣、发声和音韵的形成产生影响。肌肉强度/力量的检查方法:嘱患者用舌头向前推施以阻力的压舌板,或嘱患者大声地从一数到一百等。

(2)运动速度:要想准确发音,构音器官需要有快速的运动速度。运动速度减慢是运动性构音障碍最常见的症状。运动速度可用改变动作速率(alternate motion rate, AMR)和序列性动作速率(sequential motion rate,SMR)进行检查。

(3)运动范围:要想准确发音,构音器官需要有足够的运动范围。如果构音器官的活动范围减小,患者可能无法完全张口,音韵也会受到一定的影响。运动范围的检查方法:嘱患者按要求将其构音器官固定或运动至不同的位置。

(4)动作准确度:清晰的语音,要靠构音器官的准确运动而产生,包括力量、速度、范围、方向和时间点均需要精准地相互配合。不准确的发音动作可能导致辅音扭曲或间歇性鼻音过重。动作准确度的检查方法:可用谈话性言语或口语式的段落诵读来观察改变动作速率(AMR)和序列性动作速率(SMR)。

(5)动作稳定度:动作稳定度是指支撑住身体部位并保持平稳的能力。临床上有许多疾病所引起的不随意性运动会使动作稳定度降低,从而干扰到随意性动作的产生,如:震颤、手足徐动等。动作稳定度的检查方法:患者按要求维持某一种姿势或延长发一个元音。

(6)肌肉张力:肌肉张力让肌肉维持在“随时可以启动”的状态,且在需要时能快速活动。一般情况下,肌张力变弱与肌肉无力或麻痹有关,肌张力增高则与肌肉痉挛或僵直有关。肌肉张力一般通过倾听患者的言语表达或观察患者的障碍部位来进行检查。

(三)治疗方法

构音障碍评定所发现的异常部位,便是构音运动训练的出发点,多个部位出现运动障碍时,一般情况下,按照呼吸、喉、腭和腭咽区、舌体、舌尖、唇、下颌运动的顺序逐个进行训练,也可选择几个模块同时开始训练。一般来说,脑卒中运动性构音障碍的治疗,先改善构音运动,再开始构音的训练。

1. 呼吸训练　呼气流的量和呼气流的控制是正确发音的基础。呼吸是发音的源动力,必须在声门下形成一定的压力才能产生理想的发声和构音。因此,进行呼吸控制训练是改善发音的基础。重度构音障碍患者往往呼吸很差,特别是呼气相短而弱,很难在声门下和口腔形成一定的压力,呼吸训练应视为首要训练项目。

(1)调整坐姿:首先应调整坐姿,如果患者可以坐稳,应做到躯干挺直、双肩水平,头保持中立位。

(2)增加肺活量:如果患者呼气时间短而且弱,可采取辅助呼吸训练方法。治疗师将双手放在患者两侧肩部或上臂,吸气时,治疗师辅助患者将双肩上耸或将双上肢抬起,增加吸气量;呼气时,治疗师辅助患者将双肩或双上肢放下,增加呼气量。治疗师也可将手放在患者腹部,在呼气末按压腹部增加膈肌运动,从而增加呼气量,这种训练也可以结合发音一起练习。

(3)口鼻分离训练:嘱患者用鼻吸气,用嘴呼气,尽量延长用嘴呼气时间。

(4)延长呼气时间训练:可通过不间断数数、不间断跟着节拍发音或通过吹气球、吹泡泡、吹蜡烛、吹哨子、吹纸片、吹水波等视听反馈方法来延长呼气时间。

笔记

2. 放松训练 痉挛型构音障碍的患者，往往有咽喉肌群紧张，同时肢体肌肉张力增高，通过放松肢体的肌紧张可以使咽喉部肌群也相应地放松。训练时取放松的体位，闭目，精力集中于放松的部位，可设计一些动作使肌肉先紧张、然后再放松，并让患者体会紧张后的松弛感。如：双肩上耸，保持5秒，然后放松。也可采用头颈操、打哈欠、叹气等方式来放松头颈部紧张的肌群。

3. 下颌、唇、舌的训练 当出现下颌下垂或偏移而不能闭口时，可用手拍打下颌中部和颞颌关节附近的皮肤，不仅可以促进口的闭合，还可以防止下颌的前伸。也可利用下颌反射辅助下颌上抬。具体操作方法：治疗师把左手放在患者下颌的下面，右手持叩诊锤轻轻敲击下颌，左手随下颌反射的出现协助下颌上抬，逐步使双唇闭合。当患者出现口唇运动障碍时，要训练唇的展开、闭合、前突、后缩运动等；当患者出现舌活动障碍时，要训练舌的前伸、后缩、上举和侧方运动等。重度患者舌的运动严重受限，无法自主完成前伸、后缩、上举等动作。治疗师可以戴上指套或用压舌板协助患者做运动。弛缓型构音障碍的患者，舌表现为无活动并存在舌肌的萎缩，此类患者主要进行舌肌力量的练习。冰块刺激面部、口唇和舌可以促进口唇的闭合和舌的运动，一次1~2分钟，一天3~4次。双唇的训练不仅可以为发双唇音做好准备，而且流涎可以逐步减轻或消失。

4. 辨音训练 患者对音的分辨能力对准确发音非常重要，因此要训练患者对音的辨别。首先要能分辨出错音，可以通过口述或放录音，也可采取小组训练的形式，由患者说一段话，让其他患者评议，最后由治疗师纠正，效果很好。

5. 发音训练 患者可以在唇、舌、下颌训练后，做无声的发音动作，最后轻声引出目的音。原则为先发元音，如“a”、“i”、“u”，然后发辅音，辅音练习先由双唇音开始，如“b”、“p”、“m”，能发这些音后，将已学会的辅音和元音结合，如“ba”、“bi”、“bu”，熟练掌握以后，再采取元音+辅音+元音的形式继续训练，最后过渡到训练单词和句子。

6. 克服鼻音的训练 鼻音是由于软腭运动减弱，腭咽不能闭合而将非鼻音发成鼻音。克服鼻音训练的目的是加强软腭肌肉的张力。

(1)“推撑”疗法：患者两手放在桌面上向下推或两手放在桌面下向上推，在用力的同时发“a”音，可以促进腭肌收缩和软腭上抬。

(2)引导气流法：引导气流通过口腔，减少鼻漏气。如吹吸管、吹乒乓球、吹喇叭、吹哨子、吹奏乐器、吹蜡烛、吹羽毛、吹纸张等，都可以用来集中和引导气流。

(3)软腭力量练习：发舌根音如“g”、“k”、“h”等可用来增强软腭肌力促进腭咽闭合。

7. 克服费力音的训练 费力音是由于声带过分内收所致，听起来声音好像从喉部挤出来似的。克服费力音训练的目的是让患者获得容易的发音方式。

(1)放松训练：可以采用头颈部的放松训练。头部从前向后慢慢旋转的同时发音，这种头颈部放松可以产生较容易的发声方式。也可以用打哈欠的方式诱导发音。让患者打哈欠的同时发声，理论上打哈欠时声门可以完全张开。开始时让患者打哈欠并伴有呼气，哈欠动作做好之后，紧接着叹息时教患者说词和短句。

(2)送气法：发“h”音时，声带外展，因此可训练患者随着“h”的音发音，可以克服费力音。

笔记

(3)咀嚼训练:咀嚼训练可以使声带放松和产生适当的肌肉张力,训练患者咀嚼时不发声到逐渐发声,利用这些运动使患者说出单词、短句和进行对话。

8. 克服气息音的训练 气息音是由于声门闭合不全所致,因此克服气息音训练的目的是在发声时关闭声门。上面所述的“推撑”疗法可以促进声门闭合。另外,用一个元音或双元音结合辅音和另一个元音发音,如“ama”、“eima”等,用这种元音和双元音诱导发音的方法来产生词、词组和句子。

9. 音韵训练 由于运动障碍,很多患者的言语缺乏抑扬顿挫和轻重变化,表现出音调单一、音量单一以及节律异常。训练时要指出患者的音调问题,可使用乐器的音阶变化来训练患者的音调。也可以使用“可视语言音量训练器”辅助训练,患者可以通过监视器上的曲线升降调节音调和音量。

另外,构音障碍的患者可能表现为可以发很多音,但由于痉挛或运动不协调而使多数音发成歪曲音或韵律失常,这时可以利用节拍器控制言语速度,由慢开始,逐渐变快,患者跟随节拍发音可以明显地增加言语清晰度。节拍器的频率根据患者的具体情况而定。如果没有节拍器,治疗师可以轻拍桌子打节拍,患者跟着节拍进行训练。

10. 增益及替代性语音沟通辅助具(Alternative and Augmentative Speech Communication System,AAC) 部分重度患者,通过各种手段治疗仍不能讲话或虽能讲话但言语清晰度极低,这种情况可使用增益及替代性语音沟通辅助具。AAC有很多种类,包括沟通图卡、沟通簿、沟通板、笔记本电脑、特殊点选设备、电脑辅助科技等。随着电子科学技术的高速发展,一些国家已经研制出了多种体积小、便于携带和操作的电子交流装置,具有专门软件系统的计算机也逐步用于构音障碍患者的交流,而且,这些特制的装置还可以合成言语声音。在我国,AAC还有待进一步开发。目前患者可以使用各种类型的交流板,交流板可根据患者的情况进行设计。在设计交流板时,关键要对患者的运动能力、智力、语言能力等进行全面的评定,选择能充分发挥患者残余功能、最简单易行的交流手段。此外,随着患者交流水平的提高,要及时调整交流板的内容,使交流板能更好地发挥增益和替代作用。

四、腭裂语音的评估和康复治疗

唇腭裂是常见的先天畸形,我国是唇腭裂高发国家,发生率为0.182%。唇腭裂的两个显著特点:一是患者存在形态、功能及心理、社会行为方面的缺陷,如唇、鼻、腭、牙颌面的形态异常,导致吮吸、吞咽、语音、听力等功能障碍;二是多方面缺陷不是一个学科、一次治疗可以解决的,随着患儿生长发育,畸形程度也随之变化,相应问题随着患儿生长发育都有合适的治疗时机。唇腭裂治疗由最初单一外科局部缝合关闭裂隙,早已发展到包括纵向时间顺序性和横向多学科参与的序列治疗。

(一)唇腭裂概述

腭裂在解剖上表现为腭部裂隙,在功能上表现为腭咽闭合功能障碍,即腭咽闭合不全(velopharyngeal insufficiency,VPI),在结果上表现为语音不清。良好的语言效果是唇腭裂治疗团队追求的功能目标。而良好的腭咽功能在达到这一目标中起到了决定性作用。因此,腭咽功能评估成为腭裂序列治疗中的核心环节。腭裂术后腭咽功能构建的完善与否,亦决定着不同的治疗方向,具体如表5-9所示。

笔记

表 5-9　腭裂语音及语言的评估时间、内容及治疗计划

时间	评估内容	治疗计划
0~10 个月	——	促进语言发展的早期干预
10~12 个月	腭裂手术	——
12 个月 ~2 岁	腭裂术后的第一次评估（语音、语言发展状态）	促进语言发展的早期干预
2~4 岁	腭咽闭合状态的初步判定； 语音、语言发展状态	随诊 家庭早期干预 语言治疗
4 岁	腭咽功能评估 语音、语言发展	改善腭咽闭合不全的手术或语言治疗
4~9 岁	半年/一年复诊（依据语音评估结果）	随诊 或语言治疗
约 9 岁	评估腺样体萎缩对腭咽闭合的影响	必要时行改善腭咽功能的手术
正颌手术前后	评价正颌手术前后的腭咽闭合状态以及正颌手术对腭咽功能的影响	必要时正颌手术后行改善腭咽功能的手术
咽瓣手术前后	评价咽瓣手术的效果以及对睡眠呼吸影响情况	必要时行改善 PF 的手术

（二）腭裂语音评估

腭裂语音评估包括病史收集、言语主观评估、口腔检查、腭咽功能的客观评估。

1. 语音评估前病史收集　病史收集内容包括：裂隙诊断；手术病史（包括手术时间、手术类型）；既往史。除此之外，应了解：是否存在饮食鼻腔反流史；是否存在喂养和咀嚼困难；中耳功能及是否存在听力问题；既往语言评估和治疗史；了解家长对患儿语音、语言的认识：包括家长对患儿语言的接受度、期望；对语音进步的理解等。

2. 言语主观评估　主观评估包括共鸣状态、鼻漏气、构音、音质等。主观评估方式一般为实时评估、记录，至少能够录音，最好能够录像。需留存术前、术后语音资料，以备手术前后效果比较、对比研究等。

（1）共鸣状态：共鸣异常包括鼻音功能亢进、鼻音功能低下及混合性鼻音。不同类型鼻音提示不同腭咽闭合状态。腭裂术前通常表现为过高鼻音，表现为低沉和不清楚的听觉感受，可通过韵母来辨听过高鼻音。通常情况下，过高鼻音和鼻音化是腭咽闭合功能障碍强有力的证据。但过高鼻音又不完全由腭咽闭合功能障碍引起，大的口鼻瘘孔也可导致过高鼻音；过高鼻音也可只表现在特定音位上，这与特定音位的鼻音替代或发特定韵母时，过高过后的舌位有关，需在过高鼻音评估时注意鉴别。

腭裂患者的过低鼻音常由上颌后缩、过窄咽腔、过大咽瓣、过大扁桃体或腺样体以及下鼻甲肥大等引起，凡导致口鼻共鸣腔通道受阻的因素均可导致过低鼻音。因此，腭咽闭合不全的腭裂患者可同时存在过高鼻音和过低鼻音。

（2）鼻漏气：鼻漏气既可与过高鼻音伴发也可单独存在，取决于腭咽闭合不全的程度。若鼻漏气几乎听不出来，则提示腭咽闭合不全的程度较大；若鼻漏气可以闻及，

笔记

说明相对不能闻及鼻漏气，腭咽闭合不全的程度较小。鼻漏气常伴发面部扭曲（grimace），系对腭咽闭合不全的面部代偿表现。若鼻漏气持续稳定地发生在特定音位而并非所有的压力性辅音时，患者则可能是构音位置错误而不是腭咽闭合不全。

（3）构音：构音评估时，语言治疗师需要记录所有的构音错误。与腭咽闭合功能的相关构音错误主要有：必然性的构音错误和代偿性发音。必然性构音错误继发于腭咽闭合功能障碍，由结构缺陷导致，主要表现为声母鼻音化和低压力构音。因腭咽闭合不全或不良习惯，患者可提前通过在喉部（喉塞、擦音）和咽部（咽塞、擦音）构音来代偿发音时口腔内的压力不足，形成代偿性发音。必然性的构音错误，只要器官功能条件改变，即可以改变，一般不需要进行语音治疗；而代偿性构音，即使腭咽功能良好，也常常需要通过系统的语音治疗才可以纠正。

（4）音质：声音嘶哑是腭咽闭合不全患者常见的伴发问题，一方面，当声音嘶哑存在时，会影响鼻音的判听；另一方面，声音嘶哑的患者可能存在声带病变，需要耳鼻喉科医生参与诊治。

3. 口咽腔检查　口咽腔检查是腭裂患者语音评估及腭咽闭合功能障碍诊断中必不可少的部分。口咽腔检查的主要内容有：软腭的长度、发音时动度及对称度；是否存在瘘孔以及瘘孔的大小和位置；扁桃体的大小等。因过大的扁桃体会导致鼻音功能低下，影响软腭的上抬，甚至影响构音，因此需要医学治疗（手术或药物）。

4. 腭咽功能客观评估

（1）简单的器具评估：镜子测试是一种简单有效的、可以观察患者是否存在鼻漏气的方法。评估者将口镜或镜子置于患者的鼻孔下方，如果被测试者发非鼻音时，镜子上出现雾气，则说明存在鼻漏气。但应注意的是，需要区别是受试者的呼吸还是鼻腔的漏气，需要在受试者换气后发音前，将口镜置于鼻孔的下方，并把口镜在受试者停止发音前移走。

（2）器械评估：腭咽闭合功能的器械评估能够为主观评估提供有价值的佐证信息，另外对进一步诊疗计划的制定具有指导意义。该评估包括直接和间接检查方法。直接检查是指那些可在直视下观察腭咽闭合结构的检查技术。这些检查技术通常在自然语音状态下开展，不影响腭咽闭合结构的运动。除此之外其余的所有检查技术均可被定义为间接检查技术。间接检查即通过腭咽活动的结果（指标）来推测腭咽功能，而非腭咽闭合本身。因此，主观判听共鸣状态和鼻腔气流亦属于间接检查技术。器械检查鼻腔共鸣，鼻腔气流或压力也属于此类。直接检查技术包括影像学检查技术和内镜检查技术，近年来也有学者在腭咽功能研究中引入超声检查，实时 CT 和 MRI 检查。然而，在这一领域的长期发展过程中，仅有视频透视检查技术和内镜技术历经时间考验而始终存留。

目前，鼻咽纤维镜（nasopharyngoscopy，NPS）检查是国内外各唇腭裂治疗中心广泛使用的客观评估方法。NPS 可以直视软腭的鼻腔面，为腭隐裂的诊断提供证据，能够更加准确地确定腭咽闭合不全的位置及相对大小，是制定进一步手术治疗计划的关键信息。在 NPS 检查中应该注意测试语句的选择，使用重复性音节和具有音位特征的句子，注意对比使用压力性辅音（声母）和非压力性辅音（声母），观察对比代偿性发音与正确发音间的腭咽闭合运动，且应以正确构音的腭咽闭合运动结果为主，如图 5-11。

笔记

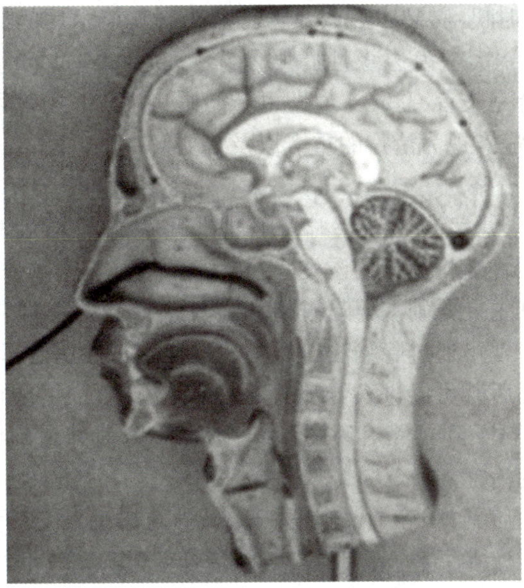

图 5-11 腭咽功能鼻咽纤维镜检查

在 NPS 检查过程中，需观察腭咽结构（软腭、咽侧壁、咽后壁）间的相对贡献是非常重要的，通过观察 NPS 下的闭合率（镜下腭咽完全闭合与实际闭合程度的比率）、腭的对称度、咽后壁的解剖信息（是否存在异常动脉搏动影像）等，为腭咽闭合不全的手术方式的选择提供决策性的信息。

（三）腭裂语音的康复治疗

在腭裂语音治疗中，首先需要治疗腭咽闭合不全，然后再进行语音的序列治疗。

1. 腭咽闭合不全的治疗　通常重度高鼻音、不可闻及的鼻漏气、代偿性发音以及低压力构音状态提示腭咽闭合不全的缺口面积较大；中度高鼻音、可闻及鼻漏气、可能存在代偿性发音及较轻的低压力构音状态提示中等程度的腭咽闭合不全间隙；轻度的高鼻音、可闻及鼻漏气提示轻度的腭咽闭合不全间隙。以上主观评估的结果需结合客观检查才能做出最终的诊断。腭咽闭合功能障碍均需要先行手术治疗。不少研究报道，NPS 的闭合率≥0.7 时可以仅进行腭部的手术以治疗腭咽闭合不全；若闭合率<0.7 时，要考虑除进行腭部的手术外需要增加咽部的手术，但咽部手术的决策（如咽瓣的宽窄）不仅需要考虑患者气道的状态，尽可能在避免减少呼吸睡眠阻塞发生的同时，兼顾获得腭咽闭合功能，还要考虑腭心面综合征患者可能存在颈内动脉异位的可能。

同时存在 VPI 和错误构音学习的患者也比较常见。此时，需要先通过手术治疗 VPI，之后需要再通过语音治疗改善代偿性（喉部和咽部的代偿）构音，二者缺一不可。

2. 腭裂语音的治疗

（1）构音异常：构音异常的发生与结构异常[又称必然性（obligatory）错误]、错误构音习惯（代偿性发音）以及年龄（语音发展）等三方面原因有关。因此腭咽功能并不是影响腭裂患者构音异常的唯一因素，即使是 VPI 患者，尽管表现出过高鼻音和鼻漏气，但也可存在正常的构音。文献报道的腭裂患者构音异常的发生率为 22%~92%，发生率变异较大的原因与评估时间有关。

(2)语音治疗的时机:腭裂术后或改善腭咽闭合功能术后的复诊时间一般为术后6个月,判定腭咽闭合状态为边缘性腭咽不全(marginal velopharyngeal insufficiency, MVPI)或是腭咽闭合完全者,3.5~4岁即可开始语言治疗。虽然可能存在其他的构音问题,代偿性构音治疗应视为治疗的重点以及首要解决的问题。

(3)语音治疗的策略

1)治疗方法;腭裂患者的构音治疗与其他非腭裂患者并无太大差异。治疗的第一步为确定治疗目标音及目标音的诱发。目标音的选择有多项原则,选择影响言语清晰度最明显的音是其主要原则。声母省略和后置构音错误是腭裂患者常见的方法性错误和位置性错误。常可通过隐喻法、描述法、逐步接近法诱发目标音。

目标音诱发成功后既可以进入传统的构音治疗程序——阶梯式治疗程序:从发音动作到字、词、短语、句子到自然对话的训练,若每一阶段的正确率达到90%,则可以进行到下一步阶段的治疗。

位置性错误(包括后置构音、代偿性发音错误)可以采用音韵治疗的方法,音韵的治疗策略能够同时治疗多个音,可获得高效的治疗效果。治疗的第一步常常是加强听觉辨识——患者能够分辨出不同位置的声音,即什么是口腔前部的声音,什么是后部的声音(后置构音)或者非口腔构音器官——后鼻腔、喉、咽部发出的声音(代偿性构音),治疗的重点是前移构音位置,改善整体构音规则。在前移构音位置时可以采用相同的诱发目标音策略。通常会根据患者的学习程度布置家庭作业,家庭作业的内容通常为治疗目标音在生活中的运用和练习。

2)治疗周期语言:治疗周期主要取决于存在的构音错误复杂程度、理解认知水平以及治疗依从性等。

3)代偿性构音的治疗:代偿性构音是学习型行为,属于音韵错误。代偿性的构音姿势已经融入到了患者的构音规则系统中。错误发音形式均表现为构音位置的后移——腭化构音、咽擦音、咽塞音、喉塞音等,见图5-12。

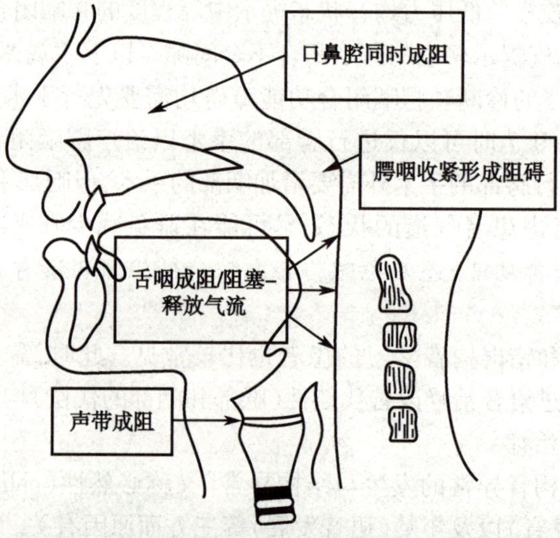

图5-12 代偿性发音的发生部位

代偿性构音的治疗可采用音韵治疗的方法,力求改变整个构音规则而并非某一个音。首先提高患者对"正确声音"以及"代偿性声音"的听觉辨识。强调所发的声音是口腔前部发音器官发出的声音而并非是咽部、喉部等这些位于口腔后部甚至是更下部位的器官所发的声音。

在此前提下,进行音的诱发测试,选择易于诱发的音(如/t/、/c/、/q/)作为语音治疗的切入点和关键音。在此过程中始终强调听觉辨识以及前移构音位置的概念,以此扩展到其他的语音练习。

五、口吃的治疗

口吃是一种言语流畅性障碍。世界卫生组织对口吃的定义为:一种言语节奏紊乱,即口吃者因为不自主的声音重复、延长或中断,无法表达清楚自己所想表达的内容。正常人偶尔也会出现以上的情况,如因想不起恰当的词汇而说话中断、重复,或自我修正等,但这些情况所致的非流畅性不包括在内。这里所说的是始终在脑海中非常注意,实际上却常出现不能顺利说出话的慢性状态。

(一) 口吃的原因及表现

1. 口吃的原因　口吃的原因众说纷纭,一些假设是从口吃发生当下的状况(stuttering moments)来探讨口吃发生的原因,而另一些学者从整体口吃现象(the phenomena of stuttering)来阐述口吃为什么会发生。总的来说,口吃的原因大致可分为生理缺陷观点、心理调适或习得观点、认知历程观点、多因素观点等。

传统观点认为口吃是一些儿童在言语发展的过程中习得了非流畅性言语所致,即口吃的习得理论。近年来,口吃的研究者开始从医学角度探寻口吃的原因:①有一些重要的现象表明遗传因素参与发展性口吃的发生:口吃集中于某些家庭中,口吃患者的一级亲属口吃的发生率是普通人群的 3 倍以上;领养儿童的口吃与他亲生父母的口吃问题密切相关而非养父母。②有学者利用脑功能影像学手段研究了口吃的神经学起源,早在 20 世纪 30 年代,两位美国学者 Samuel Orton 和 Lee Travis 提出了口吃的大脑优势理论,认为正常人的双侧半球在语言的产生中必须相互协作,一侧半球起主导作用,而口吃患者缺乏这种大脑优势,造成激活言语相关肌肉群的双侧神经支配的不协调。

2. 容易出现口吃的情况

(1)成人:根据 Bloodstein 的抽样调查结果发现,以下几种场合较多见。①全身性紧张;②表达的内容重要时;③准备说话到实际开始说话的时间;④听者的反应(事先预感);⑤必须给对方一个好的印象;⑥发觉自己口吃时。

(2)儿童:Johnson 经过观察后有以下看法。①急于表达时;②兴奋时;③用较难的词汇或使用尚不习惯的词句时;④与他人抢话时;⑤在严厉的束缚下说话时;⑥与不喜欢自己的人说话时;⑦在吃惊、害羞、恐惧、窘迫、失望等情绪下谈话时;⑧谈话的对方对说话的方式持有较高的标准,力求完美时。

(二) 口吃的评定

临床工作者要了解口吃的具体情况以及严重程度,需要按照一定的流程进行详细的资料搜集和语言样本的分析。Guitar 指出,面谈有助于语言治疗师初步判断患者是否为口吃。成人口吃患者需要亲自接受面谈,儿童则由语言治疗师与其父母面谈,以便对口吃者有全面的了解。面谈需要详细了解口吃患者的障碍发展史、疾病史、家族

笔记

史,口吃对目前生活的影响,患者本身及周围人对口吃的态度等。其次,评估要在安静的、不受打扰的空间里进行,同时要准备好录音机或录像机、秒表、节拍器等工具。再次,在一切准备就绪时,对患者进行语言样本的搜集,因为口吃发生的频率受情境、说话对象以及患者本身状况的影响,在治疗室和在家的语言样本可能不同,与熟悉的人和治疗师交谈也不同,最好分两天收集或是录下治疗室外的言语样本,如:与治疗师在治疗室交谈的言语样本;和父母在治疗室的言语样本;和照顾者、配偶或亲近的朋友在家的言语样本;和兄弟姐妹在家交谈的言语样本;电话交谈的言语样本;和言语治疗师在治疗室之外的言语样本。样本长度至少十分钟。最后,要对言语样本进行分析,分析项目包括口吃的频率(frequency of stuttering)、平均口吃持续时间(mean duration of stuttering)、特殊不流畅的频率(frequency of specified disfluency types)、说话速度(speech rate)、严重性的评定(rating of severity)。

关于口吃诊断的标准化工具,在英语为母语的文化中,"口吃严重度评估工具第四版"(stuttering severity instrument for children and adults-4,SSI-4)经过标准化过程,并附有常模资料可以对照;而评估中文口吃患者的标准化工具为"修订中文口吃严重度评估工具——儿童版"(the revised stuttering severity instrument for mandarin-speaking children,RSSIFMSC)。目前国内尚未有诊断成人口吃的标准化评估工具,大多数的言语语言治疗师是凭借面谈资料、行为观察和临床经验来进行诊断。

(三) 常用的口吃治疗方法

1. 学龄前口吃的治疗

(1)整合性治疗:该理论认为此阶段的治疗目标是获得或重新得到自发性和正常的流畅言语。此时儿童的感受受到家庭的影响,若父母能公开讨论口吃,儿童也会将偶尔的不流畅视为走路跌倒一样。此种治疗方法分为两个阶段。第一阶段,可先用故事书引发儿童说出单字,然后是词语,接着是短句,针对流畅性给予赞美。儿童可以听到大人讨论他的口吃,使他觉得口吃不是羞耻的事。言语治疗师和父母共同制订处理儿童口吃的策略,在2~3周稳定的进步后,结构式的对话活动可改变为非结构式的,要对流畅口语表示赞美,但要避免让儿童误以为父母整天只关注他们的说话。第二阶段是维持。口吃治疗最重要的是防止治疗后的复发。开始时仍是约30分钟的会谈,逐渐增加每次会谈的间隔,父母仍维持使用第一阶段的技巧,言语治疗师渐渐撤除引导,直到父母可以自己进行。

(2)Manning的儿童口吃治疗:该理论认为学龄前儿童的治疗计划应根据口吃的本质,而非年龄。因此,间接治疗可能较为恰当,父母和老师在治疗中扮演重要角色。第一阶段是教育咨询,给口吃患儿家长提供关于口吃的信息,并解释正常的不流畅和异常的不流畅之间的差异,减少父母的焦虑和无助感,提供资料给父母阅读学习,纠正常见的错误观念;第二阶段是改善孩子全面性的沟通方式和与父母的互动,帮助父母监控说话速度、口语和非口语行为、沟通轮替和干扰行为;第三阶段,父母先观察言语治疗师与孩子的互动,然后参与治疗中的活动,最后可独立使用学会的技巧。

(3)情绪反应治疗:该方案认为在父母和口吃患儿之间,存在这样的情绪反应,即口吃患儿的家长观念与孩子不同,但认为孩子与他们的想法一样,常模糊他们与孩子之间的界限,将自己的感受投射在孩子的身上;同时认为口吃儿童父母因为缺乏正确的信息以及对口吃的错误观念,常常产生焦虑,因此建议采用适宜技术减少父母的焦虑,鼓励他们将注意力放在现在能做的事上。该方案教会父母结构化的训练活动和以一致的态度来面对孩子,也教父母学会如何与孩子讨论语言问题,并提供机会让孩子能够探索和分享对口吃的感受和想法。总之,该方案强调父母的心理层面,在处理父母的情绪反应时,不可避免地扮演咨询员的角色,教会家长更多的与孩子互动的技巧,而非言语矫正的技术。

(4)整合辅导和言语治疗:该方案认为学龄前儿童口吃的治疗应该建立在一个连续向度上,一方面利用语言评估决定是否直接施予治疗,提供口吃咨询和建议父母该如何做;另一方面用心理治疗方法,强调晤谈和咨询,因为他们必须处理儿童的行为、家庭动力、家庭冲突和需要,并决定父母是否需要转介至其他的专业人员处。方案包括:①个人的互动,帮助父母发现谁与孩子互动最频繁,可作为语言学习的对象;②多重互动的环境,鼓励父母观察孩子参与的团体情境;③帮助父母评估干扰因素。经过这样的记录,言语治疗师协助家长解决日常生活问题。

(5)环境管理:该方案认为咨询和行为管理是学龄前儿童口吃治疗的主要内涵。其有四个步骤,目的是减少产生口吃的有害因素。①环境评估,包括语言发展史、教育与社会发展、孩子与父母的关系、和父母与孩子互动时使用的行为管理技巧;②设定目标,讨论孩子口吃时,父母如何反应和如何帮助孩子公开讨论口吃,列出口吃时的名词并解释,和父母讨论未来的治疗计划,安排每周 2 次的治疗;③行为管理,如何和孩子愉快地相处,处理非故意行为,维持反应一致性,对孩子良好的行为予以鼓励;④治疗技巧,包括一般咨询、团体咨询、父母观察、通过咨询口吃孩子本人了解需要、语言刺激和读书治疗。总之治疗师可以依照自己对于家庭和口吃的知识,弹性地结合不同的策略,以便获得更好的疗效。

综上,越来越多的治疗师将不同观点融合在一个方案中。同时,近年来流行的趋势是先让家长观察治疗师如何与口吃患儿进行互动,然后家长应用习得的恰当的言语方式和治疗技术参与治疗活动,最后,父母在家扮演治疗师的角色。

2. 学龄期口吃的治疗　儿童口吃治疗应考虑以下因素:①年幼儿童以间接指导为原则;②要考虑家长是否有能力改善环境因素;③若儿童表现出越来越严重的第二症状和对口吃的知觉,治疗师就应积极采取直接治疗。常见治疗方案如下。

(1)Manning 的儿童口吃治疗:该方法指出治疗师对于流畅和不流畅的评价是一个问题,一般人会认为流畅是好的,不流畅是坏的,这种想法可能会影响长期的疗效,因为会让已经责怪自己的人更羞愧。治疗师希望孩子能自由地尝试不同类别的不流畅,因此第一个任务就是打破流畅与口吃这种二分的想法。以下五点是 Manning 对于儿童口吃治疗的重要观点。①治疗策略与技巧,治疗应增进儿童言语流畅的能力,并减少干扰流畅言语的因素。适用于成人的技巧只要经过修改也可用于年龄较大的学龄儿童,如流畅塑型法和口吃修正法。②使用"要求-能力模式"。从要求-能力模式构建出治疗观念,协助儿童达到控制口语产生系统。儿童的认知改变也很重要,刚开始口吃的儿童可能还没有发展到不良说话的自我概念,就无需正式处理这种内在改变,但是如果儿童已经出现明显的不良情绪反应,治疗师就应把认知的改变纳入治疗效果的评价,否则会限制看待治疗的眼光。③提高儿童产生流畅言语的能力,如流畅塑型法的技巧能让儿童一开始就说得流畅。尽可能使用简洁的、儿童可以理解的言语来解释或示范而非教导孩子表现某一具体行为,不论在治疗室内外与孩子互动时都能示范慢而轻松的动作方式,

笔记

配合轻松的说话方式，尽可能增加儿童的自我价值感。④帮助孩子对口吃的出现作出正确反应，即教孩子如何度过口吃时间。⑤认知和情感的考虑，即使年幼的孩子尚未对口吃表现出负面的情感，但父母对口吃反应的调整也会有好的影响。

(2) Guitar 的学龄儿童口吃治疗：该方法认为口吃修正法和流畅塑型法都有很好的治疗效果。①口吃修正法。该方法的重点是让儿童与家长同时进步。具体的步骤包括：使说话变得有趣。仅当儿童表现出挫折和在意自己口吃时，才需要使用这些减少负面情绪的活动；创造适合儿童的流畅典范，由易到难；统整和促进流畅性，通过一些活动统整或稳定其言语动作的流畅性；降低干扰流畅因素的敏感性，可使用脱敏疗法；对干扰因素反制约，以便帮助儿童对于干扰流畅性的环境建立新的竞争的统整性反应；避免口吃称为挣扎和逃避的制约刺激，避免孩子在口吃当下产生挫折和在意。②流畅塑型法。步骤如下：首先对父母训练，即对于孩子说得流畅和能够纠正自己口吃的情形时，及时给予赞美和回馈；维持期间若孩子达到维持标准，则可逐渐降低临床复诊的频率，仅依靠父母在家中采用制约策略。

(3) Yairi 和 Contuer 的儿童口吃治疗：Yairi 的直接治疗法非常结构化，每次治疗皆由治疗师模仿儿童说话的方式作为开始和结束，治疗中的活动则由练习简单的音节，逐渐拉长说话的音节数，练习的活动也由读出字卡到说故事和游戏，此方法重视父母的参与，要求父母逐渐成为家中的治疗师，协助孩子养成轻松缓慢的说话方式。Contuer 的学龄儿童父母-孩子语畅团体方案，是家长先参加团体，学会恰当的说话方式后，再参与儿童的治疗团体，父母需要花费更多的时间和精力。

(4) 本土经验-口吃团体：由于中国与西方国家口吃儿童和治疗师的情况有所不同，需要对治疗方法做出一些本土化的调整。融入口腔运动作为热身，加入语言的学习(听故事和讲故事)，并配合增进口语流畅的方法，和儿童一起学习如何放慢速度。轻松缓慢地说话是团体的主要目标，次要目标是减少儿童沟通焦虑、改善沟通态度、增加沟通效能和说话的信心。

3. 成人口吃治疗　虽然一部分成年口吃者是自动前来接受治疗的，但由于多年的口吃史造成生活上的困难，许多患者通常生活在痛苦中。因此，治疗的动机、口吃史的长短、过去在说话情境中经历的害怕与羞辱都会影响口吃治疗的效果。因此成人的口吃治疗与儿童最大的不同之处在于，他们需要在真实的生活情境中顺利与他人沟通，才能得到成功的经验。

(1) 口吃修正法(stuttering modification therapy)：该法由 Van Riper 提出，他认为口吃的发生原因在于个体说话时神经肌肉动作的协调性受到干扰，以及个体对说话的感受和态度。因此本疗法包含两个主要方面，一是修正口吃患者当下发生的行为，二是减少口吃者的害怕和避免与害怕有关的逃避行为。以互动式咨询与教导(counseling/teaching mode of interaction)为原则，重视治疗目标但不限定形式，可以个人或团体的方式进行，重视日常真实生活情境的练习，每天布置治疗室外的作业，口吃患者练习之后，再回来和治疗师讨论，强调口吃者主观感受和态度的改变。具体步骤大致分为：①指认期，认出口吃行为，分享口吃经验，接纳口吃状态，了解最困难的说话情境以及挫折羞愧等情绪，以帮助患者充分了解口吃面临的障碍。②脱敏期，减少和口吃有关的情绪。③修正阶段，减轻口吃当下的严重程度，学会面对逃避害怕的字和情境。④稳定期，在掌握前三种修正技巧后，开始集中注意力，进行大量反复练习，使三个步

笔记

骤慢慢自动化。其次，协助口吃患者改变自我观念，当患者觉得可以自我管理时，治疗便可以结束。总的来说，口吃修正法所要修正的是口吃进行中的行为，教会口吃患者准备、拉长和取消三个技巧并加以熟练，配合对听者的反应和自己口吃的脱敏治疗，并改变口吃患者的自我概念和逃避行为，当患者能成为自己的治疗师时就大功告成。

（2）流畅塑型法（fluency shaping therapy）：是在治疗情境中建立口语的流畅性，使用增强和修正以达到最大可能的正常口语沟通，再将所学到的技巧类化到日常生活情境里，和口吃修正法不同的是，较少强调面对逃避的字或情境。其主要内容包括通过速度控制、呼吸调整、放松片语起始音、片语持续、片语间的分隔与暂停、掌握适当语调、辅助使用眼神、手势或肢体语言等来维持叙述句的流畅性。

（3）行为疗法：成人口吃患者常能预期口吃的发生，或由负相情境经验制约而习得焦虑，造成类似社交焦虑症的现象，而系统脱敏法（systematic desensitization）过去以来一直是治疗焦虑症的最佳选择之一。在这之前，要先让患者学会肌肉放松，方法可以根据治疗师擅长或患者的喜好进行选择，如自我暗示、瑜伽、静坐、生物反馈等。在充分放松后，针对患者紧张或焦虑的情境建立焦虑阶层表（table of anxiety hierarchy），然后在治疗师的引导下让患者闭眼想象每个场景，从最放松的情境开始，逐渐增加焦虑程度，直到患者无法维持放松状态，则回到上一层次的焦虑刺激想象中，以此类推，一直到能完成所有情境的想象仍可以保持平静放松，则再到真实环境里进行实际的练习。此训练往往需要专业心理师共同合作。

（4）其他增加口吃患者流畅性的方法：包括轻松起音、放慢说话速度、说短句、换气说话、轻发声母、固定韵律说话、减少异常呼吸等。当成人口吃患者是因为心理因素而加重时，邀请心理治疗师配合治疗，效果将更好。

学习小结

1. 言语呼吸障碍的评定与康复治疗

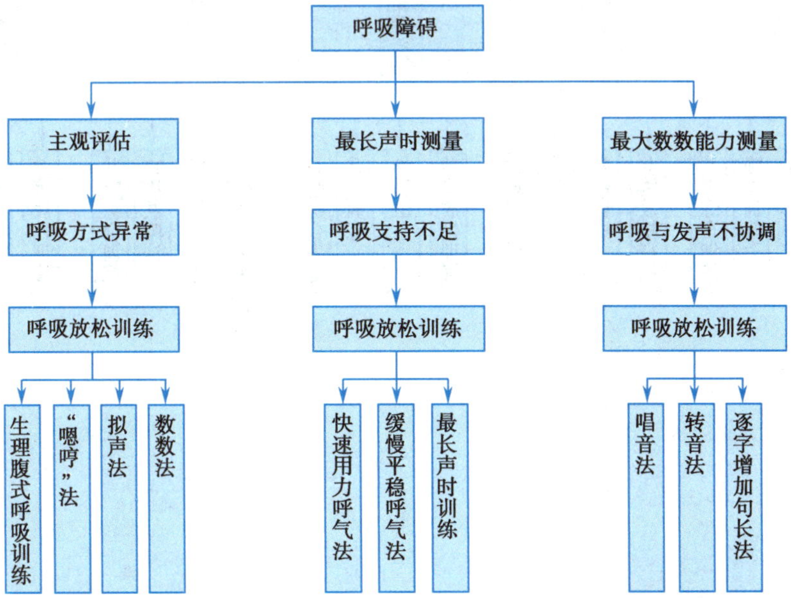

笔记

2. 发声障碍的康复治疗

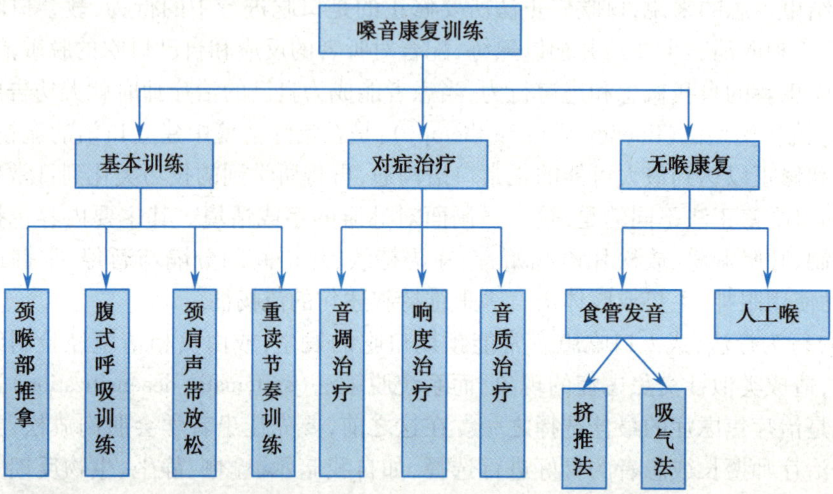

3. 共鸣障碍的评定与康复治疗

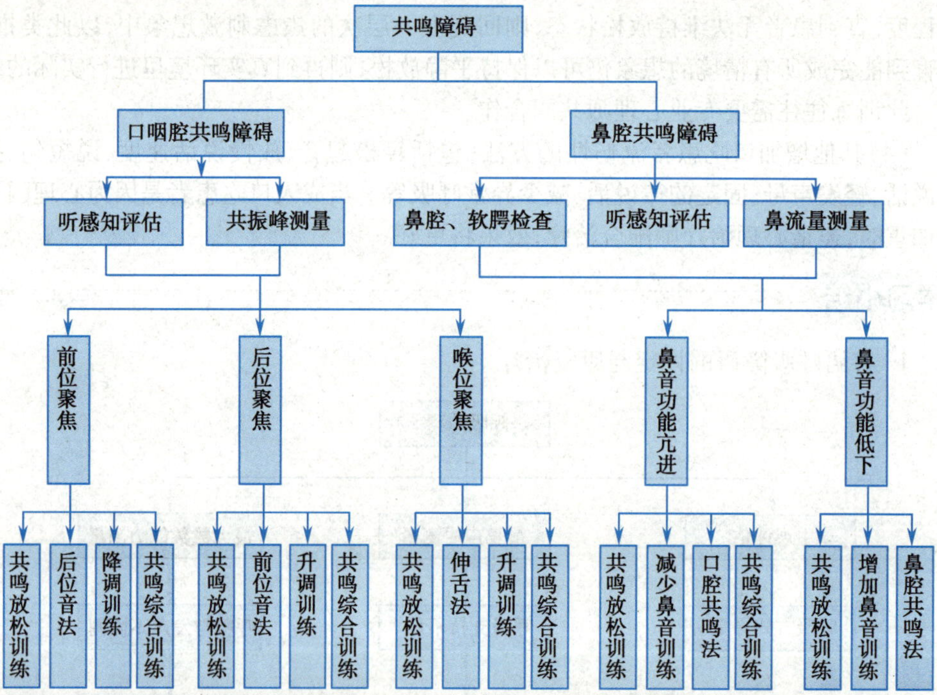

4. 构音障碍的评定与康复治疗

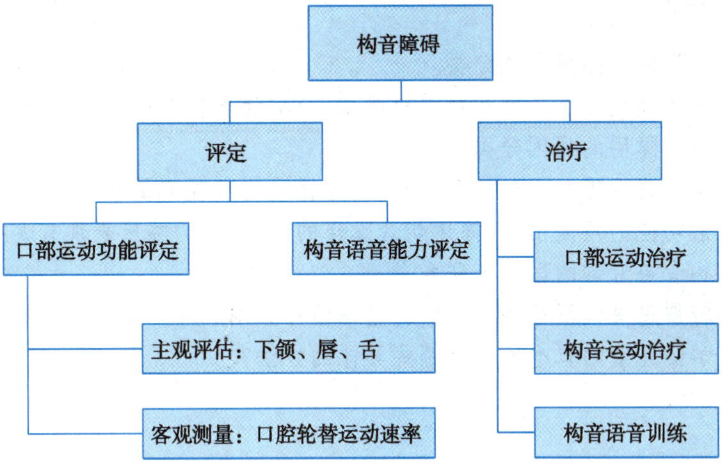

5. 音韵障碍的干预

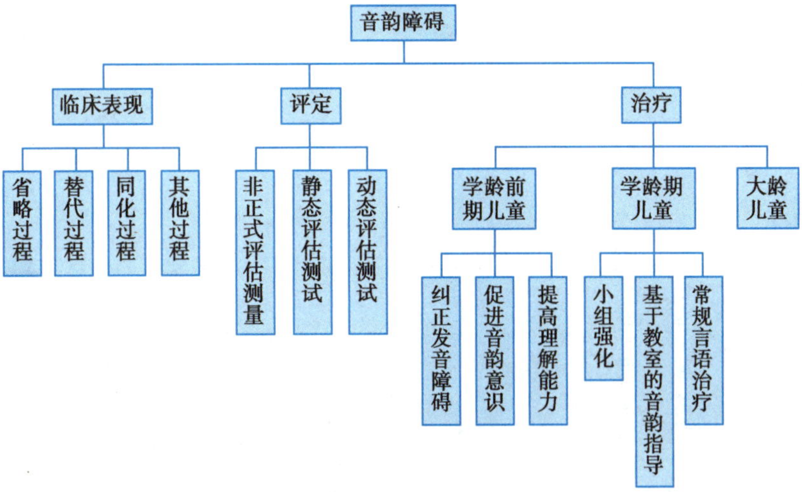

6. 各类疾病致言语障碍的康复

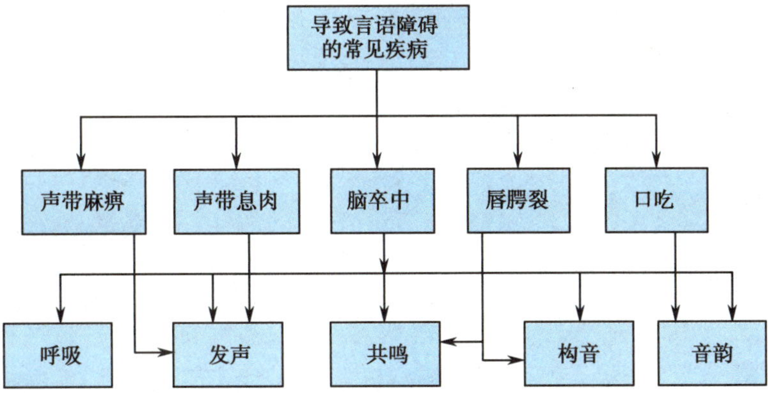

（万萍　黄昭鸣　于萍　黄卫　张健　马思维　阳杨）

复习思考题

1. 简述言语障碍的概念及分类。
2. 呼吸障碍通过什么声学参数进行测量,分别代表什么?
3. 简述嗓音障碍的病因分类。
4. 什么是共鸣障碍?它包括几种类型,怎样进行客观测量?
5. 从言语功能的角度出发,简述构音障碍的定义,它的临床表现有哪些?
6. 简述构音与音韵的区别与联系。
7. 简述腭裂患者代偿性构音错误的基本治疗方法。
8. 对于学龄儿童的口吃治疗有哪些具体的方法?

第六章

语言障碍的评定与康复治疗

学习目的

通过本章节的教学活动，旨在帮助学生对语言障碍的评定与治疗有全面的认识，并对临床常见语言障碍的康复具备实践思维。

学习要求

重点掌握失语症的康复评定和治疗、言语失用症的评定和康复治疗，以及儿童语言发育迟缓的评定及康复治疗。熟悉语言障碍的定义、病因、分类和治疗原则，且对失语症的神经影像学与神经生理学表现以及失语症的中医康复治疗有一定的认识。

从治疗学的角度出发，言语与语言的概念有所不同，因此语言障碍患者的临床表现有别于言语障碍患者，尽管在临床上语言障碍与言语障碍交错混杂，但为了使治疗更加专业化，本章将重点介绍失语症，以及儿童语言发育迟缓等语言障碍的评定与治疗方法。

第一节　概　　述

无论哪种语言，其所包含的符号和规则基本上是约定俗成的。语言的这种特性说明在一组声音与物体、概念或者它所代表的行为之间存在一种非逻辑的、自然的或者是获得的关系。例如，"鲸鱼"这个单词令人们想到在海洋中生活的大型哺乳类动物，但是该发音却不与该动物有明显的联系。语言通常采用五个维度来进行描述，这五个维度分别为：形式（音位学、词法、句法）、内容（语义学），以及语言的运用（语用学），当这五个维度中任何一个或多个维度出现障碍，则被认为是语言障碍。

一、语言障碍的定义

美国言语语言听力协会（ASHA，1993年）将语言障碍定义为"理解方面和（或）口语、书面语和（或）其他符号系统运用性的损伤。该障碍可能涉及：①语言的形式（音位学、词法和句法）；②语言的内容（语义学）；③语言的综合交流功能（语用学）。

成人语言障碍多为获得性，即已有语言能力的丧失或受损，表现为听、说、读、写、手势等多通道障碍，因损伤相应的语言中枢而致；儿童语言障碍的病因包括认知局限

笔记

或智力落后、听力损伤、行为障碍、言语器官的结构畸形，以及环境剥夺等，儿童语言障碍多表现为发育性语言能力落后，少数是一些疾病所致的已有语言能力丧失或受损，即儿童失语症。

二、语言障碍的分类

语言障碍主要分为先天性，以及后天获得性的语言能力的改变。主要包括失语症，以及儿童语言发育迟缓或儿童语言障碍。

（一）失语症

失语症（aphasia）是指脑损伤后原有口头或书面语言表达和（或）理解功能受损或丧失。可表现为说话不流利（non-fluent）、费力、语法功能受损；表达内容杂乱、理解缺陷；复述障碍；命名不能（anomia）及读写障碍等症状。根据失语症的发病部位以及临床语言障碍表现特征，将其分为两大类：皮质性失语和皮质下失语，前者又分为 Broca 失语、Wernicke 失语、传导性失语、完全性失语、经皮质运动性失语、经皮质感觉性失语、经皮质混合性失语、命名性失语八类；后者又分为丘脑性失语、基底节性失语（表 6-1）。

表 6-1 常见失语症类型、病灶及表现特征

失语症类型	病灶部位	流利性	复述	理解	朗读	书写	命名
Broca 失语	左额下回后部	× 电报式言语	×	△	×	×	×
Wernicke 失语	左颞上回后部	○ 错语、杂乱语	×	×	×	×	×
传导性失语	左弓状束及缘上回	○ 找词困难、错语	×	△	×	×	×
完全性失语	左额顶颞叶交界	× 刻板语言	×	×	×	×	×
经皮质运动性失语	左 Broca 区上部	× 非流畅性语言	○	○	△	×	△
经皮质感觉性失语	左颞顶分水岭区	○ 错语、模仿语言	○	×	△	△	△
经皮质混合性失语	左分水岭区大灶	× 模仿语言	△	×	×	×	×
命名性失语	左颞顶枕结合区或左颞中回后部	○ 词语健忘	○	○	△	△	△
皮质下失语	丘脑或基底节、内囊	△ 缄默少语	△	△	△	×	×

注：○：正常；△：部分障碍；×：障碍

（二）儿童语言障碍

儿童语言障碍通常分为接受性和表达性两类。接受性语言障碍表现为语言的理解障碍，此类儿童可能无法在数天之内学会正确的语序，或未能执行系列指令，如“拣起画笔，在水槽里洗一洗，然后放在纸巾上晾干”。表达性语言障碍妨碍了语言的产

笔记

生，但其语言的接受性能良好。这类儿童也许能够按要求数出 6 元钱，也能显示符号 6，但不能说出“这是 6”，且其可能还存在其他的言语或听力性疾病。表达性语言障碍儿童可能说不出一句话，只能通过身体姿势进行交流；或者他们的词汇量与同龄人相比明显减少，存在音序或词序错误（如蛋鸡、饭吃等），以及时态和复数形式的误用（如“明天他吃了一块蛋糕”）；儿童也可能存在表达性和接受性语言混合障碍。

儿童的语言发育迟缓不一定被认为是语言障碍。儿童语言发育迟缓是指儿童的语言技巧虽然发展缓慢，但却和正常儿童有着相同的发展顺序，且一般而言，语言的所有特征元素均同样地延缓发展。严重的语言障碍肯定会影响儿童的学业成绩和社会发展。语言障碍儿童在交流方面通常表现得消极被动；语言障碍儿童通常很难被确诊；他们的成绩容易被人误解为弱智、听力损伤或情绪障碍等疾病。

三、语言障碍的治疗原则

无论对于成人还是儿童语言障碍患者，其语言治疗的原则都是强调早期康复训练，以恢复患者的言语听觉功能，改善口语交流能力为首要目标；在治疗过程中，不排除有部分患者语言障碍过于严重，上述目标难以实现，可以酌情将训练目标调整为改善患者的日常生活交流能力，进行一些言语功能的代偿训练（如增强替代辅具 AAC、书写训练等）。

（一）治疗原则

1. 循序渐进原则　通过语言能力评定，了解患者语言基线水平，制订相应训练计划，逐步提高其语言能力。治疗内容先易后难，由浅入深，由少到多，要逐步增加任务刺激量。

2. 个性化原则　治疗前要对患者进行语言能力评定（失语症患者接受失语症评定，儿童患者接受 S-S 语言评定），根据语言障碍种类及程度的不同，选择不同的训练重点。

3. 持续性原则　坚持每天训练、反复刺激。抓住言语功能恢复的最佳时期反复进行刺激、强化训练。但也不能操之过急，安排太多的训练内容，这易使患者感到过于疲劳。

4. 综合性原则　从提高患者听理解力开始，注重口语的康复训练，同时进行“听、说、读、写”的综合训练。

5. 多样化原则　训练形式要多样化、趣味化。可利用多媒体训练，也可采用绕口令、讲故事、接句子等训练形式。

（二）条件与要求

1. 场所布置　训练室里一般需要放置按摩床、桌椅，以及多媒体训练设备。儿童训练室要尽量避免视觉和听觉上的干扰，因此最理想的训练室应有隔音设施。成人治疗的房间不要太大，一般 10～15m^2 即可；儿童治疗的房间宜宽敞，墙面上可以贴一些趣味图片。

2. 训练形式　原则上以一对一训练为主，可结合集体训练、自主训练、小组训练、家庭训练进行，以增强训练效果。

（1）个体训练：指一名治疗师对一名患者的一对一训练方式，这是语言训练的主要形式。此方式利于患者集中注意力，稳定情绪，而且刺激条件容易控制，训练课题针

笔记

对性强,可及时调整。

(2)自主训练:指患者根据言语治疗师的指导自己在家或病房进行言语训练的方法。此方法较适合有着强烈的康复欲望,且有较好的自我判断、自我控制能力的患者。

(3)小组训练:又称集体训练,将程度相近的同类型语言障碍患者召集在一起,以小组的形式进行语言训练的方法。其特点是改善患者的社会适应性,减少心理不安,提高交流欲望,增加康复的信心与希望。

(4)家庭训练:指言语治疗师将言语训练的内容与方法介绍给患者家属,并教会家属掌握训练技巧,让家属在家庭中训练患者的治疗形式。

3. 训练时间　至少应保证每次训练时间为0.5~1小时,儿童一般40分钟,住院患者每日1次,门诊患者随机,可以每日训练,也可以每周训练2~3次。

4. 训练工具　录音机、录音带或录音笔、节拍器、镜子、秒表、压舌板、喉镜、各种图片、报刊、书籍、笔纸、常用生活用品等;有条件可配备计算机语言训练系统。

5. 卫生管理　训练时经常接触患者的身体和唾液,所以一定要预防各种传染病,训练物品要定期消毒,直接接触患者口腔或皮肤的检查训练物品,尽量用一次性用品。

第二节　失语症的评定与康复治疗

对于失语症患者来说,首先需要解决的问题是对残存语言功能进行评定,然后根据功能评定结果指导康复训练。长期以来,失语症评定主要采用分项量表或测验形式的神经心理学检查方法,近年来随着对失语症研究与认识的深入,脑功能影像学技术、神经电生理方法逐渐用于失语症语言能力评定及机制研究。此外,随着ICF观念被广泛接受和认同,语言障碍评定的目的也从诊断、发现障碍、制订治疗方案过渡为更加全面的考虑,如语言障碍对其生活质量的影响。

一、失语症的神经影像学与神经生理学表现

语言检测从静态走向动态功能检测,传统的影像技术检测语言障碍患者主要针对病变部位及病因,主要技术有头部CT、MRI、脑电图、单光子发射计算机断层成像(single photon emlssion computed tomography,SPECT)等。近几年影像技术飞速发展,逐渐对毫秒时间段的语言思维过程给予显影,涉及语言功能刺激下的心理反应,其中语言定位技术的代表是功能性磁共振成像(functional magnetic resonance imaging,fMRI),语言反应时间检测的代表是事件相关电位(event related potential,ERP)中的N_{400}和P_{600}检测。

(一)与失语症相关的神经影像学检查

1. 电子计算机体层扫描(computer tomography,CT)　头颅CT是一种检查方便,迅速安全,无痛苦,无创伤的检查方法,它能清楚地显示颅脑不同横断面的解剖关系和具体的脑组织结构。因而大大提高了病变的检出率和诊断的准确性。头颅CT广泛应用于脑血管病、颅脑外伤、颅脑肿瘤、颅内感染等疾病的诊断(图6-1)。由于CT能显示较清晰的影像断面解剖结构,因此可以通过大脑主要结构(如脑沟、脑回)的识别来辨认语言功能区,也可以对大脑语言相关功能区进行定位。

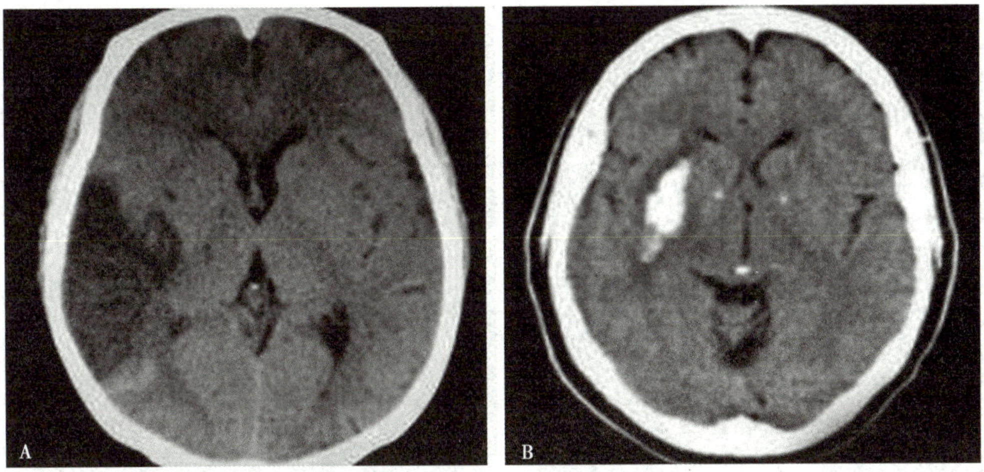

图 6-1　脑血管病的 CT 影像学表现

A：右侧颞顶枕交界区大片状低密度（脑梗死）；B：右侧基底节条带状高密度（脑出血）

2. 磁共振成像（magnetic resonance imaging，MRI）　MRI 是一种生物磁自旋成像技术，它是利用原子核自旋运动的特点，在外加磁场内，经射频脉冲激后产生信号，用探测器检测并输入计算机，经过处理转换在屏幕上显示图像。MRI 对检测脑内血肿、脑外血肿、脑肿瘤、颅内动脉瘤、动静脉血管畸形、脑缺血、椎管内肿瘤、脊髓空洞症和脊髓积水等颅脑常见疾病非常有效。MRI 可以直接作出横断面、矢状面、冠状面和各种斜面的体层图像，不会产生 CT 检测中的伪影；不需注射造影剂；无电离辐射，对机体没有不良影响。MRI 也存在不足之处。它的空间分辨率不及 CT，带有心脏起搏器的患者或有某些金属异物的部位不能做 MR 的检查，另外价格比较昂贵。

（1）磁共振弥散加权成像（diffusionweightedimaging，DWI）：是一种新的 MRI 功能成像技术，它的基础是水分子运动，提供基于脑生理状态的信息，对诊断急性脑梗死的敏感性为 94%，特异性为 100%，同时能可靠地鉴别蛛网膜囊肿与表皮样囊肿、硬膜下积脓与积液、脓肿与肿瘤坏死。在颅内其他病变如肿瘤、感染、外伤和脱髓鞘等诊断、鉴别诊断和评价中也能提供一些信息。作为一种有价值的技术，DWI 已经成为脑卒中检查的首选方法，对超急性期脑梗死的诊断价值尤为重要（图 6-2A）。

（2）磁共振灌注加权成像（perfusion weighted image，PWI）：基于团注对比剂追踪技术，当团注顺磁性对比剂进入毛细血管床时，组织血管内的磁敏感性增加，引起局部磁场的变化，进而引起临近氢质子共振频率的改变。对比剂首过期间主要存在于血管内，血管外极少，血管内外浓度梯度最大，信号的变化受弥散因素的影响很小，故能反映组织血液灌注的情况，间接反映组织的微血管分布情况。PWI 能够早期发现脑缺血区及血流动力学改变，当局部脑血容量（rCBV）减少和平均通过时间（MTT）增加时，为灌注不足（图 6-2B）；rCBV 增加和 MTT 增加时，为侧支循环的表现；rCBV 增加和 MTT 减少和正常时，为再灌注表现；而当 rCBV 明显增加时，表示过度灌注。DWI 联合 PWI 可以对缺血性脑血管病的半暗带进行评价和治疗指导。

（3）脑功能性磁共振成像（functional MRI，fMRI）：对语言功能的神经影像学检测主要利用 fMRI 技术，当大脑皮质某些区域被语言任务激活时，局部皮质兴奋区血流量

笔记

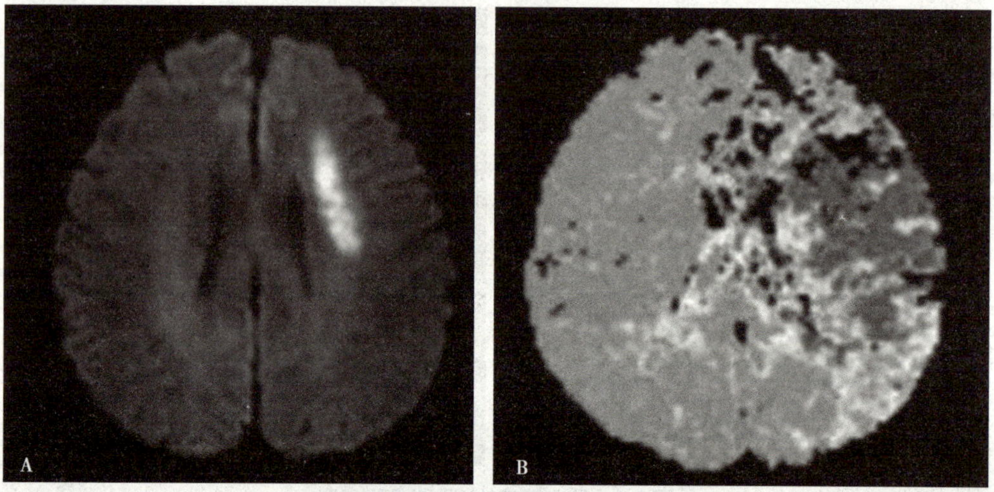

图 6-2 脑梗死早期的 DWI 和 PWI 表现

A：DWI 左侧侧脑室前角旁高信号；B：PWI 左侧顶叶低灌注

增加，而局部脑耗氧量增加不明显，这种局部氧耗量和脑血流量失匹配性可导致局部磁场改变而形成相应的图像。当给予患者语言输入（听觉或视觉输入）和语言输出（指文字、说话等）等语言任务刺激时，患者的相应脑区被激活，引起磁共振信号的改变，即可获取功能区的成像图，得到相应的语言脑功能区定位。fMRI 应用领域包括：①fMRI 可以检测出不同的语言任务在人脑中的功能定位。如给予 Broca 失语的患者听理解任务刺激，fMRI 显示患者听理解区域被激活；给予言语表达任务刺激，Broca 区（病灶区）则不被激活。②fMRI 可应用于语言功能恢复的脑结构和功能改变的研究，探讨语言功能康复的机制。在对一例纯失读患者语言功能康复过程 fMRI 检测时，发现在康复前右侧外侧裂区有激活，而且脑激活涉及区域多。康复治疗后，fMRI 显示激活区域减少，而且以左侧外侧裂为主（图 6-3A），由此推测阅读功能损伤后的早期阅读需较多大脑功能区域的协助完成，其他区域的激活补偿损伤区域的功能，康复训练后主要依赖于原有语言功能区的功能重建，康复后大脑各功能区重新返回原有布局（图 6-3B）。③fMR1 还可应用于语言功能区附近肿瘤的术前定位，通过设计受损语言功能的刺激，呈现刺激激活相关脑区，可更精确地显示肿瘤语言功能区的关系，指导最佳手术径路，避免对语言区的进一步损害及有利于术后语言功能的恢复。

3. 放射性核素检查

（1）单光子发射计算机断层脑显像（single photon emission computed tomography，SPECT）：单光子发射计算机断层显像属于核医学 CT 技术，是利用发射 γ 光子核素成像的放射性核素断层显像技术。主要是了解脑血流和脑代谢，对失语症及脑生理功能的研究有重要的价值。与 CT、MRI 相比，脑 SPECT 血流灌注检查不仅能反映脑结构的变化，亦能反映脑功能的变化。SPECT 脑血流灌注显像检查对失语症患者 Broca 和 Wernicke 区的异常病损检出率明显高于 CT、MRI 检查的异常检出率，它与临床 WAB（临床失语症评定）评定结果相似。

（2）正电子发射断层扫描（positron emission tomography，PET）：PET 是目前唯一可

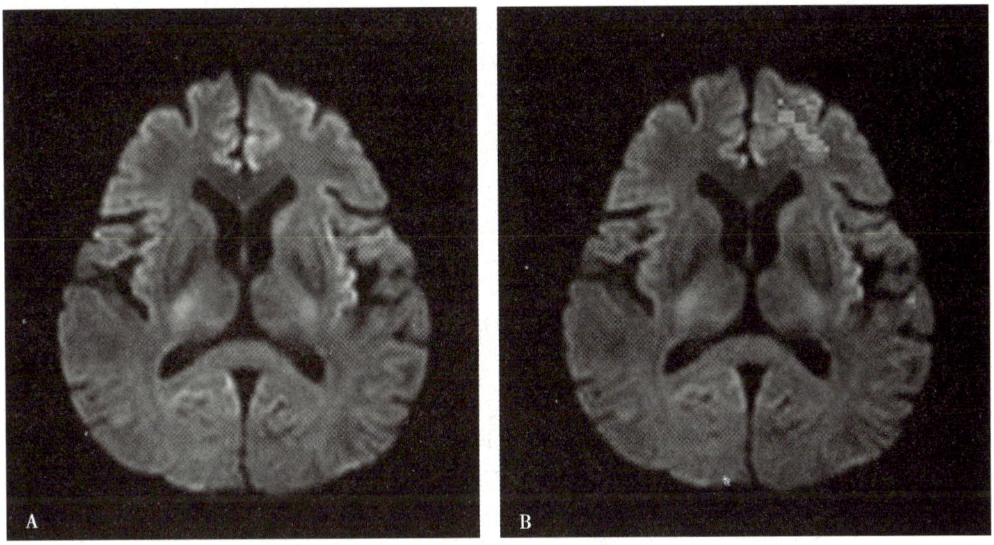

图 6-3　失语症患者康复治疗前及治疗后 fMRI 变化
A:治疗前右外侧裂区可见激活,脑激活涉及区域多;
B:治疗后左外侧裂区激活明显,脑激活涉及区域少

在活体上显示生物分子代谢、受体及神经介质活动的新型影像技术,现已广泛用于多种疾病的诊断、疗效评价、脏器功能研究和新药开发等方面。检查方法是将某种生物生命代谢中必需的物质(葡萄糖、蛋白质、核酸、脂肪酸等)标记上短寿命的放射性核素(^{18}F, ^{11}C 等),注入人体后,通过对于该物质的代谢聚集,反映生命代谢活动的情况,能在分子水平上提供有关脏器及其病变的功能信息。PET 可用于认知、语言功能的研究,可以判断失语症患者语言功能区的功能状况。有研究提示左颞极与提取人名的缺损有关,左颞下前部与命名动物的障碍有关,而左颞下叶后外侧部及外侧颞—顶—枕结合部与提取工具名的障碍有关。

4. 失语症的神经影像学表现　CT、MRI 等图像可以对大脑语言区准确定位,不仅是语言障碍患者治疗和康复的基础,对脑功能影像学研究和语言区及其周围结构病变的诊治也具有十分重要的意义。人类的语言功能区主要位于左侧大脑半球内,在颞叶的后上部、相邻的顶叶下部、额叶的下外侧部,以及这些部位间的皮质下联络结构。这个大致呈三角形区域的任何部分损害都可能影响到语言功能。引起失语症的疾病以脑血管疾病最为多见,其次是脑部炎症、外伤、变性病等。通过 CT、MRI 扫描,往往能够发现病变的部位,并能判断疾病的性质。

(1) Broca 失语:在影像学检查时常发现优势半球中央前回下部、额下回后 1/3 处(Brodmann44、45 区)异常信号(图 6-4A)。

(2) Wernicke 失语:在影像学检查时常发现优势半球颞上回后部(Brodmann22、40 区)异常信号(图 6-4B)。

(3)传导性失语(conduction aphasia):在影像学检查时常发现优势半球缘上回或者深部白质内的弓状纤维病变(图 6-4C)。

(4)经皮质性失语(transcortical aphasia):病灶多位于分水岭区域(图 6-1)。包括:①经皮质运动性失语(transcortical motor aphasia):在影像学检查时常发现优势半

笔记

球 Broca 区的前、上部病变。②经皮质感觉性失语(transcortical sensory aphasia):在影像学检查时常发现优势半球颞、顶叶分水岭区病变(图 6-4D)。③经皮质混合性失语(mixed transcortical aphasia):在影像学检查时常发现优势半球分水岭区病变,病灶较大。

(5)命名性失语(anomic aphasia):在影像学检查时常发现优势半球颞中回后部或颞枕交界区病变(图 6-4E)。

(6)皮质下失语:在影像学检查时常发现优势半球丘脑区、基底节区病变(图 6-4F)。

(二)失语症的神经生理学表现

1. 脑电图(electroencephalogram,EEG) 脑电图是通过脑电图描记仪将脑自身微弱的生物电放大记录成为一种曲线图,以帮助诊断疾病的一种现代辅助检查方法。它对被检查者没有任何创伤。脑电图对脑部疾病有一定的诊断价值,但受到多种条件的限制,故多数情况下不能作为诊断的唯一依据,而需要结合患者的症状、体征、其他实验室检查或辅助检查来综合分析。脑电图主要用于颅内器质性病变如癫痫、脑炎、脑血管疾病及颅内占位性病变等的检查。脑电图极易受各种因素干扰,应注意识别和排除。

2. 诱发电位(evoked potentials,EP) EP 是神经系统在感受外在或内在刺激过程中产生的生物电活动,可以反映脑的功能状态。不同感官的诱发电位是不同的,刺激特性的差异也反映在诱发电位的波形结构上。目前不仅能对躯体感觉、躯体运动、听觉、视觉等传导通路进行检测,还可以对记忆和认知功能进行检测,后者成为事件相关电位(event related potentials,ERP)。

(1)N400:N400 是 ERPs 中一个重要的内源性成分,是指在 400 毫秒潜伏期附近有一负相的事件相关电位波。N400 具有反映认知和语言加工相关过程的功能,其异常可先于行为表现,是检查早期行为异常的手段,很多外国学者将 N400 应用于语言认知研究,并广泛运用于脑语言障碍性疾病中,如精神分裂、帕金森综合征、失语症的研究。N400 可以敏感地反映失语症患者词汇—语义加工过程中的缺陷,如对于 Broca 失语患者使用听通道呈现词对,当启动词与目标词无语义相关时,则失语患者 N400 的潜伏期延长,且听先后呈现的成对单词,若两个词的词义相关,则后一个词诱发的 N400 较小;若两个词的词义无关,则后一个词诱发的 N400 较大。这说明,Broca 区损伤时脑对语言仍有加工,仅仅是无法表达出来。对 Wernicke 失语患者来说,则无论成对的两个单词是否相关,所诱发的 N400 没有差异。这说明,Wernicke 区损伤使大脑对这些单词的加工受到损伤,表现出患者不理解单词的意义,而无法完成语言的交流。另外 N400 的研究还可提示脑损伤的功能代偿是怎样发生的,可以用 N400 衡量左右半球语言加工开始的早晚时间与加工程度深浅定量,这些检测对康复设计有帮助。

(2)LAN 和 P600:从头皮电极记录到的与句法加工有关的 ERPs 成分有两个,分别是 LAN 和 P600。LAN(left anterior negativity)是一种较早出现的负波,P600 是一种较晚出现的正波。有研究显示 LAN 这种负波不同于 N400,其峰值更靠前。它一般在刺激 300~500ms 后出现,并且左半球的 LAN 大于右半球,与句法干扰有关。但这一负波有时在 100~300ms 这一更早的时间窗出现,目前认为这一 ERP 成分属于早期

笔记

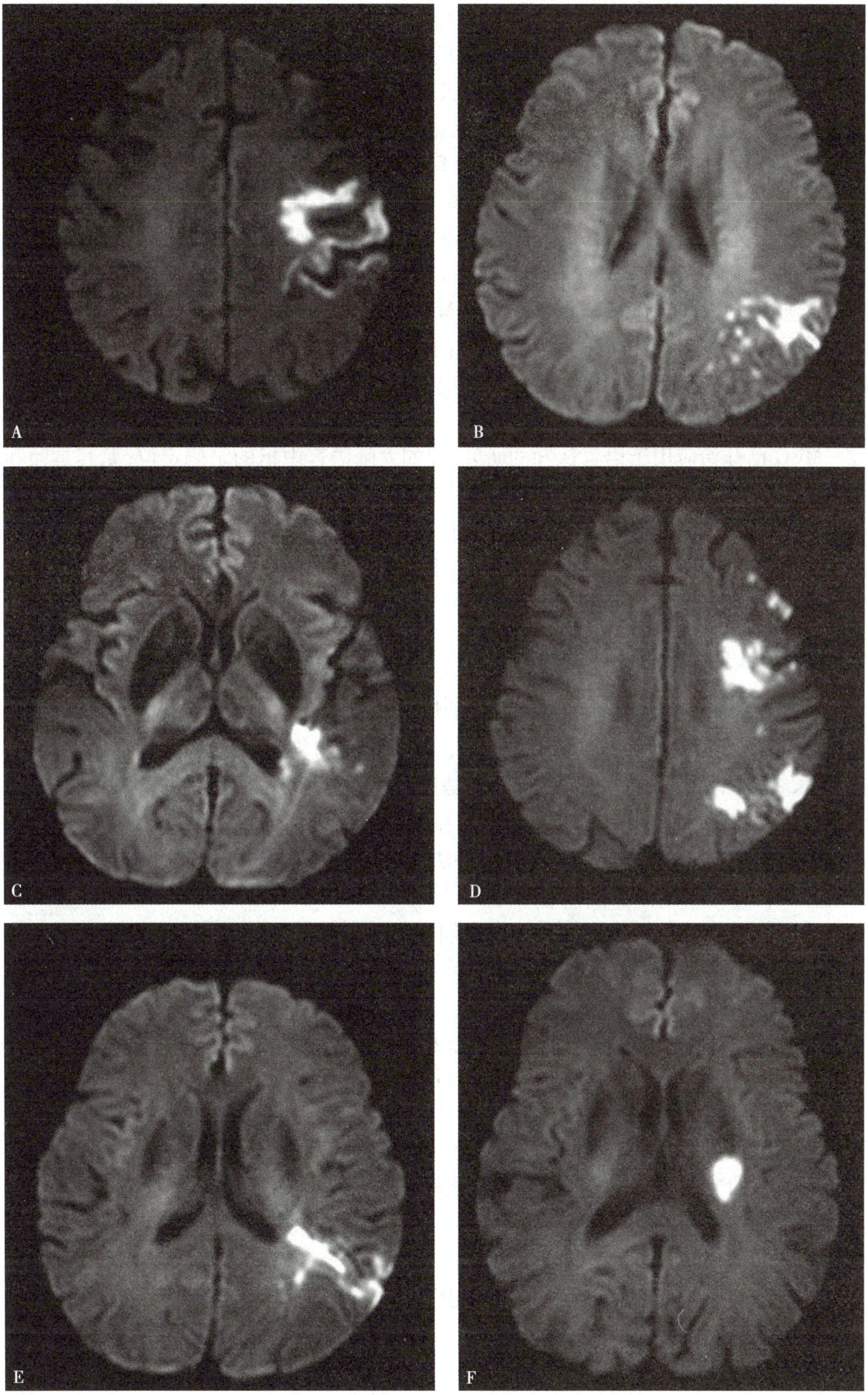

图 6-4 不同类型失语症的影像学表现（DWI）

A：Broca 失语；B：Wemicke 失语；C：传导性失语；D：经皮质性失语；E：命名性失语；F：皮质下失语

LAN 效应(early left anterior negativity,ELAN),反映了早期句法加工过程,与词分类干扰有关。P600 是出现在 500~1000ms 之间的晚期正向波,与直接句法干扰和句法的非特指结构相关。这两种成分反映了句法分析加工的不同阶段。对 Broca 失语患者进行了主谓一致性违反的听觉 ERPs 研究,受试者的作业是听耳机内的句法正常或主谓一致性违反的句子,三组受试者分别是 Broca 失语患者、右半球损害无失语者和健康对照组。结果发现:健康对照组存在 P600 效应,右半球损害无失语者的 ERPs 表现基本类似于健康人,而 Broca 失语患者基本无上述的表现,其 P600 异常的程度与患者对句子的理解力有关。

3. 脑磁图(magneto encephalography,MEG) MEG 是通过非侵入性测量微弱的脑磁场信号来研究脑功能的图像技术,其时间分辨率为毫秒数量级,空间分辨率可达 1~2mm。与其他脑功能成像技术相比,MEG 提供了脑生理活动反应的最佳空间灵敏度和时间灵敏度的平衡。

MEG 已开始应用于语言认知的研究,比如大脑语言中枢的定侧定位,尤其是颞叶语言区域的测定。无创性大脑语言中枢定位检查中,MEG 达毫秒级的时间分辨率优于 fMRI,且与有创性检查吻合率高。有研究显示,在大脑语言优势定侧和确定感觉性语言功能区时,MEG 与术中皮质电刺激结果很吻合。从而证实 MEG 在确定语言优势侧及颞叶语言中枢位置的可信度很高。

二、失语症的康复评定

失语症的康复评定是开展科学有效的语言训练的前提和基础,也是目标设定、干预措施分配、干预管理和结局评价的基础。因为语言的复杂性,想对失语症做出科学、准确的诊断和评定并不容易。评定量表是失语症康复评定的主要工具。研究者根据失语症的特点编制了一系列的评定量表,用于评定失语症的各个维度。其形式多样,有标准化的评定量表,有开放式自我报告法和等级评定量表等。从评定的方式而言,分为标准化评定和非标准化评定两种。

(一)失语症的评定原则和注意事项

1. 在正式评定前向患者详细讲解评定目的和要求,取得理解和配合,并使患者放松,提高患者参与兴趣。

2. 每一亚项的指导语都应明确,若患者无法理解,检查者需运用书写、肢体语言等方法帮助其理解评定要求,评定者也可以做示范。

3. 为防止患者出现紧张和焦虑情绪,评定者最好在患者回答或反应结束后再记录相应结果,而非一边听一边记录。

4. 评定过程中,检查者应以观察和记录为主,不要试图干涉或纠正患者错误的回答或反应。

5. 记录反应,可借助录音和复读设备。

6. 评定过程中,除目标刺激外,不应出现其他刺激形式。

7. 若患者连续无法完成若干道较简单的测试题,则该部分测试停止(每个量表不同)。

8. 疲劳或极端不配合者,可以分成几次完成。

（二）失语症的评定流程

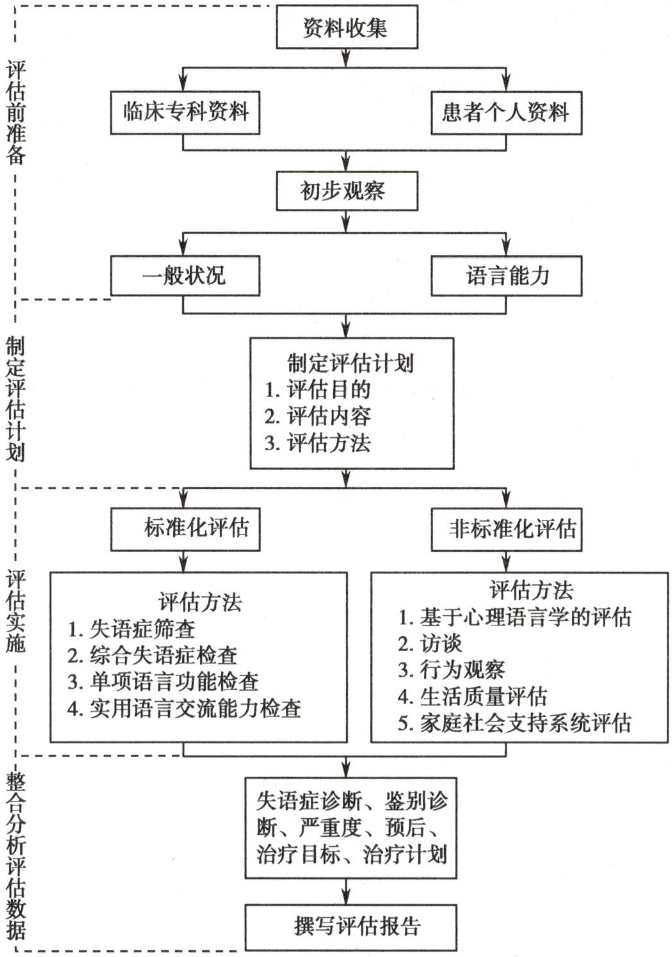

图 6-5　失语症的评定流程

（三）失语症的标准化评定

标准化评定（standardization evaluation）是指具有常模以及评定实施和评分方法的详细规定，且具有代表性的相同的一组测验。标准化评定因其测量内容较广泛，语言能力评定更加完善，确保信度和校度，具有更高的客观性；能够确定障碍是否存在及特定障碍的范围；可以提供百分等级、标准分、T 分数等量化指标，可与正常人和患者进行对照等优势，因此常被言语语言治疗师优先使用。但评定所需时间较多；虽然能够明确诊断和障碍程度，但在评定患者语言功能问题和设定康复目标时不够具体，对实施何种语言康复治疗措施的指导性不够强。

标准化评定的方法有筛查或粗查、综合评定、单项语言能力测试、实用语言交流能力评定，此外还有对双语失语症患者（例如汉-英、汉-日、汉-维、普通话-粤语等）的双语失语症检查法。现介绍常用的几种：

1. 西方失语成套测验（western aphasia battery，WAB）　该测验是 Kertesz 于 1982 年参考波士顿诊断性失语症检查法（Boston diagnostic aphasia examination，BDAE）制订的缩短版。包括：①自发言语：以对话及图片叙述的形式检测患者自发言语的信息量、流畅度及语法能力等。②听理解：回答是非题；听词辨认，即指出所听单词对应物体、图片或躯体部位等；执行口头指令等。③复述字、词、句及数字等。④命名：物体命名，即说出实物的名称；列名，即1分钟内说出动物的名称；以名称完成（填充）句子；反应命名，即以名称应答。⑤阅读：理解句子并选择填空；朗读并执行文字指令；词-物（图）匹配；字母辨别等。⑥书写：按要求书写（姓名、地址）；书写表达情景画；听写词句、数字、字母；抄写等。⑦相关认知功能：运用能力；结构能力、视空间能力和计算能力；Raven彩色推理测验。

通过上述7项的前4项检查结果（5个评分项目，包括信息量、流畅度、听理解、复述、命名，每项满分10分，共50分。然后乘以2）可求出失语商（aphasia quotient，AQ），可以反映口语障碍程度和失语症的严重程度。若AQ<93.8可诊断为失语症。并以流畅度、听理解、复述的评定结果诊断出失语症类型（图6-6）。通过上述7项的后3项检查（阅读、书写、相关认知功能）求出操作商（performance quotient，PQ），反映大脑的非口语功能。综合各项结果求出大脑皮质商（cortical quotient，CQ），反映大脑认知功能全貌。

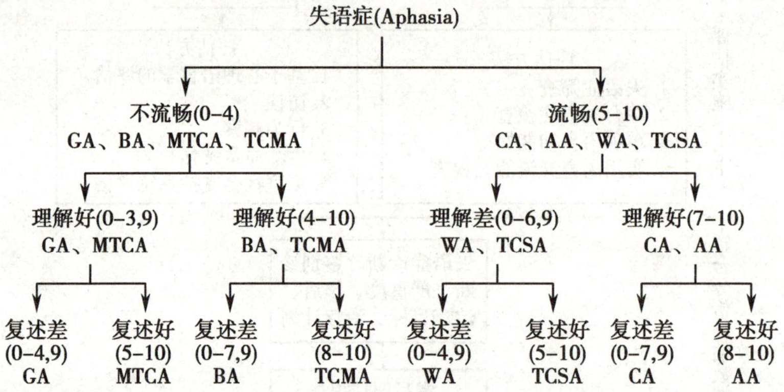

图6-6　WAB确定失语症类型的步骤

2. 汉语失语症成套测验（aphasia battery of China，ABC）　该测验是北京大学第一医院（原北京医科大学第一医院）高素荣教授等参考WAB法，结合中国国情修改制订的，为WAB的中国化版本。全部测验完毕后，分别以言语正常对照组的均值作为100%，计算出患者各项得分相当于正常对照组的百分率。诊断流程类似WAB，分别通过流畅度、听理解和复述能力来诊断8种类型失语症。与WAB不同的是，可以根据命名能力的好坏，区分出经皮质运动性失语（词命名好）和皮质下失语综合征（基底节失语症和丘脑性失语症，词命名差）。

3. Token测验　也称代币测验、表征测验，是检查失语症患者言语理解能力的单项检查方法。测验内容包括大量难度不等的言语性指令，要求患者根据指令去完成对两种形状（圆形和方形）、两种尺寸（大的和小的）、五种颜色（红、绿、黄、白、黑）共20个硬质、厚片状的代币（塑料的或木制的）的操作。代币被水平排列成4排，顺序为大圆形、大方形、小圆形、小方形，颜色排列随意或按固定顺序排列。测验从最简单的指令开始，难度逐步增加，如“摸一下圆形”，“摸黄色的方形”，“摸小的白色圆形”，“摸红色圆形和绿色方形”，“摸大的白色圆形和小的绿色方形”，“把红色圆形放在绿色方形上”。临床常用36项的简式Token测验。每完成1项指令得1分,满分36分。29~36分:正常;25~28分:轻度障碍;17~24分:中度障碍;9~16分:重度障碍;8分以下:极重度障碍。

4. 日常生活交流能力(communicative ability in daily living, CADL)测定 是Holland在1980年提出的,由68项接近实际生活的每日言语活动组成,主要检查失语症患者实用性交流技能。如恰当的问候介绍自己的姓名、地址、年龄,明确表示是或不是、反问、按定量服药、买车票等。

5. 北京大学医学院(原北京医科大学)失语症评定简表 该简易量表主要从交谈、复述、理解、命名、阅读理解、书写6大方面针对失语症患者语言功能进行评定,操作较为方便,比较适合康复医师筛选失语症患者时使用。

(1)交谈

1)提问:①你叫什么名字?②你多大岁数?③你住在哪儿?④你(退休前)做什么工作?⑤请简单说说您怎么不好?

2)系列语言:从1数到21。

通过交谈评价:哑、刻板、重复、非流利型、流利型、中间型、正常。

(2)复述:①门;②九十五;③四个四十七;④百分之八十八;⑤手和窗户;⑥狗和机器;⑦乌鲁木齐和呼和浩特;⑧一个大花碗扣一个大花活蛤蟆;⑨他刚一进门就又下雨又打雷;⑩所机全微他合。

(3)理解

1)执行命令:①指窗户;②指灯;③指鼻子;④指肩膀;⑤指进这个房间的地方;⑥指能躺下睡觉的地方;⑦指鼻子、肩膀和下巴;⑧用右手摸左耳(如右侧瘫改左手);⑨拿起钢笔碰一下铅笔;⑩把纸翻过来,把笔放在下边,把钥匙放在上边。

2)是否题:①你的名字是XX吗?(说患者名字);②这是钢笔吗?③你吃过早饭(午饭)吗?④这儿是旅馆吗?⑤七月份下雪吗?

(4)命名

1)物体命名:①钢笔;②耳朵;③眉毛;④表带;⑤胳膊肘;⑥眼镜腿;⑦袖子;⑧领子;⑨拇指;⑩中指。

2)列名:列举蔬菜名称(1分钟)。

3)颜色命名

a. 辨别:红、蓝、绿、黑、白、黄。

b. 反应命名:①天空是______?②草是______?③煤是______?④少先队员的领巾是______?⑤冬天下的雪是______?⑥麦子熟了是______?

(5)阅读理解(朗读后指物或做动作或选择):①耳朵;②铅笔;③房顶;④头发;⑤窗户;⑥闭上眼睛;⑦指一下灯;⑧把钢笔放在铅笔上边;⑨苹果是____的(方的、原的、圆的、白的);⑩解放军带(枪、抢、墙、呛)。

(6)书写:①书写患者的名字;②手;③钢笔;④眼睛;⑤打气筒;⑥写一句话(2~6先听写,后抄写)。

经过评定获得患者听、说、读、写各项语言能力信息后,参照图6-6,可大致推断失语症类型。若精确判断,则采用成套量表评定。

此外,国内常用的失语症综合评定量表还有失语症汉语评测法和汉语标准失语症检

笔记

查。前者是由河北省人民医院以国外通用的BDAE为依据,充分考虑到汉语语言的特点而编制成BDAE汉语版。后者是中国康复研究中心听力语言科以日本标准失语症检查法(standard language test of aphasia,SLTA)为基础,同时借鉴国外有影响的失语症评定量表的优点,按照汉语的语言特点和中国人的文化习惯所编制,亦称中国康复研究中心失语症检查法(Chinese rehabilitation research center aphasic examination,CRRCAE)。

(四)失语症的非标准化评定

非标准化评定的编制和使用不遵循严格的标准化程序,评定资料和评定方法都未做严格要求,如治疗师自编的语言评定测验等都属于非标准化测验。非标准化评定虽然结论不一定非常可靠、完整,但其形式灵活、简单易行,有广泛的适用性。标准化评定和非标准化评定可以有机地结合起来运用,以标准化评定为主,将非标准化评定作为标准化评定的事先准备和必要的补充。同时也与国际通用的关于疾病和健康状态的分类系统《国际功能、残疾和健康分类》(international classification of functioning,disability,and health,ICF)相呼应。

失语症的非标准化评定方法有基于心理语言学的评定、访谈、行为观察、生活质量评定和家庭社会支持系统评定等方法。因篇幅所限,本节仅对基于心理语言学的评定方法进行介绍。随着语言认知理论的不断发展与完善、认知神经心理学(cognitive neuropsychology,CNP)个案研究技术和功能影像技术、神经电生理技术的发展,国际上对失语症的认识已经远远超出了经典的分类,对语言功能的诊断已经不是模糊分类(如感觉性失语、运动性失语等),而是功能模块化。通过使用CNP方法发展起来的语言加工模型,认为人的语言以模块化处理的方式组织,而且语言加工模型是由多个模块组成,每个模块有各自的功能,它不仅存储信息,而且不同的语言信息通过不同的通路进行加工,脑损伤可以选择性地破坏一些模块,而其他模块不受影响。这种方法解释了失语症临床症状产生的原因,有助于制定更具有针对性的语言治疗计划。国内学者根据CNP的理论和假说建立了汉语失语症心理语言评价(psycholinguistic assessment in Chinese aphasia,PACA),通过PACA检查可以确定失语症患者的正常模块和功能受损模块,治疗师对受损模块进行处理,包括恰当的再存储或补偿,从而改善失语症患者的言语功能。

(五)BDAE失语症严重程度分级

此分级可以从整体上反映失语症患者的语言障碍程度。

0级:无有意义的言语或听觉理解能力。

1级:言语交流中有不连续的言语表达,但大部分需要听者去推测、询问和猜测。可交流的信息范围有限,听者在言语交流中感到困难。

2级:在听者的帮助下,可能进行熟悉话题的交谈。但对陌生话题常常不能表达出自己的思想,使患者与检查者都感到进行言语交流有困难。

3级:在仅需要少量帮助或无帮助下,患者可以讨论几乎所有的日常话题。但由于言语表达和(或)理解能力减弱,使某些谈话出现困难或不大可能。

4级:言语流利,但可观察到有理解障碍,思想和言语表达尚无明显限制。

5级:有极少的可分辨得出的言语障碍,患者主观上感到有点儿困难,但听者不一定能明显觉察到。

笔记

（六）失语症的鉴别诊断

如果因先天或幼年疾病使语言未能获得建立，就亦无所谓丧失，他们的语言功能虽有障碍，但不能称为失语症。由意识障碍如昏迷、谵妄、朦胧等状态，以及精神症状如缄默、违拗等，普通的智力减退所导致的语言障碍也不属于失语症。周围感觉及运动器官的障碍如视听觉严重障碍、肢体运动障碍、构音器官麻痹所导致的听语及阅读困难、书写困难以及语音问题均不属于失语症范畴。此外，失语症也不包括知觉、学习和记忆障碍，除非它们特别侵犯了语言符号。同时失语症也需与言语失用相鉴别。言语失用症是不能执行自主运动进行发音和言语活动，而且这种异常是不能用言语的肌肉麻痹、减弱或不协调来解释的一种运动性言语障碍，或者说是一种运动程序障碍。可单独发生，也可伴随于其他语言障碍，常常伴随运动性失语发生。

三、失语症的康复治疗

在失语症的治疗模式中，主要有三种基本的治疗模式：基于障碍的治疗模式（impairment based）、基于交流功能或基于结果的治疗模式和基于社会参与的治疗模式（life-participation based）。基于障碍的治疗模式是一种直接干预模式，即指治疗师针对言语语言障碍症状提供一对一的治疗模式。治疗是为了促进特定功能恢复，如语义缺陷者用语义判断任务，语音障碍者训练语音输入和输出。方法是直接刺激特定的听、说、读、写能力。如 Schuell 刺激法、阻断去除法（debloking）、限制诱导的失语症治疗（CIAT）、自发言语主动控制疗法（VCIS）、旋律语调疗法（MIT）、动词网络强化疗法（verb network strength therapy）等。基于障碍的康复方法也越来越借助语言加工经典模型来制定，这一模型描述了正常个体言语语言产出的各个环节和语言加工模块，以及各个环节和模块之间的关系，囊括了言语产生、概念加工、阅读和书写的全过程。这一模型对直接治疗获得性语言障碍极有指导意义。

基于交流功能或基于结果的治疗不是改善语言本身，主要是通过各种语言和非语言的手段包括替代手段、代偿策略、使用残存的能力，提高真实实际生活交流能力，鼓励来自陪护的支持。根据失语症轻重不同和病程变化，治疗方法随之改变。常用的有 PACE 治疗、视觉动作治疗（visual action therapy，VAT）和功能性交际治疗方法（functional communication therapy，FCT）等。还可以采用非语言交流方式的代偿，该方法可看做是任何可补偿、改善或替代自然言语表达和书写表达的方法，依据患者情况的不同，可以是永久性或暂时性的。

基于社会生活参与的治疗模式是一种间接的治疗模式。言语语言治疗师以患者及其家属为中心，以促进患者功能康复与重返社区生活为目标，重视患者所处社会环境因素对其康复结果的影响，以及个体因素和环境因素之间的互动，全面考虑影响治疗过程的社会心理文化因素。随着 ICF 模型在康复领域的广泛应用，治疗的核心目标是促进患者个体交流沟通功能的康复。基于障碍的直接治疗模式也逐渐转向同基于社会生活参与的间接治疗模式相结合。目前国内主要采用基于障碍和基于交流功能的治疗模式。

（一）常用的语言康复技术——基于障碍的治疗模式

1. 刺激促进法（stimulation-facilitation）　由 Schuell、Wepman 等言语治疗先驱提出的，是自 20 世纪以来应用最广泛的方法之一，是多种失语症治疗方法的基础。由于

笔记

Schuell 在建立和完善此方法作出了巨大贡献，因此，被称之为 Schuell 刺激疗法。是对损害的语言符号系统应用强的、控制下的听觉刺激为基础，最大程度地促进失语症患者的语言功能的恢复。

（1）原则：Schuell 刺激疗法的原则，可以归纳为以下六条，见表 6-2。

表 6-2　Schuell 刺激疗法的原则

刺激原则	说明
利用强的听觉刺激	是刺激疗法的基础，因为听觉模式在语言过程中居于首位，而且听觉模式的障碍在失语症中也很突出
适当的语言刺激	采用的刺激必须能输入大脑，因此，要根据失语症的类型和程度，选用适当的控制下的刺激，难度上要使患者感到有一定难度但尚能完成为宜
多途径的语言刺激	多途径输入，如给予听刺激的同时给予视、触、嗅等刺激（如实物），可以相互促进效果
反复利用感觉刺激	一次刺激得不到正确反应时，反复刺激可能可以提高其反应
刺激应引出反应	此项刺激应引出一个反应，这是评定刺激是否恰当的唯一方法，它能提供重要的反馈而使治疗师能调整下一步的刺激
强化正确反应及修正刺激	当患者对刺激反应正确时，要鼓励和肯定（正强化）。得不到正确反应的原因多是刺激方式不当或不充分，要修正刺激

（2）治疗形式：由治疗者根据患者的失语类型、严重程度、主要缺陷等情况，以治疗前选择好的刺激（靶刺激）10~30 个组成一个作业，治疗过程由治疗者的刺激（stimulus，S）、患者的反应（response，R）和治疗者对患者反应的反馈（feedback，FB）构成 S-R-FB链，具体的进程见表 6-3。

表 6-3　刺激促进法的进程

患者对治疗刺激的反应	治疗者的反应	治疗的发展
达到目的	鼓励或奖励	进入下一步
达不到目的	1. 再刺激 2. 给提示 3. 对正确和错误部分给予反馈 4. 再刺激	成功则进入下一步；不成功则放弃这种刺激，更换新的刺激再进行

（3）促进（facilitation）的实施：又称易化，是在一个处于阈下兴奋水平的兴奋灶周围加入另一个阈下刺激，使兴奋达到阈值而出现反应或反而转入抑制的现象。在此具体指提示（cues）和抑制不适当的言语行为。

以命名物体为例，提示的目的是从认知方面改善从心理词汇库中的词检索能力（retrieval）；从行为方面是要增加命名的准确性。提示的性质最好是一种暗示或是一种不含有靶词整个音素的信息，分为语义提示（semantic cues）和音素提示（phonemic cues）。目前，普遍认为提示对刺激促进法的效果达到最大，运用提示的效果比不用时好。对命名来说，音素提示比语义提示好，如命名困难的严重程度较轻，音素提示的效果更显著，但对动作命名的效果，语义提示比音素提示大一倍。

笔记

(4)反馈(feedback,FB):是在一个控制系统中,从其输出中取出一部分信号,返送给控制系统,以进行控制的方式。具体到言语治疗中,是将患者的反应(输出)的信息告知患者(控制系统),以改善其控制的方法。FB 分两种,一为鼓励性 FB(incentive feedback),是对出现反应的回报,如答对时我们说“好”,答错时我们说“不,这是错的”;第二种是通知性 FB(information feedback),是告知患者反应接近标准的程度,如“你回答得不完全,在‘×××’前(或后)应还有‘××’”等。反馈将有助于患者克服错误。

但应用 FB 需要有一些条件,如患者反应要积极;了解靶反应是什么;知道如何能逐步接近靶目标。只要具备这些条件,就可应用 FB。

(5)训练内容:可根据言语障碍表现的不同,采用下述的训练内容。

听理解:听词指物、指图、指词;听功能描述后指物、指图、指说明;执行口授命令;按口授指示辨认身体部分;反应性命名(如写字要用什么? 应回答笔);复述检查者的话;回答是/否题;听长句或段落回答提问等。

口语表达:物体命名、图命名、复述、口语描述情景画、口头描述当前或过去发生的事。

阅读理解:将词和图配对、词和物配对、听词找出相应的字、阅句子、段落或短文后回答问题等。

书写:抄写、用文字描述情景画、用文字描述物品功能、写姓名地址、写个人简况等。

(6)靶刺激的选择:宜遵守下述的原则:针对存在的缺陷;为患者所熟悉、喜爱、惯用;有兴趣,有现实意义;与患者个人日常生活、兴趣爱好和职业有密切关系;在难度上患者反应错误不超过 20%。

(7)刺激的方法:包括集中刺激一种言语形式的方法、有围绕一个词进行多种言语形式的训练法、使反应易于引出的刺激的成对输入和单个撤出法和去阻滞法。如两种刺激同时输入,合并以残存功能较佳部分的刺激效果更好,可增加刺激量使反应易于发生,取得成功后,才撤下这部分的刺激。

(8)作业的选择:要从易到难,否则超过患者的能力作业难以实施。另外,制定新作业时每次只改变一个因素。训练计划和具体训练内容的示例,见表 6-4。

表 6-4　训练计划和具体训练内容的制定

言语形式	失语症严重程度		
	轻度	中度	重度
听理解	1. 执行较长的口头命令 2. 听广播、电视、录音等较快或较长内容后回答问题	1. 执行口头命令 2. 听短文或短故事后回答问题	1. 听词指图、指物、指词 2. 按命令将文图配对 3. 听到功能描述后指物、指图 4. 按命令分辨身体部分 5. 回答是/否题

续表

言语形式	失语症严重程度		
	轻度	中度	重度
口语表达	1. 复述文章内的短段落 2. 用较慢速度读长文	1. 命名并简单描述物体 2. 复述长句 3. 口头描述情景画 4. 读段落 5. 利用提供的词构成短文并口读	1. 命名图片或物品 2. 复述词、短语 3. 根据情景画上的动作念出含动词的短语或句
阅读理解	1. 执行较长的书写命令 2. 阅读一段文章后回答问题	1. 执行书写命令 2. 阅短文或短故事后回答问题	1. 阅读文字指示后将图和文字配对 2. 执行最简单的书写命令 3. 阅名词卡、动词卡、短句卡后回答问题
书写	写信、日记或长文	抄写、听写短文、写简短说明	1. 抄写单词、姓名 2. 听写单词、短语 3. 随意自发书写
计算	加减乘除联合运算	一位数以上的加减乘除	一位数的加减运算

2. 阻滞去除法(deblocking) 这是 Weigl E 和 Bierwisch 于 1970 年提出的。阻滞去除类似于引爆(priming),是在刺激受损的功能之前,先刺激受损相对较轻的功能,这种促进性引爆(facilitative priming)可在长期记忆区激起兴奋的自动扩散,使受损较重的部分易于发生反应。去阻滞法很少作为一种完全独立的方法使用,多配合 Schuell 刺激疗法作为易于引出反应的一种方法。治疗方法示例见表 6-5。

表 6-5 治疗方法举例

患者的残存功能状况	治疗者的预刺激	治疗者的靶刺激	患者应有的反应
1. 听理解优于阅读理解	说苹果、钥匙、刀(听)	出示有钥匙的画(阅)	指向钥匙
2. 阅读理解优于听理解	出示有苹果、钥匙和刀的画(阅)	出示有钥匙的画,问这是什么(听)	说钥匙
3. 听理解优于阅读理解	说"这是苹果"(听)	出示有苹果的画(阅),问这是什么	说苹果

3. 程序操作法(programmed-operant approach) 此法是 LaPointe 于 1978 年提出的,刺激的选择、促进的应用,采纳了刺激促进法的原则和优点;为达到目标而逐步地修正言语行为,则采用了操作条件反射的方法。治疗从患者有反应能力的水平开始,从起初反应向终点反应进行,这种进程称为程序。患者的康复由几个程序构成,程序可针对不同言语形式设计,如一个供听理解训练,一个供表达训练等;程序也可重叠,如一个供听理解而另一个供阅理解训练等。起初可能只用单个词,终末刺激可以是每日生活中复杂的句子;对于文法缺失,起初可能是几个词或短语,最后是足够复杂的完整句子等(图 6-7)。

笔记

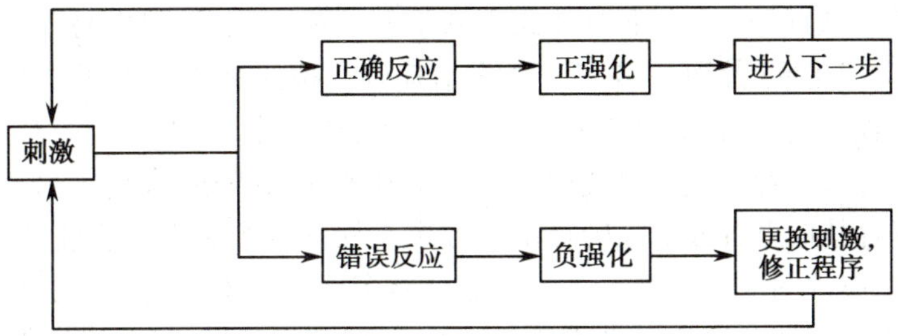

图 6-7 程序操作法的进程

4. 旋律语调治疗 旋律语调治疗(melodic intonation therapy,MIT)由 Spark、Helm-Estabrooks 和 Albert 于 1974 年提出。

(1)理论基础:基于一些严重失语者虽然不能说话,但能唱出熟悉的歌,表明非优势半球的音乐韵律功能仍然完好,可以以此为基础,利用非优势半球的这种功能来代偿。

(2)适用范围:主用于优势侧半球损伤后表达困难,而理解相对好的患者。具体是:①口语表达严重受限,仅能以刻板式的杂乱语(jargon)说话;②口头模仿能力差;③相对保留言语理解能力;④有合适的记忆广度和情绪稳定的患者。

(3)基本原理和方法:选择合适的言语资料,将言语"谱"成可以吟诵的句子,教患者以唱一句单调歌的形式吟诵。一般的方法是:治疗师用手在桌上拍出"歌"的节律,并按此节律吟诵句子,患者逐渐加入,当患者与治疗师一起吟诵成功后,治疗师逐步撤出。以后将吟诵形式改变为说歌(spoken song)的形式,节律和重音不变,但用变化的音调代替比较恒定的音调,起初也是治疗师和患者一同"说",待患者能独立后,治疗师逐步撤出。然后用连续接近法,将反应向正常韵律成型,最后让患者以回答问题的方式产生靶句,学会一些句子后再换新句子。

5. 强制性诱导失语治疗(constraint - induced aphasia therapy,CIAT)

(1)定义:CIAT 是 2001 年 Pulvermüller 等遵循强制性使用运动疗法的原则,将此治疗方法引入慢性失语症的治疗之中,近几年,已逐渐被完善和拓展至恢复期脑卒中失语症的康复治疗。CIAT 使用大量、频繁的语言训练,促进了脑卒中患者在交际环境中的语言应用,也鼓励患者开发自身保留的语言和交际能力,从而帮助脑卒中失语患者重新获得语言功能。

(2)理论基础:强制性诱导失语治疗与其在运动功能障碍患者中应用的"习得性废用"的形成及其矫正理论基础相一致,见图 6-8。

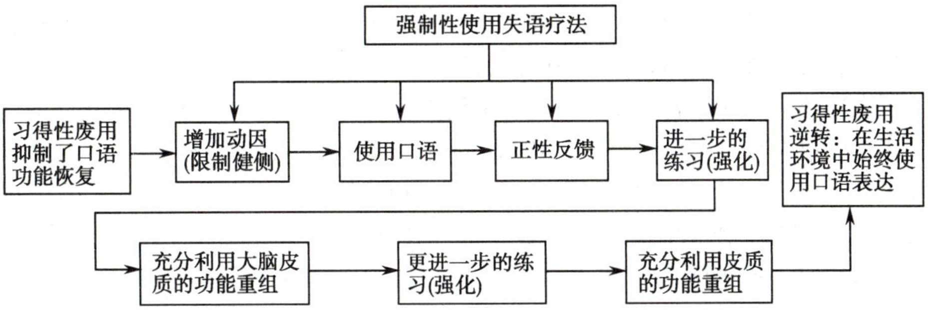

图 6-8 "废用性习得"的纠正模式及其机制

(3)具体方法:CIAT是一种在小组形式下开展的强化形式失语症言语行为治疗,小组包括了2~3例患者和一名言语语言治疗师。按照参与者的失语症特征的相似性,以及严重程度进行分组;在两周内接受30小时(3小时/天)的治疗。在游戏形式的治疗环境中,参加者必须通过使用口语对某种物品的描述,来请求另一参加者给予图卡片,并理解其他患者或治疗师提出的要求。根据各个患者的交流能力,来选择与患者水平相适应的图卡。要求每个患者尽可能多地从其他患者手中获取与自己一致的图卡。治疗师定期向患者提供成功交流的反馈,以及引导、帮助和强化。

6. 随意控制不随意的言语(voluntary controlling involuntary speech,VCIS)疗法　是Helm和Barresi于1980年提出的,是为一些只能说出几个词或言语刻板的患者设计的。将患者说出的话写下,让他读或复述,如能成功,表示能较随意地控制,逐步过渡到对出示的图命名,最后在会话中应用习得的词汇。

7. 基于心理语言学的治疗方法　对于失语症康复来说,做出失语症分类诊断是远远不够的,更重要的是做出心理语言学评价,以了解语言加工过程中,哪个或哪些加工水平受损。随着认知心理学的迅速发展,认知心理学的理论被应用到失语症研究领域。21世纪初,认知心理学的方法被推荐为临床实践标准。近几年来,在国内认知心理学的理论也被应用到失语症的检查与治疗中。一些语言病理学家根据语言加工模型试图解释正常和异常语言现象。语言障碍的各种表现被解释为语言加工系统的缺陷。因此,在失语症康复治疗前,通过临床检查提出语言受损的假设,再进行心理语言学检查,找出语言损害的内在机制,才能使语言治疗真正做到有的放矢。

例如认知心理学的图画命名主要涉及了四个水平,即语义系统、语音输出词典、语音输出缓冲和言语运动计划。失语症患者可以在其中一个或几个水平出现损害。

语义系统分为概念语义和词汇语义。概念语义是指每个事物存在着的语义表征,它是由一套相关信息组成。如“狗”的相关信息包括有“四条腿”、身上有“皮毛”、是“小宠物”、会“叫”、“吃肉”等。词汇语义是指概念已经被词汇化,如“狗”。在词-图匹配或命名测验时,如果只有一部分信息可利用,如没有“叫”、“吃肉”的信息,或概念语义与词汇语义的连接不强,则“兔子”或“猫”可能被激活。通过一些测验可以用来评价词汇语义。一种方法是给患者呈现一张图画,要求他判断一个语义相关词是否可以作为这张图的正确名称。听觉词-图匹配和视觉词-图匹配测验应用了这个原则,测验中含有语义干扰项,词汇语义缺陷会在测验中表现出来。由于涉及图画,因此词-图匹配测验必须使用高表象词。另一种方法可以通过使用表象性控制的词要求患者判断两个词的意义是否相同来确定。同义词中具体词和抽象词判断涉及了高表象词和低表象词,可以更好地检验是否存在语义缺陷。

语音输出词典存储着个体获得的有关词汇的读音,在图画命名时提取相应的词形语音表征。语音输出词典受损时,目标词的语音表征不存在,表现为“舌尖现象”,话到嘴边就是说不出来。词频对语音输出词典受损的鉴别有一定帮助。当语音输出词典受损时,图画命名测验的词频效应显著,即词的使用频率越高,命名的成功率越高。还可以采用同音字判断,要求患者判断几个字是否发音相同,该任务可以不经过语义,即经过朗读的非语义通路,因此可以用于检验语音输出词典是否受损。

语音输出缓冲器是语音的暂时存储器,并进行语音编码。其容量有限,受词长的

笔记

影响。语音编码时需要生成韵律框架、构建槽、选择音段进行填充。在韵律框架生成中提取音节数量；槽的构建确定了词的音位数量和序列，并利用该信息进行音段选择与填充。这样词的单个音位以及它们的顺序依次被提取。该模块受损时，出现音位或音节替代、遗漏、置换，即音位性错语。语音输出缓冲器受损不会受到词频影响，但受到词长影响。该水平受损的患者将产生音位性错语，只要涉及词产生操作包括复述，都是如此。

言语运动计划即指定发音器官的运动目标（如圆唇、舌尖提高）。运动计划的基本单位是音位，每个音位系列有“恒定”的空间和时间赋值（在言语产生时提取感觉-运动记忆）。它具有发音特性，而不是运动特性。当言语运动计划受到破坏，言语速度减慢、语音歪曲含糊不清。

通过心理语言检查后，确定了语言加工受损的水平，即可制定语言治疗方案。语言产生过程中每一个阶段的损伤都能通过不同的治疗方案得到矫治。如果词汇语义受到损伤，便可以采用语义任务进行语义方面的康复训练；如果对语音形式的提取存在障碍，那就集中进行语音通达方面的康复训练；如果是语音编码阶段的损伤，就加强音位训练；如果伴有言语运动计划障碍，则同时进行口面运动和言语发音训练。总之，通过心理语言评价，可以帮助我们进一步分析和确定造成命名困难的语言加工受损的水平，可以充分显示命名困难产生的根源，从而为命名困难受损的认知加工过程进行针对性治疗。

（二）常用的语言康复技术——基于交流功能的治疗模式

1. 交流效果促进法　交流效果促进法（promoting aphasia communication effectiveness，PACE）是促进实用交流能力的训练的主要方法，是由 Davis 和 Wilcox 创立的，是目前国际上得到公认的促进实用交流的常用训练方法之一。

（1）理论依据：在传统的言语治疗中，一般都要求患者对训练教材（刺激物）作出一定的反应，当有正确的言语表达时，进行反馈或强化。从日常生活中的交流情况来看，显然是不符合自然的。而 PACE 则是在训练中，利用接近实用交流的对话结构，信息在言语语言治疗师和患者之间交互传递，使患者尽量调动自己残存的言语能力，以获得较为实用的交流技能。

（2）适应证：适合于各种类型和程度的言语障碍者。

（3）治疗原则：包括以下四个方面：①交换新的未知信息：表达者将对方不知的信息传递给对方；②自由选择交往手段：治疗时，可以利用患者口头表达的残存能力，也可以运用书面语、手势、图画、指点等代偿手段来进行交往；③平等交换会话：责任表达者与接收者在交流时处于同等地位，角色交替转换；④根据信息传递的成功度进行反馈：根据患者的表现给予适当的反馈，以促进其表达方法的修正和发展。

（4）训练方法：将一叠图片正面向下扣置于桌上，治疗师与患者交替摸取，不让对方看见自己手中图片的内容。然后运用各种表达方式（如呼名、描述语、手势语、指物、绘画等信息）传递给对方。接收者通过重复确认、猜测、反复质问等方式进行适当反馈，治疗师可根据患者的能力提供适当的示范。

（5）效果评分、注意事项、停止训练的标准：效果评分可采用交流效果促进法评分，见表 6-6。

笔记

表 6-6 交流效果促进法评分

内容	评分
首次尝试即将信息传递成功	5
首次尝试信息未能令接受者理解,再次传递即获成功	4
通过言语语言治疗师的多次询问,或借助手势、书写等代偿手段将信息传递成功	3
通过言语语言治疗师的多次询问等方法,可将不完整的信息传递出来	2
虽经多次努力,但信息传递仍完全错误	1
不能传递信息	0
评定不能	U

2. 视动作疗法(visual action therapy,VAT) 此法是 Heim-Estabrooks、Fitzpatrick 和 Barresi 于 1982 年提出的。治疗对象起初是完全性失语等重症患者,其理论依据,是 20 世纪 70 年代一些学者发现完全性失语治疗后的改善很少,但对这类患者可教会他们在接收和表达上利用视觉符号的非语音系统(nonorthographie system),使行为和言语概念通过刺激与反应得到再整合。

(1)VAT 的适应对象:是表达困难而听理解相对受累较轻、想用快速复杂的手势表达,但肢体又欠灵活的患者。

(2)VAT 的用品:8 种物品可供肢体进行 VAT,如锤子、锯、螺丝刀、油漆刷子、电话及拨号盘、洒盐瓶、打蛋器、安在木板上的门把。8 种可用面部表情表示的物品,如杯子、哨子、吸管、花、刮脸刀、望远镜、棒棒糖、筷子供面部 VAT 使用。此外,还有绘有上述物品的图卡,还有一套供上下文提示的工具,它是两块木板架在一起,上有未完全钉进的钉子,提示使用锤子。

(3)具体治疗方法:在 VAT 中,所有指示、强化和治疗步骤都是不发音的。治疗逐步地由易到难,第一步要达到 100%正确才能进入下一步。在每个要评分的步骤内,当患者对每个物体的操作正确时评为 1 分;需自我修正时评为 0.5 分,其他均评为 0 分。在有"训练"字样的步骤不用评分。每次治疗大约需要半个小时。

第一级水平训练:使用物品进行训练。让患者把物品与图配对,目的是要患者理解物体的线条图可以代表物体。

第二级水平的训练:用动作图代替物品进行训练。

第三级水平的训练:用小的物品图卡代替物品进行训练。

3. 功能性交际治疗方法(functional communication therapy,FCT) 该方法侧重于日常的交往活动和信息交流,目的是将患者由封闭式治疗室逐渐转移到室外或社会环境中去,充分利用各种沟通形式和任何未受损的能力(如书写、姿势、口语)来加强沟通效果。

4. 非语言交流方式的代偿 对于重度失语症患者的口语及书面语障碍,严重影响了语言交流活动,使得他们不得不将非语言交流方式作为最主要的代偿手段。因此,非语言交流技能的训练就显得更为迫切,以达到促进实用交流能力的目的。但应注意,较多失语患者的非语言功能,也同样受到不同程度的损害,代偿手段的获得并非

笔记

易事。

（1）手势语的训练：手势语不单指手的动作，还应包括有头及四肢的动作。对于经过训练已经无望恢复实用性口语能力的失语症，可考虑进行手势语的训练。训练可以从常用手势（点头、摇头表示是或不是；指物表示等）入手，强化手势的应用；然后治疗师示范手势语。令患者模仿，再进行图与物的对应练习，进而让患者用手势语对提问进行应答，以求手势语的确立。

（2）替换交流系统（alternative communicative system，ACS）：又称增强交流系统（augmentative communication system，ACS），是专为不能说话或说出的话不为一般人所了解，而认知功能尚好的患者设计的。包括下列几种手段：

画图训练：此方法对重度语言障碍而保留一定的绘画能力的患者可能有效。训练前，可以先画人体的器官、主要部位、漫画理解等检查。训练中，应鼓励并用其他的传递手段，如图画加手势、加单字词的口语、加文字等。

交流板/交流册的训练：适用于用口语及书面表达进行实用交流很困难的患者，但应有文字及图画的认识能力。内容包括日常生活用品与动作的图画，也可以由一些照片或从刊物上剪裁的照片组成。应根据患者的需要与不同的交流环境设计交流板。对有阅读能力的患者，可以在交流板上补充一些文字。

电脑及仪器辅助训练：应用高科技辅助交流代偿仪器，如触按说话器，环境控制系统等。

（三）失语症的对症治疗

针对失语症患者不同的语言障碍模式（听、说、读、写障碍）和严重程度采用相应的治疗方法。具体如表6-7所示：

表6-7　不同语言障碍模式和严重程度的训练课题

言语症状	障碍程度	训练课题
听理解	重度	词音、图画、词匹配，是、非反应
	中度	听短句做是或非回答，正误判断，执行口头命令
	轻度	在中度的基础上，选用的句子和文章更长，内容更复杂
言语表达	重度	复述（音节、单词、系列语），称呼（日常用词、动词命名、读单音节词）
	中度	复述（短文）、读短文、称呼、动作描述（情景画、漫画说明）
	轻度	事物的描述，日常交流
阅读理解	重度	字、图或词、图匹配（日常物品），简单动作
	中度	情景画、动作、句子、文章配合，执行简单的文字指令，读短文回答问题
	轻度	执行复杂的文字指令，读文章后回答问题
书写	重度	临摹、抄写、听写（日常生活用品单词）
	中度	听写（单词、短文），书写说明
	轻度	听写（长文章），描述性书写、日记、信件

笔记

续表

言语症状	障碍程度	训练课题
计算	重度	简单的加减计算及乘除计算(一位数)
	中度	进位加法、退位减法、简单的乘除
	轻度	复杂的加减乘除

(四) 常见失语症的治疗

各类型失语症具有不同的特征,还应依据不同失语症的类型选择相应的训练内容,各类失语症训练重点详见表6-8。

表6-8 不同类型失语症的训练重点

失语症类型	训练内容
Broca 失语	口语表达、朗读、复述、命名
Wernicke 失语	听理解、会话、复述
传导性失语	看图说话、复述、听写
命名性失语	口语命名、文字称呼
经皮质感觉性失语	以 Wernicke 失语课题为基础
经皮质运动性失语	以 Broca 失语课题为基础
完全性失语	听理解、口语表达、实用交流
经皮质混合性失语	以完全性失语课题为基础

1. Broca 失语的治疗

(1)表达的训练

1)言语表达技能训练:表达障碍的患者因存在言语声音的收集功能低下,应再建言语表达技能。方法是可以通过教会患者单个的韵母、声母,再把声母和韵母组成单词,最后组成句子。在训练时,可以先教会患者最易看见的声母,如双唇音 b、p、m 和张口元音“a”,治疗是可以用发音的口型动作提示,有时可以用辅助的手法帮助患者将音发准确,也可以使用镜子利用视觉反馈进行训练;还可以利用患者随机产生的声音协助发出更多的音,比如患者会说“笔”,可利用此表现让患者看毛笔的图片和用夸张并减慢发音速度的口型引导患者发出“毛笔”这个词。

2)改善发音灵活度:对于发音缓慢费力的患者,可以让其反复练习发音,如发“pa、pa、pa”,“ta、ta、ta”,“ka、ka、ka”,然后过渡到发“pa、ta、ka”,反复练习。

3)利用自动性语言训练:让患者数数,由1至21,逐日增加,每日必须掌握规定的数字,不宜过快过多增加,每日只宜增加3~5个数字;完成病前患者熟悉的诗歌,如唐诗等。

4)命名训练和找词困难的训练:命名障碍是非流利型失语一种极为常见的症状,开始时可给予音素提示,上下文提示或功能描述,找出名字后可给予简单的复述或大声地读出以强化,一旦达到准确,就要让患者提高反应的速度。例如患者对出示电话的图片或实物不能命名,可对他提示说:“您如果在医院有其他事情要跟家人说,您可

笔记

以给您太太打个……”经过几次的提示，最终患者说出了“电话”这个词；也还可以用一个口型或词头音引导患者命名，还可以说出几个词，让患者选择。

5）描述图画：图画依所需反应的长度和复杂性来选择，如开始时，可选用运动员跑步等人物加动作（主谓）的句子来描述的画，进一步采用需用人物+动作+名词（主谓宾）的句子来描述的画。以后可用零散放置的印刷好的词，让患者将它们排列成描写图画的句子，让他辨认正确与错误及改正错误。其他还有给患者一幅画和一张动词卡，然后让患者用此动词做出描述图画的句子。

6）失语法结构的训练：可以利用再教的方法，例如开始教主、谓、宾结构，然后再教形容词和副词、介词、连词。也可以用表示动作的句子来进行训练，例如“妈妈打开门”应用这类句子是由于这类句子最容易被正常人和失语症患者理解。还可以采用“冲破阻滞”法，即用几个句子并增加句子语法的复杂性如“妈妈缝衣服”，“妈妈一边缝衣服一边看电视”，“妈妈一边缝衣服一边看着精彩的电视节目”，“昨天晚上，妈妈一边缝衣服一边看着精彩的电视节目”等。

（2）复述训练：根据患者复述障碍的程度选择训练方法，如直接复述、看图或实物复述、重复复述、延迟复述等。治疗时可以借鉴表达训练的方法，充分利用视觉、触觉和听觉等线索，如用压舌板辅助患者的唇舌运动协助患者准确发音；可采用面对镜子、手势表达的方法进行训练；也可以利用患者随机产生的声音诱导发出更多的音，如患者会说“笔”，就让患者看铅笔的图片，并用夸张口型减慢语速引导患者发“铅笔”；另外，旋律吟诵治疗（MIT）对于促进患者的复述能力有较好效果。

（3）理解的训练：这种患者听理解虽非主要障碍，但也经常出现问题，改善的训练方法：是让患者根据较复杂的说明指出画中相应的内容；执行较复杂的指示，特别是含有空间关系的指示；修改描述图画时表达有错误的句子等。

（4）持续现象（perseveration）的训练：持续现象是指脑损伤患者表现出的僵化固执、连续重复的症状，该症状常出现在命名、书写等多个领域，严重影响患者的语言认知功能。如令患者命名“牛奶”，然后让患者命名“面包”，但患者仍然说“牛奶、牛奶、牛奶”。此时需要提高患者的命名能力，采用的基本策略有：①解释，告诉患者存在持续现象，需要采用措施克服；②分散患者的注意力，每次尝试用个新词，或共同参与搭积木游戏；③通过听觉和视觉途径提醒患者，将欲习得词写在纸上，反复视觉和听觉强化；④控制表达的节奏（每个项目之间至少间隔 5 秒）。

（5）交流训练：重点采用交流效果促进法（PACE）、功能性交际治疗方法（FCP）进行训练，旨在整体改善患者的生活交流能力。对于存在极严重表达障碍的 Broca 失语患者，可以采用代偿交流的方法，如手势语的训练、交流板的应用等。

2. Wernicke 失语的治疗

（1）听觉理解训练：遵循由易至难、逐步递进的顺序进行训练，训练内容包括系列指点：如“指杯子和房子”，“指杯子、房子和树”，“指杯子、房子和汽车”；系列指令：“过来、关上窗、坐下、递给我笔”，观察患者执行的情况；是非回答：“下雨了吗”，等等，以改善患者的听理解能力；情景图画描述训练：治疗师描述图画、提出问题，让患者给予简短的回答，或指出画中特定的部分。

（2）听觉复述训练：重症患者在治疗初期采用视听相结合的方法，如治疗师可与患者面对面而坐或者面对镜子而坐，当患者听理解能力有所提高或轻症患者，可进行

笔记

听觉复述训练：单韵母、双韵母、声母、词、句子等。

（3）阻断去除技术：此类失语症患者的阅读理解能力（视功能）通常显著好于听觉理解能力。因此可以采用阅读的形式协助恢复听理解能力。具体训练步骤为：将文字按先后顺序排成两至三个语句（阅读）；将书写语句与图片匹配（形义结合）；给出口头指令，指出这些语句（音形结合）；指出语句中的个别单词（单条件听指令）；指出与短语有关的图片（多条件听指令）；回答关于语句的问题；针对图片进行口头描述。

（4）针对口语理解困难的患者采用 MIT 治疗，以唱词的形式，使患者理解词语的意思。

3. 命名性失语的治疗

（1）再建命名事物：命名性失语原因可以视为词汇量的减少，Wepman 建议采用经典条件反射原理，集中几个词反复出现在患者面前，让他连续听读，在 3 个月中教 4 个词，患者学会 2 个词后的 2 周，可能会取得了很快的进步。可能的解释是：①连续一段治疗后的突然改善可能类似一种总和，一个神经元在形成以前，必须由数个其他神经元激发，因此，这种命名能力可能来自于治疗人员反复刺激的累计效果；②也可能这种命名是逐渐改善的，但评分系统不能评测出这种逐渐的变化；③这种特殊的恢复类型也可能与病因有关。

（2）再建命名回忆：另一种观点认为命名性失语是回忆词功能的丧失，选用不同的刺激方法有助于对词的回忆，如可采用词头音、手势、描述、上下文、书写、描图、复述引出。具体方法可以用图片和实物来进行训练，每次 8～10 个实物或图片，这些图片所表示的词很多，可用明显的手势来表明如何使用。如训练说“剪刀”，可以用手做剪东西的动作，这样常常可以刺激患者回忆要说的词。以下是选择性命名困难的训练过程：

治疗人员问：“这是什么？”（出示望远镜的线条画）

患者：“里面有玻璃片，用眼睛可以看见东西”。

治疗人员：“请像我这样做（用拇指和食指形成一个圈放在眼睛前）”。

治疗人员：“望……”

患者模仿动作后说出：“望远镜”。

4. 完全性失语的治疗　完全性失语患者的全部言语模式受到了严重损害。这类患者几乎没有能力通过言语和书写进行交际，也不能理解口语和书面语。但由于完全性失语患者仍具有不同程度的视觉交流能力，如执行指令、回答问题、描述事情、表达情感等，这些现象表明完全性失语患者一些自然语言需要的认知活动是存在的，临床证实只要使用适当的暗示、提词和刺激，最严重的失语患者也可以理解和产生言语。

（1）视觉—动作疗法（visual action therapy，VAT）：近年来，波士顿治疗中心主要使用这种方法，将专门的物体、活动与概念形式联系起来，并执行一系列与线条画有关的任务。VAT 应用 8 个实物，例如刮脸刀和杯子，所有这些物品都很容易用一只手操作，并可以用一种手势所表示，这些任务按难易程度分成不同的步骤和水平，目的是使患者逐渐认识线条画和手势所代表的意思，然后产生有代表意义的手势。

（2）听觉口语训练法：完全性失语患者在早期康复时仍可以用 Schuell 刺激法进行听理解训练（词汇、词组、短句、长句理解），然后过渡至言语发音训练（包括呼吸、发声、共鸣构音、语音训练等），最后进行简单的交流训练。整个过程均可辅以视觉、触

笔记

觉等线索。

(3)旋律语调治疗(melodic intonation therapy, MIT):部分完全性失语症患者右脑韵律功能完好,让患者把日常生活中常用的简单语言段落和句子配上旋律唱出来,以重新形成自然说话发音。

(4)代偿手段训练:治疗人员也可以教患者利用手势进行交往,手势语对口语的恢复是有促进作用的。还可以利用人工言语,如使用交流板,利用形状和线条画来代替言语和概念。

(五) 失语症疗效与预后的影响因素

1. 梗死预后好,病灶小者预后较好,单一病灶及非颞顶叶区的病灶比多发病灶及颞顶叶区病灶预后好,初发者预后优于复发者。

2. 失语症类型　表达障碍型者比理解障碍型者预后好。

3. 并发症　无并发症者预后好,合并认知功能受损者预后差。

4. 训练开始时间　训练开始时间越早,预后越好。

5. 发病年龄　发病年龄越年轻,预后越好。

6. 利手　左利手或双利手者比右利手者预后好。

7. 智力　智商高者比智商低者预后好。

8. 性格　外向型性格预后好。

9. 对恢复的期望　迫切要求恢复,训练积极者预后好。

10. 社会环境　家属、同事、朋友对失语症患者康复治疗支持则预后好,医患关系融洽者预后好。

四、失语症的传统康复治疗

中医认为语言与五脏六腑的生理功能有着密切关系。若脏腑功能正常,气血调和,阴平阳秘,则意识清明,思维敏锐,语言流利。中医学中虽无“失语”这一病名,但在古代医籍中有“喑痱”“风懿”“风喑”“难言”“语涩”“舌强不语”等记载。失语症在中医“中风”病症中最为常见。语言尤其与心、脑、肾的关系最为密切。其发生病机复杂,大体可归纳为风、火、瘀、痰四邪伤及心、肝、脾、肾四脏;心主神志而开窍于舌,手少阴之别系舌本,若心神失养,故出现舌强、言语謇涩不利;脑为元神之府,脑髓充盈则语言正常;肾脏精,足少阴之经脉系于舌本,如风中脑络,致使脑脉瘀阻,气血不通,或肾虚精亏,髓海空虚,风、火、瘀、痰和之,流窜经络,上阻清窍,以致神昏失语。因此,心、脑、肾等脏腑生理功能正常,则语言功能亦正常,若肾精亏损,津液不能上承,或痰瘀互结,蒙蔽心窍,舌窍失灵,或血郁于脑,神失所主,均能导致语言功能障碍,轻者言语不利,重者言语不能。

(一) 针灸治疗

1. 体针　又称毫针疗法,是以毫针为针刺工具,通过在人体经络上的腧穴施以一定的操作方法,以通调营卫气血,调整经络脏腑功能来治疗相关疾病的一种方法。

(1)取穴:主穴包括廉泉和哑门。配穴为通里。辨证取穴:肝风上扰型加尺泽、太冲;痰阻经络型加天枢、丰隆;风痰阻络型加曲池、合谷、足三里、丰隆;痰热上扰型加曲泽、间使、丰隆、中冲;气虚血瘀型加百会、神庭、足三里、气海、太冲;肾精亏虚型加照海、涌泉、三阴交、太溪。

笔记

（2）操作：按照常规对穴位进行严格消毒；廉泉穴取2寸针透刺，先垂直进针，缓慢透刺至舌根部，随后针退至皮下，依次从左右两个不同方向约30°透向舌根部，不留针；哑门穴取1.5寸针垂直于皮肤表面进针，进针后行捻转法，平补平泻增强刺激，手法操作后即刻取针，不留针；通里穴直刺0.3～0.5寸，不宜深刺，可留针。针刺每天1次，10天为一个疗程。疗程之间休息3～5天。

2. 刺络放血　根据患者病情，运用特制的针具刺破人体的一定穴位或浅表的血络，放出少量血液或淋巴液，以治疗疾病的方法。其中医理论基础主要是依据中医经络学说和气血学说。针刺放血可以疏通经络中壅滞的气血，调整脏腑的功能紊乱，使气滞血瘀的一系列病变恢复正常，从而达到治疗疾病的目的。

（1）取穴：金津、玉液。

（2）操作：嘱患者张口，用压舌板将舌体抬高，暴露出舌下系带两侧的静脉，左侧取金津穴，右侧取玉液穴，用严格消毒的三棱针快速点刺放血，放血量约1～2滴，可配合体针治疗。

3. 头针　又称头皮针疗法，是根据大脑皮质的功能定位理论，在头皮划分出皮质功能的相应刺激区，在有关刺激区进行持续快速捻针以治疗疾病的方法。该方法可通过针刺头皮的持定区域来影响大脑皮质区功能活动，经皮质-丘脑-皮质调节，重建语言活动神经通路；改善损害部位血液循环，促进脑血管侧支循环建立；刺激语言中枢神经细胞和纤维数量的再生，增强脑功能的代偿。

（1）穴位选择：按照头皮针国际标准化方案选取语言加强区，位于运动区（上点在前后正中线的中点向后移0.5cm处，下点在眉枕线和鬓角发际前缘相交区，上下两点的连线即为运动区）下2/5段两侧0.5～1cm处。对中风失语的患者采用优势半球头皮言语诸区针刺治疗，并根据失语症的类型不同选用不同语言区。如完全性失语取语言Ⅰ～Ⅲ区，以口语表达障碍为主的患者取语言Ⅰ、Ⅱ区，以听理解障碍为主的患者取语言Ⅰ、Ⅲ区。

（2）操作：具有进针快、捻转快、起针快“三快”的特点。采用快速进针法。迅速将1.5～2寸长的28～30号毫针推进至帽状腱膜下层，进行快速捻转，频率为200次/分。同时可以嘱失语患者练习发音。每日或隔日1次，10次为一疗程。疗程间隔3～5天。头皮针的刺激强度较大，应注意防止晕针。

4. 舌三针　属于岭南针灸学派靳瑞教授所创“靳三针疗法”中的一种。是专为治疗失语症而设立的一组穴位。舌三针位于甲状软骨与舌骨之间，深部有舌下神经的分支和下颌舌骨肌神经等分布，通过刺激舌体根部的末梢神经反射性增强了中枢神经系统的兴奋性。反复刺激改变反应阈值，增加神经纤维的激活数量，形成反射，从而对语言中枢受损变性的细胞进行调节，使周围未受损变性的大脑皮质功能进行代偿，重建语言活动的神经通路，使患者言语功能得以恢复。

（1）穴位选择：位于咽喉部，舌Ⅰ针在颔下正中一寸，舌骨与下颌缘之间的凹陷中，即上廉泉穴，又名舌本；舌Ⅱ针、舌Ⅲ针分别称为左、右旁廉泉，即舌Ⅰ针左右各旁开0.8寸为舌Ⅱ针、舌Ⅲ针。

（2）操作：患者取仰卧位，进行常规消毒。取穴采用先左后右，先上后下的原则，操作者持28号0.35×50mm的不锈钢针毫针，单手快速进入，针尖向舌根方向呈45～60°，斜刺入0.8～1寸，在得气的基础上行提插捻转手法20秒，使患者舌根有酸麻胀痛感，并发出声音者佳，留针30分钟，每10分钟捻转1次，每次捻转20秒，行平补平泻手法，出针后鼓励患者尽量大声说话。另可配取颞三针、智三针、体针及金津、玉液刺络放血。每天1次，10天为一个疗程。疗程之间休息3~5天。

（二）推拿手法治疗

1. 手法　常用手法包括推法、揉法、按压法、捏法、拿法等。

2. 操作　①患者取坐位，操作者用双拇指分别从印堂交替上推至发际，再左右分推至太阳穴，两指揉太阳穴30秒，用大鱼际自太阳穴向后平推至耳上，绕耳后经风池穴到颈肩部5~8次，然后捏拿肩部肌肉数次，并急搓大椎穴2分钟。②双手交替沿督脉及膀胱经沿线，从前额至脑后颈项部按压5~8次，揉百会穴、四神聪穴1~2分钟，双手揉两颞骨部2分钟。③双手五指分开，从前额至脑后轻敲头部1~2分钟，用双手小鱼际侧敲头顶、额颞部2~3分钟，揉拿颈项部，拇指、食指揉拿风池穴，重揉按哑门穴、风府穴各2~3分钟，然后多指揉颈项部数次，用以缓解局部肌肉紧张感。④单手轮回揉按搓双耳前后至患者感觉微热为止，按压听宫、听会、耳门穴数次，双手交替沿胸锁乳突肌纵向、喉结周围反复推200次，捏廉泉穴数次，压揉合谷穴。⑤最后让患者反复进行咀嚼肌运动1~2分钟，放松，结束手法治疗。每次治疗30~40分钟，每天1次，2~6周为一疗程，疗程之间间隔3~5天。

（三）中医方药辨证治疗

1. 风痰入络型失语　症见肌肤不仁，手足麻木，突然发生口眼㖞斜，语言不利，口角流涎，舌强言謇，甚则半身不遂。或兼见恶寒、发热、手足拘挛、关节酸痛等症。舌苔薄白，脉浮数。

治法：祛风化痰通络

方药：真方白丸子加减。常用药：半夏、南星、白附子、天麻、全蝎、当归、白芍、鸡血藤、豨莶草。水煎服，每日1剂，每次50ml，每日2次，4周为一疗程。

2. 肝风上扰型失语　症见平素头晕头痛，耳鸣目眩，突然发生语言謇涩，口眼㖞斜，或手足重滞，甚则半身不遂等症。面红目赤，口苦咽干，心烦易怒，尿赤便干，舌质红苔黄，脉弦。

治法：平肝潜阳，息风开窍。

方药：天麻钩藤饮加减。常用药：天麻、钩藤、珍珠母、石决明、桑叶、菊花、黄芩、山栀、牛膝等。水煎服，每日1剂，每次50ml，每日2次，4周为一疗程。

3. 阴虚风动证　症见平素头晕耳鸣，腰疼，突然发生言语不利，口眼歪斜，手指颤动，甚或半身不遂，舌质红苔腻，脉弦细数。

治法：滋阴潜阳，息风通络。

方药：镇肝熄风汤加减。常用药：白芍、天冬、玄参、枸杞子、龙骨、牡蛎、龟板、代赭石、牛膝、当归、天麻、钩藤。水煎服，每日1剂，每次50ml，每日2次，4周为一疗程。

4. 风痰阻络型失语　症见舌强语謇或失语，口眼歪斜，半身不遂，肢体麻木，苔滑腻，舌暗紫，脉弦滑。

治法：祛风化痰，宣窍通络。

方药：解语丹加减。常用药：白附子、石菖蒲、远志、天麻、全蝎、陈胆星、天竺黄、半夏、陈皮、地龙、僵蚕、全蝎、木香、鸡血藤、丹参、红花等。水煎服，每日1剂，每次50ml，每日2次，4周为一疗程。

5. 气虚血瘀型失语　症见言语不能、肢体偏枯不用，肢软无力，面色萎黄，舌质淡紫或有瘀斑，苔薄白，脉细涩或细弱。

治法：益气化瘀，宣窍通络。

方药：补阳还五汤加减。常用药：黄芪、桃仁、红花、赤芍、当归尾、川芎、地龙、牛膝。水煎服，每日 1 剂，每次 50ml，每日 2 次，4 周为一疗程。

6. 肝肾亏虚型失语　症见舌强不语，半身不遂，患肢僵硬，拘挛变形，或偏瘫，肢体肌肉萎缩，舌红脉细，或舌淡红，脉沉细。

治法：滋肝养肾利窍。

方药：左归丸合地黄饮子加减。常用药：干地黄、首乌、枸杞子、山萸肉、麦冬、石斛、当归、鸡血藤。水煎服，每日 1 剂，每次 50ml，每日 2 次，4 周为一疗程。

（四）注意事项

失语症的中医康复治疗也应在患者病情稳定后尽早开展。临床上，在使用中医康复治疗的同时，必须加强言语训练，包括听理解、口语表达、阅读、书写等训练，这样才能达到综合康复的效果。

第三节　言语失用症的评定与康复治疗

失用症是指患者在无运动或感觉障碍时，计划做出有目的或精细动作时表现无能为力的状况，有时虽然不能在全身动作的配合下，正确地使用一部分肢体去做已形成习惯的动作，但在不经意的情况下却能自发地完成此类动作的一类病症。这种失用不能用初级的感觉障碍和运动障碍来解释，也不能用痴呆、情感障碍、失语、失认、精神症状和不合作来解释。言语失用症的大脑定位至今仍有争论。已经有过描述的部位包括 Broca 区、左侧额颞顶回、岛叶的左上前部位、左侧皮质下区域，特别是基底核。

口颜面失用症（facia-oral apraxia）和言语失用症（apraxia of speech）有密切关系。口颜面失用症是指患者不能按指令或模仿检查者完成面部动作，如眨眼、舔唇、伸舌、吹灭火柴，但不经意时能完成上述动作。病灶多位于左侧半球额叶、弓状束、中央前回的颜面区、左前运动区的胼胝体纤维。本章我们要讲的是言语失用症，它是语言困难的一种，患者不能正确地、始终如一地用语言表达自己的想法。这些患者能排除语言表达肌肉的麻痹或瘫痪，失用症的严重程度可以是从轻度到重度。严重的言语失用症经常会伴随口颜面失用症。

一、言语失用症的分类

言语失用症有两类：习得型和发育型言语失用症。习得型失用症多发生于成年人，一般是大脑的语言区受到损伤造成的。造成脑损伤的原因可以是中风、脑外伤、脑肿瘤或其他脑病变。习得型失用症经常会和运动性失语症、构音障碍同时出现。脑的影像检查，比如磁共振会显示左脑的发病部位。发育型失语症多发于儿童，在出生时就存在。男童比女童的发病率高。发育型失语症和儿童的单纯的语言发育迟缓不同，这类儿童还会伴有其他的语言言语发育的问题，他们也经常会有语言言语困难的家族史。一般脑的影像检查比如磁共振结果是正常的。

二、言语失用症的症状

习得性言语失用症和发育型言语失用症的症状表现是不同的，习得型言语失用症患者由于大脑病变失去了已经掌握的构音功能，发育型言语失用症患者从来没有掌握熟练正确的构音能力。

（一）习得型言语失用症

其症状主要表现在构音方面，具体如下：

1. 音的错误缺乏一贯性，重复同样的词时会出现不同的错误音。患者每次的发音错误是不同的。如头一天他也许能够说出那段话，第二天就不行了，或者某次能发某个音，下次又不能发了。

2. 在错音种类中，辅音的置换最多，其次是辅音省略、添加、反复等。常见的发音错误有以下几类：

（1）逆位异同化错误：是指前边一个音由于后边一个音的影响而发生变化，如 mang guo→gang guo。

（2）音位后滞错误：即前面一个语言单位保持到后面，如 mang guo→mang muo，音位替代包括浊音替代，如（ting→ding）和元音替代 如（ko→ku），以及音位或音节遗漏或赘加。

（3）随着构音器官运动调节的复杂性增加，发音错误也相应增加，其中摩擦音和塞擦音最容易出现错误。

（4）辅音在词头的位置比在其他位置的发音时错误多。

（5）在置换错误中，与目标音的构音点和构音模式相近的音被置换的最多。

（6）自发性言语和反应性言语（1～10、星期、问候语等）的错误少，有目的性、主动的言语错误多。

（7）发音错误随词句的长度和难度增加而增多。

（8）有构音器官的探索行为。患者会表现出用唇舌摸索正确的发音，有时需要多次的尝试才能发出正确的发音。

（9）有韵律的障碍、反复自我修正、速度降低、单音调、口吃样的停顿等特点也会呈现出来。

在多数情况下，患者对自己的错误很在意。言语接受能力较好，表达能力较差。言语失用症最显著的四个特征是：发音和自我纠正时费力，反复尝试和动作搜寻；韵律异常，在所有的音节重音相等，音高和音量变化减退；频繁的发音错误，包括替代、歪曲、遗漏、赘加和重复；在相同的话段发音不恒定。

（二）发育型言语失用症

此类言语失用症对儿童的语言言语发育的影响是多方面的，表现为以下几个方面。

1. 在婴幼儿期，一般是一个安静的宝宝，家长报告早期语音发育迟缓。

2. 儿童不能正确地将声音和音节组成词，主要的表达困难是不能从一种声音转向另一种声音，从一种音节转向另一种音节，因此在需要连续表达时常表现为词的音节倒转、音节丢失、音节添加。

3. 语音产生不稳定，有些声音或词会消失一段时间，有时也可正确地发出较难的词，但往往不能重复；有几天发音显得比较容易，发音错误比较少，过几天发音又相当

笔记

困难，发音错误频频；语音越复杂，表达越困难。

4. 重复单词困难，当儿童被要求重复一个单词时，有时第一遍正确，以后几遍错误增加，或出现各种各样的错误。

5. 不能正确送气，常表现为 p 和 b、t 和 d 混淆。

6. 元音发音不准，主要是发音相近元音的相互混淆。

7. 语调异常，一般陈述句的结尾用降调，疑问句的结尾用升调，发育型失用症的患儿往往不能正确使用语调。

8. 口腔运动异常，有些患儿在讲话前或讲话时表现为舌、唇和上下颌的异常运动和姿势，有些小儿还会用手指去帮助舌做运动。

9. 鼻音重，有些患儿的软腭运动不协调，导致发非鼻音时有气流从鼻腔呼出。

不是所有的发育型言语失用症都表现出上述的症状，有些比较轻的患儿可能只有几个音的表达困难，而严重的患儿可能需要采用辅助工具与人交流。发育型言语失用症患儿常常还会伴随其他语言言语问题。患儿的词汇量一般比同龄的儿童少，语法或句法使用不当，这些儿童也可能有阅读、书写和数学的问题。在运动中有可能有姿势、平衡和快速准确的运动控制方面的问题。患儿有时也会有咀嚼和吞咽困难。

三、言语失用症的产生机制

语音产生有四个阶段：音位编码阶段、言语运动计划阶段、运动编程阶段和运动执行阶段。在言语产生时，完成词条选择后，要从心理词典提取词形，词形的提取不是不加分析地整词提取，而是作为亚词汇和亚音节单位提取。在通达词形时，要从记忆中提取结构框架和音段信息。音位编码阶段由三部分组成：节律框架生成、槽的构建和音段选择与填充。在节律框架生成中指定词的音节数量和词汇重读位置，在槽的构建确定了词的音位数量，并把信息传递给音段选择与填充。这样词的单个音位及它们的顺序依次被提取。节律信息包括音节数、重读信息和音段信息。由于节律框架生成决定了音节数和重读位置，当该部分出现障碍，就会产生音节赘加、遗漏或重读错误；槽的构建决定了音位数，其功能受损表现为音位的赘加或遗漏；音段选择和填充负责音位的提取和音位的排序，其功能受损表现为音位替代、后滞、逆同化和位置置换。

言语失用症的产生是源于言语运动计划阶段受损。运动计划是指指定发音器官的运动目标（如圆唇、舌尖抬高）。运动计划的基本单位是音位，每个音位系列有它的空间和时间赋值。在言语产生时我们会提取感觉和运动记忆，这些记忆是本体感觉、触觉、听觉与学过的音位联系形成的。运动计划是按音位系列顺序发生，它具有发音特性，而不是肌肉特性。运动参数在计划的音位序列产生时提取，根据它们出现的语音环境进行调整，使运动参数适应语音环境。当运动计划受到破坏，就不能回忆核心运动计划或者特定的音位运动目标，以及不能组织连续的言语运动。它使得音位、音节分离；言语速度减慢；语音歪曲。

言语运动编程是对实施运动计划的特定肌群发出命令，或是说将运动计划信息转换成一系列神经冲动，这些神经冲动使恰当的肌肉在恰当的时间收缩。言语运动编程涉及发音器官的运动系列的选择、排序和激活，它限定了肌肉收缩程度、收缩位置、收缩时间和收缩序列，从而决定了肌肉的张力、运动方向、力量、范围、速度、关节的灵活性和协调性。

四、言语失用症的评定

言语语言治疗师是诊断言语失用症的专业人员。对成年人，患者的病历很重要。患者的神经系统疾病和部位，包括脑梗、脑外伤等需要详细记录。脑部照影比如磁共振能够帮助我们区分失用症和其他的脑部病变。在和患者的交流中，注意患者的自发语言是否流畅、常用的句子形式、是否有找词困难。本章的语言言语评定会强调言语失用症，这些语言言语评定的步骤应该成为语言言语障碍评定的一部分。

（一）语言理解能力

理解能力可以提供一个患者语言言语能力的基础，如果患者的理解能力很差，患者在其他检测中表现的可信度就不是很高。一般我们会测验单词（包括名词、动词、形容词、介词）、词组和句子的理解能力。患者一般需要指认图片或用身体姿势的改变（比如点头或摇头）来确认能够理解这些检测的问题。

（二）复述能力

言语语言治疗师会检测患者复述元音顺序、元音辅音组合顺序、词序、词组顺序、短句顺序。发音错误随词句的长度和难度增加而增多。言语语言治疗师需要注意观察患者的口面部运动是否有构音器官的探索行为。

（三）语言表达能力

首先言语语言治疗师会要求患者回答一些反应性问题，比如要求患者从一数到十，从星期一数到星期日，背一首很熟悉的唐诗等。然后治疗师会要求患者回答一些目的性的问题，例如你今天早上做什么了？我们过马路要注意什么？典型的言语失用症患者自发性语言的构音错误会明显少于目的性语言。

（四）口颜面运动检查

言语语言治疗师让患者模仿一些口颜面动作，包括鼓腮、吹气、咂唇、缩拢嘴唇、摆舌、吹口哨。有些患者会有动作模仿困难。这些患者一般会伴随较严重的语言失用症。

目前在欧美最常用的言语失用症的检查量表是成人言语失用症的成套检测（apraxia battery for adults）。这个成套检查包括六项检查：口腔轮替运动速率、单词逐渐加长、肢体失用和面口失用、复杂单词的起始发音时间和速度、多次重复同样单词，以及所有构音错误的总结。这个检查一般 20 分钟能够完成，检查能够提供患者言语失用症的诊断和严重程度的评定。成人失用症成套检测表（2 版）见图 6-9。

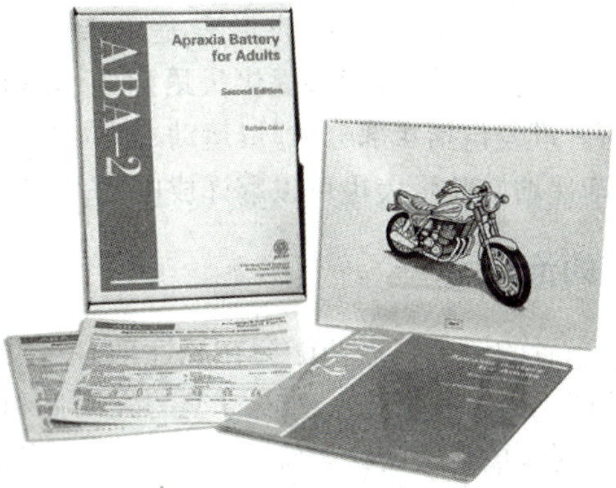

图 6-9 成人失用症成套检测表（2 版）

笔记

国内常用的语言-认知障碍评定系列量表中有部分可用于快速评定口颜面失用症和言语失用症，具体见表6-9、表6-10。

表6-9 口颜面失用检查

1. 鼓腮	4. 缩拢嘴唇
正常________	正常________
摸索________	摸索________
2. 吹气	5. 摆舌
正常________	正常________
摸索________	摸索________
3. 咂唇	6. 吹口哨
正常________	正常________
摸索________	摸索________

表6-10 言语失用检查

发音顺序（1、2、3要说五遍）	
1.（a-u-i）	3. 词序（复述爸爸、妈妈、弟弟）
正常顺序________	正常顺序________
元音错误________	词音错误________
摸索________	摸索________
2.（i-u-a）	4. 词组复述（啪嗒、洗手、你们打球、不吐葡萄）
正常顺序________	正常顺序________
元音错误________	词组音错误________
摸索________	摸索________

当患者在上述检查中出现大量错误或者摸索动作的时候，治疗师可以基本确定患者有口颜面失用症或者言语失用症。

当我们需要评价一个儿童是否有发育型言语失用症时，上述的评价方法需要有所改变。一般情况下，需要询问家长患儿的语言言语发育史，有无发音迟缓、吞咽困难，有无家族语言言语困难史。语言理解能力、复述能力、语言表达能力和口颜面运动检查要根据患儿的年龄检查相应的水平。

欧美常用的评定发育型言语失用症的量表是 Kauffman speech praxis test for children（图6-10）。这个评定量表不但能够提供失语症的诊断和严重程度的评定，而且能够指导治疗的方向。量表包括4部分，即口运动、简单复述、复杂复述和自主语言表达，每部分困难度逐渐递增。此量表也可以翻译成中文，作为评定儿童的失语症。

五、言语失用症的治疗

有些习得型失用症患者的语言言语功能会在急性期有自发的恢复。发育型的失语症儿童的语言言语功能不会自我恢复。对发育型的失用症和没有自发恢复的习得型失用症患者，密集的一对一的语言言语训练是很重要的。不同严重程度的失用症的言语治疗应该强调不同的方面，重度失语症的治疗应建立在提供患者交流补偿方式

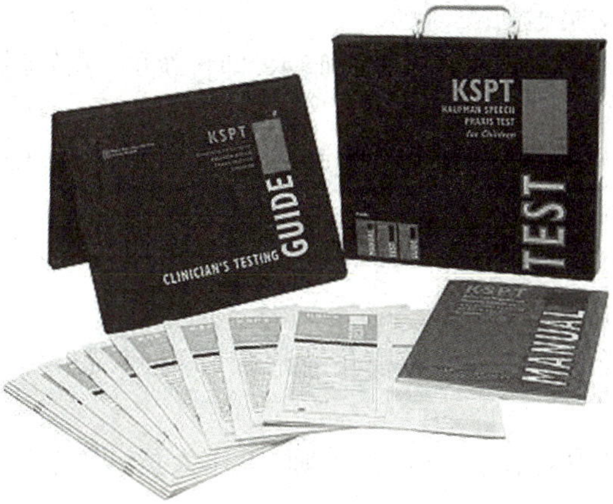

图 6-10　Kauffman speech praxis test for children

上，中度失语症的治疗应集中在建立最佳言语可懂度，轻度失语症的治疗应注重建立最佳交流效果和自然度。言语失用症主要包括三类治疗方法：重新学习发音运动模式、旋律语调治疗和口腔发音器官基本运动。

对习得型的言语失用症，由于患者摸索寻找正确构音部位及舌头部位，视觉刺激模式是指导发音的关键。建立或强化视觉记忆对成人言语失用的成功治疗是最重要的，在开始治疗时，语言言语治疗要利用镜子使患者能够在模仿发音的同时看到口型，患者需要加强舌、唇、上下颌的运动分离和协调性，模仿夸张的口型。患者需要对着镜子进行练习以加强自我监测。患者可以借助口型动作发音，如吹蜡烛，试发/p/、/b/、/w/；咳嗽，试发/k/、/g/；咬下唇，试发/f/、/v/。

在练习个别声音的发音时，应先从比较简单的发音开始，包括元音和容易的辅音，然后过渡到单音节、重叠的双音节，然后单词和词组。在练习发音时，通过视觉、听觉、触觉的反馈更有效，比如当练习“b、p、m”的发音时，可以告诉患者应将双唇抿住，示范给患者看抿唇的动作，同时将手指放在患者的唇部以帮助他发音。唇闭合后，要求患者发出嗡嗡声。有时当治疗师发这个音时，患者可触摸治疗师的喉部。治疗师知道患者从/m/音张口，或从/m/音到元音。当/m/音能够单独发出声，可作为起始音与元音一起发，如/ma/、/mo/、/mi/；下一步发双音节词如 /mama/。

在发音的同时一些手势或动作或将发音赋予一定的韵律常常会帮助患者发出准确的声音。治疗师可以用拍打节律，给予听觉重音暗示（重读治疗法）等方法，训练言语失用症患者。

临床上非常有效的言语失用症治疗方法有三种，下边分别介绍：

（一）八步综合刺激法

第一种常用的治疗方法是 Rosenbek 的八步综合刺激法（图 6-11），具体步骤如下：

1. 试听综合刺激“看着我”，“听我说”，并同声发音（患者与治疗师同声发音）。治疗师督促患者在他们一起发音时认真听，尤其注意视觉暗示。

2. 试听综合刺激和推迟发音，治疗师发音后，停顿一下，患者再模仿。治疗师提供发音方式，患者模仿。然后治疗师做发音动作不发音，患者大声发音。也就是说，视

笔记

觉暗示保留，同步听觉暗示削减。

3. 视听综合刺激和推迟发音无视觉暗示，即传统的“我先说，你跟着我说。”治疗师不给予同步暗示。

4. 视听综合刺激后连续发音无干预刺激，即无听觉或视觉暗示。在治疗师发音后，患者反复发音无任何暗示。

5. 文字刺激和同步发音。

6. 文字刺激和推迟发音。

7. 由提问激发恰当的发音，无模仿。治疗师提问，靶发音作为对问题的恰当反应。

8. 角色扮演情景中的恰当反应，治疗师、工作人员、朋友承担与靶发音有关的角色，患者作出恰当的反应。

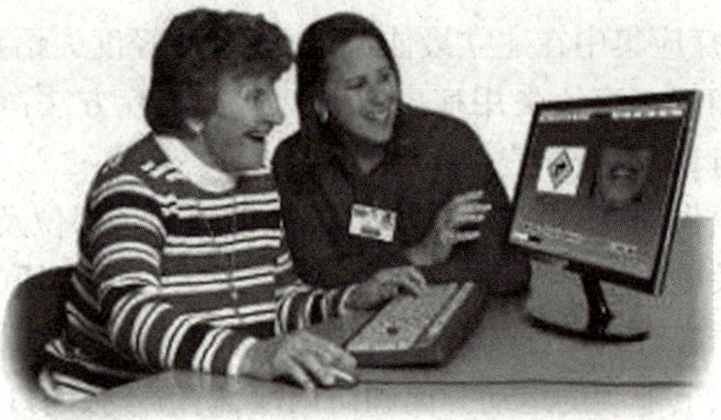

图 6-11 Rosenbek 八步治疗法

（二）语音排列顺序障碍的治疗方法

针对言语失用症患者的语音排列顺序障碍，Dabul 与 Bollier 提出了下列治疗步骤：

1. 掌握单个辅音，标准是做出 20 次发音尝试，18 个发音位置正确。只有当特定的语音已掌握，才能进行下一步的训练。

2. 将掌握的辅音与元音/a/一起发，连续重复 60 次，15 秒内完成，可进行下一步训练。

3. 一旦患者获得了基本词汇的牢固的发音位置，就可以尝试说困难词的单音，然后把这些分离的语音合成音节和词。

（三）旋律语调治疗

对某些言语失用症患者，旋律语调治疗（melodic intonation therapy，MIT）是一种有效的治疗方式，尤其对严重的失用症并伴有韵律障碍和口吃样停顿的患者。应优先选用日常用语，尽量选择患者感兴趣，与职业或爱好有关的内容。训练中所选的句子应设计在成功率为 70%~90%的水平上。相比正常发音，旋律吟唱模式的速率减慢，音节延长从而减少对大脑左半球的依赖。一秒一个音节是 MIT 疗法建议的速度。随着患者语言表达能力的进步，速率改成一秒两个音节，循序渐进，直到患者从唱歌过渡到正常表达。而音节延长帮助患者更好地辨析单词或短语中的每一个音节，从而提高患者语言产生的清晰度，促进患者语言表达的流畅性。在吟唱的同时，患者应用左手有节奏的拍打。在旋律语调治疗中，治疗师应和患者一起唱，同时给予患者正确的视觉

笔记

和听觉模型，更能促进患者的词汇的表达。

当患者的言语失用的症状非常严重，以致无法进行言语交流时，言语语言治疗师应给患者提供交流补偿方式如交流板、纸笔、打字机或者计算机（图 6-12）。对所有的言语失用症患者，不论严重程度，减缓语速都有助于正确的构音，所以，以减慢说话速度为目的的行为代偿治疗对失用症是有效的，例如用节奏板来减慢患者说话的语速，患者每说一个音节应用手触摸节奏板的一点（图 6-13）。

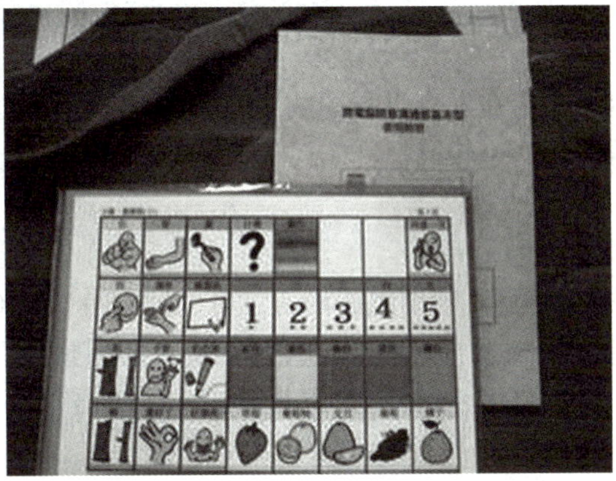

图 6-12　交流板

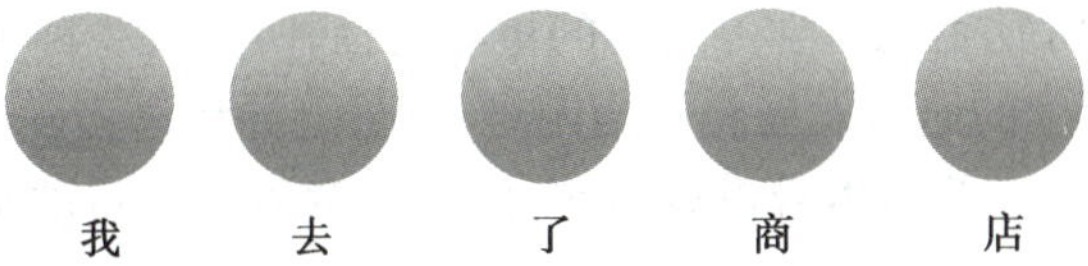

图 6-13　节奏板

对发育型的言语失用症患者，由于他们从没掌握熟练正确的构音能力，治疗需要强调在发音时构音器官的构音点和构音模式。一个常用的针对发育型失语症的治疗是提示法（prompts）。在患者练习发音的过程中，言语语言治疗师把手放在患者的面部不同位置提示患者构音点和构音模式（图 6-14）。这些手法是需要言语语言治疗师系统学习来掌握的。患者练习发音时应先从简单的发音开始，比如元音和容易的辅音，最后练习摩擦音和塞擦音。下一步患者应该模仿单音节单词、重叠的双音节词，然后单词和词组。

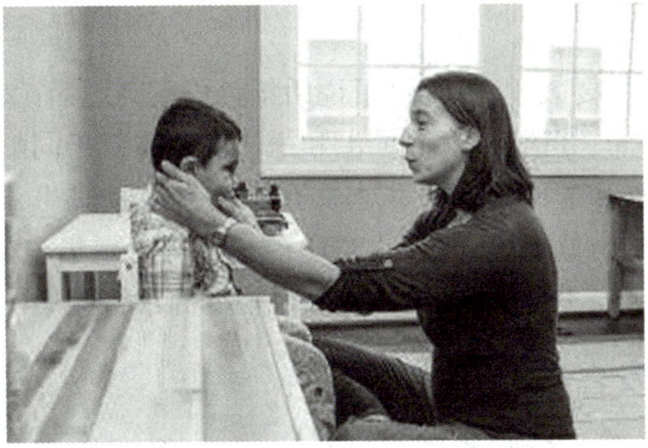

图 6-14　提示法治疗发育性失用症

笔记

虽然我们介绍了上述言语失用症的治疗方法，在临床中我们需要仔细选择最适合特定失用症患者的个体化治疗方法，没有哪种治疗方法是万能的。不同的患者也对同样的治疗方法反应各异。由于言语失用症的治疗是密集的，很多时候我们需要让患者的家属也介入到对患者的语言言语的治疗中。家属和朋友的支持帮助对失用症的治疗会有很大的帮助。

第四节　儿童语言发育迟缓的评定及康复训练

儿童语言发育迟缓是指在发育过程中的儿童，其语言发育没达到与其年龄相应的水平。此种语言障碍的发病率较高。

一、常见病因

语言发育迟缓的原因很多，归纳阻碍语言发育的因素有以下 6 个方面：

1. 精神发育迟滞　精神发育迟滞的定义为在发育期间整体智能较正常平均水平有显著降低，并伴有适应性行为障碍。此类儿童通常伴随语言发育迟缓，在语言发育迟缓中所占的比例最大。

2. 交往障碍　如果对语言交流对象及语言刺激本身的关心不够，其语言发育必然会受到影响。最典型的病例即是孤独症儿童。

3. 听觉障碍　听觉是儿童学习语言的重要途径，听觉发生障碍时，无法充分接受语言刺激，要达到高度的语言发展将相当困难，并最终导致语言发育迟缓。

4. 语言环境脱离　儿童本身没有问题，但在儿童语言学习的早期，被剥夺或脱离语言环境也将导致语言发育障碍。

5. 限制语言学习的特异性障碍（单纯语言发育落后和获得性失语症）　单纯语言发育落后是指单纯性语言功能或能力的某一方面或全面发育迟缓，妨碍儿童像正常同龄儿一样用言语理解与表达。获得性失语症是指由于中枢神经系统损伤、发育不全或功能失调而造成的对语言的理解与表达方面的障碍。这两种障碍在临床上不易明确诊断，因此均被归为语言发育迟缓。

6. 构音器官的异常　包括构音器官的功能性病变及器质性病变，前者以脑性瘫痪为代表，后者以腭裂为代表。这些疾病会阻碍言语表达，引起语言发育迟缓。

二、临床表现

语言发育迟缓的主要表现为：①过了说话年龄仍不会说话；②开始说话后，比正常孩子发展慢或出现停滞；③语言应用、词汇和语法应用均低于同龄儿童；④回答问题反应慢；⑤语言理解困难和遵循指令困难。除了语言症状，此类患儿还常伴有其他问题，如不愿与他人交流、智力低下等，部分儿童还存在注意力不集中、乱扔东西、与别人缺少目光接触、烦躁、多动、不合群，甚至自伤和他伤等异常行为。

三、儿童语言发育迟缓的评定

语言发育迟缓儿童首诊时，应采集相关病史（现病史、既往史、家族史、康复治疗史等），并进行常规听力检查，以排除听力障碍。然后重点进行语言水平的评定，以发

笔记

现和确定儿童是否存在语言发育迟缓,如果有,判断属于哪种类型,儿童的语言处于哪一阶段。对儿童进行系统的语言水平的评定能为制订康复治疗计划提供依据,定期进行语言评定还能进行疗效评定、调整,为进一步制订康复治疗计划提供依据。目前临床常用的评定量表主要有 S-S(sign-significance relation)语言发育迟缓评价法(简称S-S法)等。

(一)S-S 语言发育迟缓评价法

检查内容包括符号形式与内容指示关系、基础性过程、交流态度三个方面,并以言语符号与指示内容的关系评价为核心,将比较标准分为 5 个阶段(表 6-11)。评定时,将评价结果与正常儿童年龄水平相比较,即可发现儿童是否存在语言发育迟缓。

1. 阶段 1——事物、事物状态理解困难阶段　此阶段对事物、事物状态的概念尚未形成,对外界的认识处于未分化阶段。此阶段儿童对物品的抓握、舔咬、摇动、敲打一般无目的性,例如,拿起铅笔不能书写而放到嘴里舔咬。该阶段儿童常出现身体左右摇晃、摇摆、旋转等,正在干什么突然停住,拍手或将唾液抹到地上、手上等反复的自我刺激行为。

表 6-11　符号形式与指示内容关系阶段及正常通过的年龄

阶段	内容	可通过的年龄段
第 1 阶段	对事物、事态理解困难	
第 2 阶段	事物的基础概念	
2-1	事物功能性操作	
2-2	匹配	
2-3	选择	
第 3 阶段	事物的符号	
3-1	手势符号(相关符号)	1.5~
3-2	言语符号	
	幼儿语言(相关符号)	
	成人语言(任意性符号)	
第 4 阶段	词句、主要句子成分	
4-1	两词句(主谓+动宾)	2.0~
4-2	三词句(主谓宾)	2.5~
第 5 阶段	词句、语法规则	
5-1	语序	3.5~
5-2	被动语态	5~6.5 岁

2. 阶段 2——事物的基本概念阶段　此阶段儿童能够根据常用物品的用途大致进行操作,能够理解事物的状况并概念化。它包括从初级水平到高级水平的三个阶段,即阶段 2-1:事物功能性操作;阶段 2-2:匹配;阶段 2-3:选择。

(1)阶段 2-1——事物功能性操作:此阶段儿童能够对事物进行功能性操作。例如:拿起电话,将听筒放到耳朵上,或拨电话号码等基本操作;在生活中,穿鞋、戴帽等基本自理行为。检查分三项进行,即事物、配对事物及镶嵌板。

(2)阶段 2-2——匹配:在日常生活中不难判断是否有"匹配行为",如果能将 2 个以上物品放到合适的位置,可以说"匹配行为"成立。例如:将书放到书架上(或书箱里),将积木放到玩具箱里。

(3)阶段2-3——选择:当他人出示某种物品或示范项时,儿童能在几个选择项中将出示物或与示范项有关的物品选择出来。

3. 阶段3——事物的符号阶段 符号形式与指示内容关系在此阶段开始分化。语言符号大致分为两个阶段:具有限定性的象征性符号,即手势语阶段,以及幼儿语、成人语阶段。手势语与幼儿语并不是同一层次的符号体系。手势符号为视觉运动回路,而幼儿语用的是听力言语回路,因为听力言语回路比视觉运动回路更难,所以将此分为阶段3-1(手势符号)及阶段3-2(言语符号)。

(1)阶段3-1——手势符号:开始学习用手势符号来理解与表现事物,可以通过他人的手势开始理解意思,还可以用手势向他人表示要求等。

(2)阶段3-2——言语符号:是将言语符号与事物相联系的阶段。包括三种情况:①能用三种符号表达,如"剪刀",用手指伸开做剪刀剪物状(手势语);手势语同时伴"咔嚓、咔嚓"声(幼儿语);"剪刀"一词(成人语)。②无幼儿语,只能用手势语及成人语表达;③只能用幼儿语及成人语表达;④仅能用成人语表达。

阶段3-2的检查供选食物、动物、交通工具和生活用品方面名词16个,身体部位6个,动词5个,表示属性的2个种类。

4. 阶段4——词句、主要句子成分 本阶段能将某事物、事态用2~3个词组成句子。此阶段又按两词句和三词句分成两个阶段。

(1)阶段4-1——两词句:开始学习用2个词组合起来表达事物、事态的阶段。儿童在此阶段能够理解或表达的两词句各种各样,在本检查法中仅举了四种形式,即属性(大、小)+事物、属性(颜色)+事物、主语+宾语、谓语+宾语。

(2)阶段4-2——三词句:此阶段与阶段4-1相同,在此限定两种形式,即属性(大小)+属性(颜色)+事物,例如:大红帽子、小黄鞋等;主语+谓语+宾语,例如:妈妈吃苹果。

阶段4的句型是非可逆句,主语与宾语不能颠倒,如"妈妈吃苹果",不能为"苹果吃妈妈"。

5. 阶段5——词句、语法规则 能够理解三词句表达的事态,但是与阶段4-2三词句不同的是所表现的情况为可逆。5-1阶段为主动语态,如"乌龟追小鸡"。5-2阶段为被动语态,此阶段中要求能理解事情与语法规则的关系,如"小鸡被乌龟追"等。

(二)检查用具(表6-12)

表6-12 检查用具

检查用具及图片目录		数量
实物	A:帽子、鞋、牙刷、玩具娃娃	4
	B:电话—听筒、鼓—鼓槌、茶壶—茶杯	3
镶嵌板	鞋、剪刀、牙刷	3
操作性课题用品	小毛巾、小玩具、小球、积木6块、装小球容器1个、3种图形镶嵌板、6种图形镶嵌板、10种拼图	

续表

检查用具及图片目录			数量
图片	日常用品	鞋、帽子、眼镜、手表、剪刀、电话	6
	动物	象、猫、狗	3
	食物	面包、香蕉、苹果、米饭	4
	交通工具	飞机、火车、汽车	3
	身体部位	眼、嘴、手、鼻、耳、脚	6
	动词	睡觉、洗、吃、哭、切	5
	大小	帽子(大、小)	2
	颜色	红、黄、绿、蓝	4
	词句	(妈、弟)+(吃、洗)+(香蕉、苹果)	8
	大小+颜色+事	大小+红黄+(鞋、帽)	8
	言语规则	(小鸡、乌龟、猫)+(小鸡、乌龟、猫)+追	6

（三）评定结果分析

检查结束后，要对检查结果与各种信息如磁共振、CT 结果等进行综合评定、诊断。

1. 评定总结　将 S-S 法检查结果显示的阶段与实际年龄语言水平阶段进行比较，如低于相应阶段，可诊断为语言发育迟缓，各阶段与年龄的关系见表 6-13。

表 6-13　基础性过程检查结果（操作性课题）与年龄对照表

年龄	镶嵌图像	积木	描画	投入小球及延续性
5 岁以上			◇	
3 岁 6 个月至 4 岁 11 个月			△、□	
3 岁至 3 岁 5 个月	10 种图形 10/10+		+、○	
2 岁至 2 岁 5 个月	10 种图形 7/10+	隧道		
1 岁 9 个月至 1 岁 11 个月	6 种图形 3/6~4/6	排列	|、—	
1 岁 6 个月至 1 岁 11 个月	3 种图形 3/3+	堆积	+	
1 岁至 1 岁 5 个月				部分儿童+

2. 分类诊断　分类诊断的适应年龄为 3~7 岁，能够评价语言发育迟缓有无及程度、符号形式与指示内容关系阶段、交流态度等。

(1)按交流态度分类：分为两群，即Ⅰ群，交流态度良好；Ⅱ群，交流态度不良。

(2)按言语符号与指示内容的关系分群：分为 A、B、C 三个主群。

1)A 群：言语符号尚未掌握，包括阶段 1、阶段 2、阶段 3-1，即阶段 3-2 言语符号尚未达到，不能理解口语中的名称。

亚群：A 群 a：操作性课题与符号形式与指示内容的相关检查均落后于实际年龄，即操作性课题=言语符号（全面迟缓）；A 群 b：操作性课题>言语符号。

笔记

2）B 群：言语表达困难，无亚群。条件：①发育年龄 4 岁以上；②词句理解在 4-1 阶段以上；③表达方面极差，可以差到没有嗓音；④言语模仿不可，或有波动性；⑤上述②~④的状态，持续 1 年以上且固定；⑥无明显的运动功能障碍。

3）C 群：语言发育落后于实际年龄，言语符号与指示内容相关检查在 3-2 阶段以上。

亚群：C 群 a：操作性课题和言语符号与指示内容相关的理解和表达全面落后。操作性课题 = 言语符号的理解 = 表达。C 群 b：操作性课题好于言语符号与指示内容的相关情况。操作性课题 > 言语符号的理解 = 表达。C 群 c：言语符号的理解好于表达，操作性课题检查基本与言语符号理解相当。操作性课题 = 言语符号的理解 > 表达。C 群 d：言语符号表达尚可，但理解不好。以上分类方法详见图 6-15 所示。

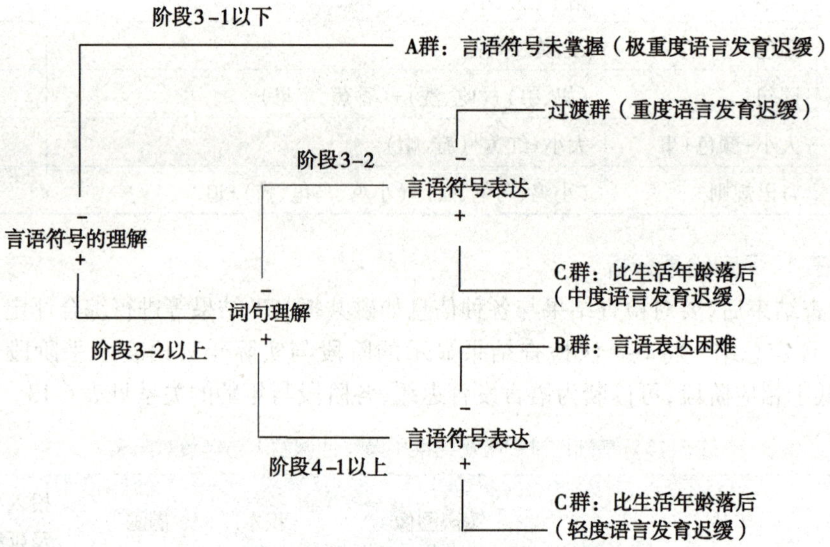

图 6-15　语言发育迟缓的评定与诊断分类

四、儿童语言发育迟缓的康复训练

根据儿童语言发育迟缓检查、评价结果、语言特征来制订康复治疗目标及方法。从检查结果确定儿童处于哪个阶段水平，把此阶段定为开始训练的出发点，设定训练内容。训练策略如图 6-16 所示。

（一）言语符号尚未掌握阶段（A 群）

包括阶段 1、阶段 2 及阶段 3-1。根据符号形式与指示内容的关系，训练以获得言语符号（理解）与建立初步的交流关系为目标。其方法是导入手势语、幼儿语等象征性较高的符号。

1. 事物、事态概念未分化阶段训练　此阶段的训练旨在充分调动儿童的听觉、视觉能力，以及皮肤的痛、温、触、压等感觉，帮助儿童充分注意外界的人与事物的存在。

（1）注视及追视训练：采用听觉、触觉及视觉刺激，促进儿童对事物的注意及随着活动的事物持续进行追视的能力。

（2）运动游戏训练：使用能使患儿通过身体触觉感觉到变化而感到快乐的游戏，如哄抱、背背、举高高、转圈圈等与大人身体接触的游戏；也可使用大型游戏用具，如荡

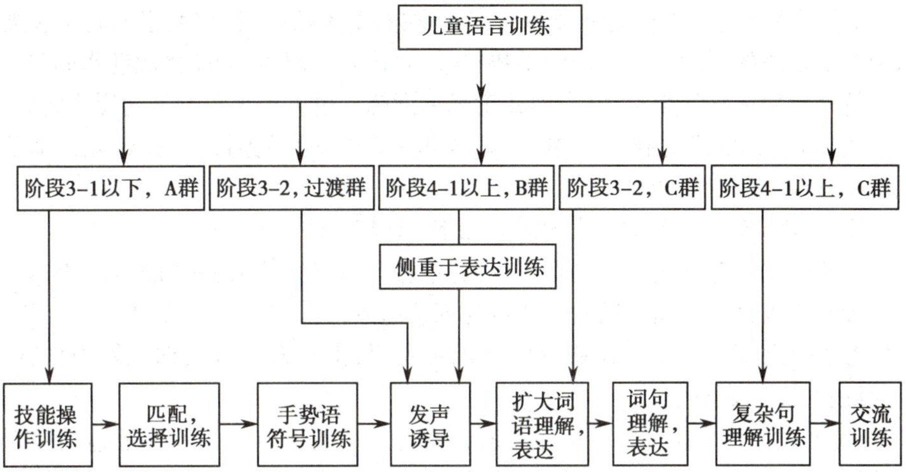

图 6-16　儿童语言康复策略

秋千、海洋球、羊角球等，通过游戏，增加儿童对人的注视。

(3)对事物持续记忆训练：建立事物恒存的概念，让儿童注视到眼前存在的物品，然后将其用布遮住或藏在箱中，让其寻找。

(4)事物的动手性操作：通过对外界事物进行某种操作而体验其发生变化的过程。可从触摸、抓握等简单操作，发展到敲打、拿出等复杂操作。训练时可利用各种玩具，从引导帮助儿童完成希望出现的反应，逐渐过渡到儿童能独立作出适合事物用途的操作。

2. 事物功能性操作到匹配、选择训练　目的是不断扩大能进行功能性操作事物的范围，使儿童能做到对多种事物的辨别性操作。

(1)事物功能性操作的扩大训练：通过模仿引起儿童对身边日常用品(水杯、电话等)的注意，并能够执行治疗师的指令，掌握其用途。训练应与家庭指导同时进行，让儿童能做到正确反应的泛化，即在训练室、家庭和幼儿园等均能正确反应。

(2)多种事物的辨别训练：①以形式特点为基础的操作课题，通过分类游戏，认识事物的属性，如可以通过匹配、选择，对不同颜色、大小的球进行分组。②以功能特性为基础的操作课题，即认识事物的特征和用途，如匹配(呈现 2 个以上示范项，让儿童将手上的物品与示范项中的某个相关物品进行匹配)和选择(呈现 1 个示范项，给儿童 2 个以上物品，让其选出与示范项相关的物品)操作。

3. 手势符号的训练　对儿童来说，手势符号比言语符号更容易理解、掌握和操作，故以此为媒介，逐渐向获得言语符号过渡。在训练手势符号的同时也要给予言语符号作为刺激。此项训练适用于中重度语言发育迟缓、言语理解和表达尚未掌握的儿童，或言语符号理解尚可，但不能表达的儿童。

(1)场景依存手势符号训练：目的在于培养儿童对手势符号的注意程度，训练应在日常生活空间及游戏场面中进行。如儿童想要“妈妈抱”时，必须让其看着妈妈“张开双臂”的手势令其模仿。最初可辅助儿童，逐渐过渡到只用语言提示。

(2)表示事物的手势符号训练：目的是训练儿童对手势符号的模仿，理解手势符号与事物的对应关系。训练时手势符号要与指示内容相结合，且必须让儿童充分注意手势符号的存在，如给玩具娃娃戴帽，治疗师拍打娃娃的头部，再拍打自身的头部，然后说“帽帽”，促使儿童选择帽子，并进行动作模仿。

笔记

(3)利用手势符号进行动词及短句训练:在日常生活中,根据儿童的行为及要求,在给予言语刺激的同时给予一定的手势符号,并让儿童模仿,渐渐将此动作固定下来,将手势符号运用在日常生活当中,如儿童睡觉训练。也可用手势符号为媒介将句子的语序固化,如“吃苹果”先做“吃”的动作,再做“苹果”的手势符号,并让儿童模仿,这样儿童能够很自然地学会造句。

(二)阶段 3-2 过渡群、言语表达困难(B 群,阶段 4-1 以上)

该类型语言发育迟缓儿童侧重于模仿、掌握与理解水平相适应的言语表达行为,并扩大理解与表达的范围。以发声诱导为训练起点,具体训练步骤如下:

1. 发声诱导训练　首先从腹式呼吸训练着手,由下自上依次训练发声、共鸣、构音,训练内容详见第四章。

2. 从儿童熟悉的事物着手　练习语音发音。早期引导的发音词汇包括:①易于构音的词,如 ma、mama、baba;②多音节词,但词头或词尾等词的一部分音能够发出,如西瓜(gua)。

3. 手势符号阶段逐渐过渡到言语符号阶段　先从事物名称开始引入,然后引入动词、形容词。由手势语向言语表达过渡阶段儿童接受训练时,手势符号可引入的词、手势符号与言语符号共同引入的词,以及言语符号引入的词应交替呈现,以逐渐增加口语表达的词汇量。

(三)语言发育水平低于实际年龄(C 群)

C 群语言发育迟缓儿童主要表现为语言水平落后于实际年龄,其语言理解与表达具备了一定的基础,因此针对这类儿童进行训练时,应考虑扩大词汇量,增加理解与表达的语句长度及复杂度等。

1. 词汇量扩大的训练　词汇的导入可以从最常接触的事物图片开始,进行词汇的理解训练。手势符号→幼儿语(言语符号)→成人语(言语符号)。词汇的范围包括名词、动词、形容词、代词、量词、数词、副词、助词、介词、连词和叹词。正常 2 岁儿童词汇中各类词汇都已出现,其中以名词和动词占绝大多数。

(1)名词的分类训练:目的是对常用名词的同一范畴进行分类训练。如把狗、象、猫混在一起,进行动物类别的训练,可用各种不同的狗、猫、象的玩具和图片进行分类训练,以形成动物概念的分化。

(2)动词训练:适用于名词词汇量已扩大,可以理解分类的儿童。可用单词进行训练,从有手势语的幼儿词(咔嚓咔嚓、哗啦哗啦)和动词句的形式,导入动词的训练,可以结合游戏进行。

如学习“吃”的训练程序:①治疗师做吃食物的动作,并说“吃”,让儿童模仿吃食物的动作;②儿童模仿治疗师完成用手拿并且放入口中的手势符号;③言语理解:治疗师发出“吃”,让儿童做出相应的动作,训练儿童通过手势符号增加对动词的理解;④表达:治疗师边操作边询问“我在干什么呀?”儿童能运用手势符号和言语符号回答治疗师的问题;⑤反复训练,鼓励儿童在生活中用言语(成人语)表达。

(3)形容词:以图片和游戏为主,获得过程:体态符号→幼儿语(言语符号)→成人语(言语符号)。

如学习颜色:①匹配:在儿童面前呈现一张带有颜色的图片,治疗师出示同一颜色的图片,让儿童“把相同的颜色放在一起”,并说出“红色”,令儿童模仿表达。②选择

笔记

与言语理解：在儿童面前出示两张颜色（红色和绿色）图片，让他用手指“红色”。从完全辅助到部分辅助，帮助儿童完成，并在出现正确反应时给予强化（奖励），直到能够独立完成。③表达训练：治疗师出示图片，询问“什么颜色的图片?”要求儿童用“红、绿”的言语符号回答。④自发表达：反复训练，鼓励儿童在生活中用言语表达。

2. 词句训练　从实物、镶嵌板、图片中选择儿童感兴趣的语言素材，从两词句向三词句过渡，逐步进行句法训练。

（1）名词句（大小+事物/颜色+事物）训练：适用于可以理解人名、大小、颜色、事物等构成句子的要素，但对词句中的一个指示内容和对应关系掌握困难的语言发育迟缓儿童，如儿童理解大、小，鞋、帽等，但不能理解大的鞋、小的帽子等对应关系。应根据儿童的理解程度选择训练的句型，如对于名称理解差的儿童，可选择属性对比明显的事物、模型、镶嵌图片、图片等，如大的红鞋、小的黄帽子等来进行训练。

（2）动词句（主语+谓语）训练：适用于可以理解人名和动词的语言发育迟缓儿童。如洗苹果、切西瓜，且“什么”、“谁”、“做什么”等询问与应答关系的训练要同时进行。

训练程序：①确认可以理解构成句子的单位项（动作/对象）：把香蕉和苹果的图片并排放在儿童面前，问“哪个是苹果?”“哪个是香蕉?”让其选择。②匹配：能够理解、读懂两词句的图，确认两张图片是否相同。③理解：言语（动作+对象）+图片，有四张选择项图片，在不能正确选择图片和不能取出动作和对象时，出示示范图片。④表达：图片+言语，呈现图片并问“做什么?”儿童说出动词+宾语的两词句。在只有一个词正确表达的情况下，诱导儿童问“做什么（什么东西）?”如还不能完成，治疗师教其说两词句，促使其复述说出。⑤自发表达（交换位置）：儿童用言语自发表达，治疗师选择图片，治疗师和儿童在完成后交换相互位置，儿童看图说话，治疗师选择图片，确认图片是否吻合。

（3）三词句（主语+谓语+宾语）：适用于可以理解两词句“主语+谓语”以及“谓语+宾语”的儿童。训练程序：确定构成三词句中的两词句是否理解→能理解三词句的图片→三词的理解→表达。三词句的理解，可从 1/4→1/8 图片选择过渡，并注意图片的摆放顺序。

3. 句法训练　主要包括可逆句训练和被动句训练。

（1）可逆句训练：明确显示句子的内容→排列句子成分的位置→表达。如学习句子“猫洗熊猫”：治疗师出示大图“猫洗熊猫”，让儿童注意观察拿刷子的动物；治疗师将小图按“猫”+“刷子”+“熊猫”的顺序从左到右排列，并让儿童注意主语的位置，然后让儿童联系排列顺序；儿童说出句子。

（2）被动句训练程序：明确显示句子的内容→排列句子成分的位置→表达。如学习“猫被熊猫追”：治疗师出示大图“猫被熊猫追”，让儿童注意观察大图中被追的动物；治疗师将小图按“猫”+“熊猫追”的顺序从左到右排列，让儿童注意主语的位置；儿童说出句子。治疗师可与儿童做相应的模仿动作或游戏来促进儿童对被动句的理解，反复训练，直至儿童能自己排列、理解、说出被动句。

（四）交流态度不良（Ⅰ群）

根据言语符号的发育阶段进行以上训练，以改善其交流为目的进行的训练。具体步骤如下：

1. 语言与物体相结合　目的是帮助儿童理解语言，其后才有可能模仿和运用。

对于听力、视力有缺陷的患儿还应采用口语与体态语并行，及口语与触觉相结合的训练方法。

2. 语言训练与操作训练相结合　现代医学已经证实，手指的精细动作有利于增进智力和语言的发育，其方法是练习扣衣扣、彩色绘画等，应注意循序渐进。

3. 语言训练与娱乐相结合　如唱、跳、敲打击乐、看卡通故事、玩智力拼图等，这些方法把语言和智力培养渗透在娱乐活动中，是一种轻松愉快的学习方式。

4. 语言训练和运动相结合　设计集体游戏训练，如丢手绢、蒙眼猜对象等。

5. 语言训练与文字教学相结合　在语言训练的同时，进行简单的文字教学。如写数字、拼音、字母等；还可训练辨认钱币，进步快的患儿还可教阅读短小句子和文章、数学和书写文字。

（五）言语代偿训练

在进行了上述训练之后，许多语言发育迟缓儿童仍不具备言语表达的能力，但却具有言语的接受能力；还有的语言发育迟缓儿童言语清晰度极差，不能作为交流的手段，治疗师可以采用AAC、文字阅读书写的方式，建立代偿性非语言交流方式。

1. 增益及替代性语音沟通辅助具（alternative and augmentative speech communication system，AAC）　AAC包括沟通图片、沟通簿、沟通板、笔记本电脑、特殊点选设备、计算机辅助科技等。沟通簿、沟通板是将日常生活中的活动通过常用的字、图片或照片表示出来，使用时通过指出沟通簿或沟通板上的字或图片表明自己的意图。常用的包括图画板、字板、词板和句子板等多种形式。沟通簿或沟通板可以根据患儿的躯体功能状况及背景进行设置和制作。随着电子科学技术的高速发展，一些国家已经研制出了多种体积小、便于携带和操作的电子交流装置，具有专门软件系统的计算机也逐步用于言语障碍患者的交流，而且这些特制的装置还可以合成言语声音。

2. 文字训练

（1）文字形的辨别训练：为掌握文字符号，必须能够辨别字形。训练程序：几何图形辨别→单字字形辨别→单词水平辨别。

（2）文字符号与意义的结合训练：以文字符号与图片意义相结合为目的。训练程序：字字匹配→字字选择→字图匹配→图图匹配。儿童能辨别1~2个音节后可进行此阶段的训练。

（3）文字符号与意义、声音的结合训练：可进行图片与相应的文字单词连接的作业，然后读出文字。

五、家庭与社会康复

家庭和学校环境对儿童语言的发育、发展至关重要，单靠语言训练达不到预期的效果。语言训练离不开养育者的参与，其内容必须在家庭环境中得以体现与实践。

1. 改善对儿童的教育方法　家长发现儿童语言有问题时，一定要带小孩到专业语言治疗机构进行检查、评定，制订科学的训练计划，并遵循计划进行训练，还要给儿童创造和谐、温馨、健康的家庭生活环境，使家中的养育及训练环境真正做到从儿童的语言发育年龄和特点出发。

2. 帮助儿童改善交往态度和社会关系　在家庭和学校中，家长和老师要给这些孩子更多的注意和关心，帮助他们去改善人际关系和交流态度，也要教育别的小朋友

笔记

用自己的爱心去帮助这些孩子，让他们能在团结、和谐、友好的氛围里更好地发展其语言和其他各方面的能力。

学习小结

1. 失语症评定

失语症量表类型	常用评定方法	主要评定内容
成套测验	西方失语症成套测验（WAB 法）	言语流畅度、信息量、听理解、复述、命名、阅读、书写、计算、运用、视空间、结构能力
	汉语失语症成套测验（ABC 法）	
	改良波士顿诊断性失语症检查法（BDAE 汉语版）	
	中国康复研究中心失语症检查法（CRRCAE 法）	
单项测验	Token 测验	听理解能力
实际交流能力测验	日常生活交流能力测定（CADL）	日常生活交流活动能力
严重程度整体评价	BDAE 失语症严重程度分级	交流的困难程度
筛选量表	北京大学医学院失语症评定简表	言语流畅度、信息量、听理解、复述、命名、阅读、书写

2. 失语症治疗

治疗目的	促使失语症患者尽可能地恢复语言功能，提高患者语言理解与表达能力，最大限度地恢复其日常生活交流能力	
治疗方法	常用的语言康复技术——基于障碍的治疗模式	Schuell 刺激法、阻断去除法、旋律语调治疗、程序操作法、强制性诱导失语治疗、随意控制不随意的言语疗法、基于心理语言学的治疗方法
	常用的语言康复技术——基于交流功能的治疗模式	交流效果促进法、视动作疗法、功能性交际治疗方法、非语言交流方式的代偿
	对症治疗	听、说、读、写训练方法
	失语症的治疗	Broca 失语：持续症的放松训练、复述训练、命名训练、交流训练
		Wernicke 失语：听觉理解训练、听觉复述训练、阻断去除技术、旋律语调治疗
		命名性失语：再建命名事物、再建命名回忆
		完全性失语：视觉—动作疗法、听觉口语训练法
影响预后因素	原发病、病灶性质、部位与大小；有无并发症；训练开始时间；发病年龄；利手；认知功能；性格；对恢复的期望；社会环境	

笔记

3. 言语失用症

定义	言语失用症是语言障碍的一种，患者不能正确地、始终如一地用言语表达自己的想法，其病因非言语肌肉的麻痹或瘫痪，而是言语运动计划受损所致
分类	习得型和发育型
症状	发音和自我纠正时费力，反复尝试和动作搜寻 韵律异常，在所有的音节重音相等，音高和音量变化减退 频繁的发音错误，包括替代、歪曲、遗漏、赘加和重复 在相同的话音不恒定
评定内容	语言理解能力、复述能力、语言表达能力、口颜面运动检查
治疗方法	视觉、听觉、触觉的反馈；从单音节到复杂的音节；加入韵律；语音排列顺序治疗；Rosenbek 的八步综合刺激法

4. 儿童语言发育迟缓

儿童语言发育迟缓	
病因	精神发育迟滞、交往障碍、听觉障碍、语言环境脱离等
临床表现	①过了说话年龄仍不会说话；②开始说话后，比别的正常孩子发展慢或出现停滞；③语言应用、词汇和语法应用均低于同龄儿童；④回答问题反应慢；⑤语言理解困难和遵循指令困难
语言能力评定	分类诊断： 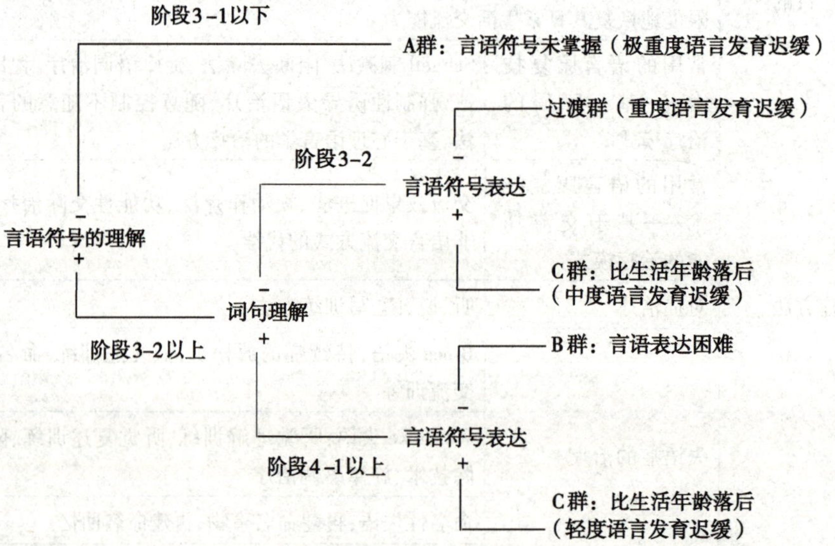

续表

儿童语言发育迟缓	
语言康复治疗	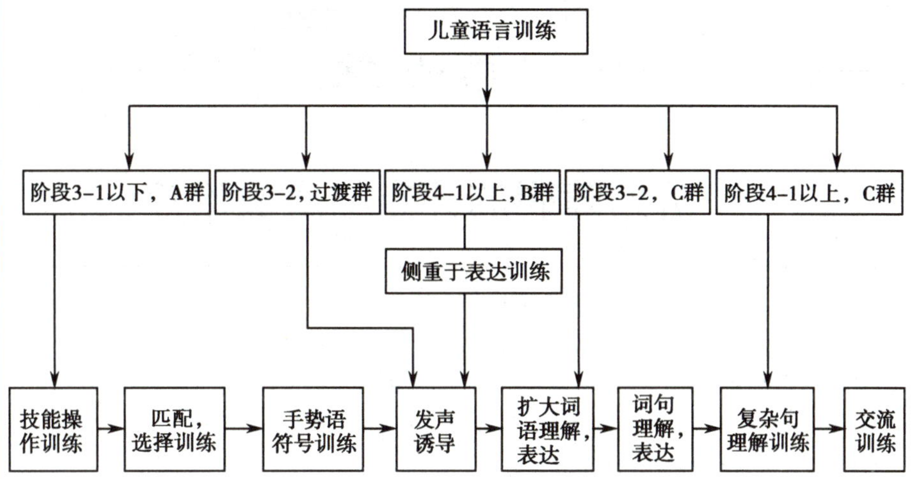

（郭艳芹　席艳玲　谭洁　丁瑞莹）

复习思考题

1. 语言障碍患者训练的形式有哪些？各有何特点？
2. 什么是失语症？
3. 失语症常用的基于障碍的治疗方法有哪些？
4. 如何制订 Broca 失语的训练方案？
5. 什么是言语失用症？
6. 针对言语失用症，如何进行口颜面检查？
7. 发育型言语失用症的治疗重点是什么？
8. 什么是儿童语言发育迟缓？儿童语言发育迟缓的评价分为哪些阶段？
9. 如何制订语言发育迟缓的训练方案？

第七章

听力障碍的评定与康复治疗

学习目的

通过本章节的教学，旨在帮助学生掌握儿童听力障碍的评定与康复训练的原则与方法，以及成人听力障碍的评定与康复方法。

学习要点

听力障碍的分类；听障儿童以及成人的听力检测方法；听力障碍的分级诊断标准；听障儿童的早期诊断与干预。

听力是人们听声音的能力，听觉则是一种通过大脑皮质分析后获得的声音感觉。听觉系统由具有传导声音作用的传音结构（外耳道、鼓膜及中耳腔内的听骨链等）和具有感知声音作用的感音器官（耳蜗、蜗神经、脑干听神经核团、大脑皮质听区等）共同构成，二者协同作用产生听觉。听觉传导途径中任一环节出现问题，将导致听力或听觉障碍。

第一节　概　述

听觉是人类重要的感觉功能之一，正常的听觉对于维系人与人之间、人与周围环境之间的关系具有重要意义。听力障碍带来的学习、社交能力的障碍以及心理、精神的创伤，是值得关注的深层次问题。不同病因、病理类型和程度的听力障碍对于正常言语、语言的形成、发展和成熟过程将产生不同影响。熟悉听力障碍的分类和听力康复原则，是掌握言语治疗学的重要环节之一。

一、听力障碍的定义和分类

按照我国《残疾人残疾分类和分级》的国家标准，听力障碍（dysaudia）定义为听觉系统中的感音、传音以及听觉中枢发生器质性或功能性异常，而导致听力出现不同程度的减退。

听力障碍有多种分类方法，按病变部位可分为传导性、感音神经性和混合性聋；按发生时间可分为先天性聋和后天性聋，按与言语功能发育之间的关系分为语前聋和语后聋，等等。临床上听力障碍最常用的分类方法是按照耳聋的性质和发生部位划分为三种类型。

笔记

1. 传导性聋 发生于外耳、中耳的病变,导致经空气径路传导的声波,经鼓膜和听骨链到达内耳时声能减弱,从而导致不同程度听力障碍,称为传导性聋。传导性聋的听力学检测特点为:①音叉试验:骨导听力优于气导听力,表现为任内试验阴性,韦伯试验偏向患侧,施瓦巴赫试验骨导延长。音叉试验方法见本章第三节。②纯音听阈测试骨导听阈基本正常,气导听阈提高,各频率气骨导听阈差距大于10dB。③言语测听显示言语识别率基本正常。④鼓室压图常表现为 B 型、C 型、As 型和 Ad 型等异常图形。分泌性中耳炎伴鼓室积液时鼓室压图常为 B 型。⑤听性脑干反应测听(auditory brainstem audiometry,ABR)可能显示各波潜伏期延长,但波间期正常。

可导致传导性聋的病因有:

(1)外耳、中耳炎症:如外耳道炎、鼓膜炎、急慢性中耳炎(分泌性或化脓性)、乳突炎等。

(2)外伤:如外伤性鼓膜穿孔、颞骨骨折导致的鼓室积血、听骨链中断等。

(3)异物:如外耳道异物、耵聍栓塞等。

(4)肿瘤:如外耳道肿瘤、颈静脉球瘤、中耳血管瘤、中耳癌等。

(5)先天畸形:如先天性外耳道闭锁、听骨链畸形、窗膜发育不全等。

(6)某些特殊部位疾病,如耳硬化症、半规管裂等,早期也可表现为传导性听力障碍。耳硬化症早期,听力曲线中骨导听阈在 2000Hz 处常出现 V 形切迹,称卡哈切迹(Carhart notch),是耳硬化症早期的特征性听力表现。

2. 感音神经性聋 指内耳毛细胞、血管纹、螺旋神经节、听神经或听中枢的器质性改变,导致声音信息感知、传递或分析过程障碍而产生的听力减退,称感音神经性聋。感音神经性聋包括感音性、神经性和中枢性聋,分别指由于内耳听觉感受器、听神经和听觉中枢病变所导致的听力障碍,由于临床上不易通过常规测听方法区分而统称感音神经性聋。

感音神经性聋的听力学特点有:①音叉试验:气导优于骨导,表现为任内试验阳性,韦伯试验偏向健侧,施瓦巴赫试验骨导缩短。②纯音听阈测试:气、骨导听力曲线一致性下降,气骨导差距小于 10dB。③阈上听功能测试:耳蜗病变患者重振试验阳性,即声强的轻度增加可引起响度的异常增加;蜗后病变患者可出现异常听觉疲劳和听觉适应现象。④言语测听示言语识别率降低。⑤鼓室压图基本正常。⑥ABR 可出现各波潜伏期延长。蜗后病变(如听神经瘤)时,可出现波形分化不良、V 波消失或 Ⅰ~Ⅴ波间期延长,两耳Ⅴ波潜伏期差>0.4ms。

感音神经性聋是临床最多见的听力障碍类型。导致感音神经性聋的原因有:

(1)遗传性聋:由于基因或染色体异常导致。根据遗传方式的不同,可分为常染色体显性、常染色体隐性、X、Y 染色体以及线粒体遗传性聋。根据表型差异可分为综合征型和非综合征型遗传性聋。目前已知最多见类型的是 GJB2 基因突变导致的常染色体隐性非综合征型遗传性聋,约占所有非综合征型聋的 50%。

(2)老年性聋:伴随人体老化出现的听觉器官的退行性改变,机制不明。主要表现为双侧对称性、缓慢进展的感音神经性聋,初期常以高频听力损失为主,逐渐发展为所有频率的听力损失。按照主要病变发生的部位,老年性聋可分为多个类型,较常见的有:感音性,表现为内耳毛细胞的退行性改变,数量减少;神经性,耳蜗螺旋神经节细

笔记

胞数量减少；血管纹性(代谢性)，耳蜗血管纹的萎缩，变性；耳蜗传导性，可能与基底膜硬化有关。

(3)耳毒性聋：由于药物或长期接触某些化学制品导致的耳聋。临床最常见的是接触氨基苷类抗生素所导致的药物中毒性聋，如链霉素、庆大霉素、卡那霉素、新霉素等。水杨酸类止痛药、袢利尿剂(如速尿)、抗肿瘤药物(如顺铂)、抗疟药(如奎宁)等，也是较常见的耳毒性药物。耳毒性聋可在接触有害物之后任何时期发生，并可在停止接触后继续进展。目前发现，氨基苷类药物致聋除与药物毒性和剂量有关外，个体存在线粒体基因缺陷可能是更主要的原因。

(4)噪声性聋：急性或慢性强声刺激损伤听觉器官而导致的听力障碍。早期噪声性聋典型的听力曲线为4000Hz处的V形听力下降，之后波及其他频率，高频听力下降突出。目前研究发现，低强度持续噪声刺激也可导致听神经或听觉中枢发生神经脱髓鞘改变，从而导致听力障碍。

(5)特发性突聋：突然发生的原因不明的感音神经性聋，可能与内耳供血障碍、病毒感染、膜迷路积水或窗膜破裂有关。部分患者有自愈倾向。

(6)自身免疫性聋：多发于青壮年的、双侧同时或先后出现的、非对称性、进行性的感音神经性聋。听力下降可呈波动性，可伴前庭症状，免疫抑制剂对部分患者有效。

(7)创伤性聋：包括由于头颅外伤、耳气压伤或急慢性声损伤导致内耳损害而引起的听力障碍。

(8)其他：一些全身系统性疾病，如高血压、糖尿病、动脉硬化，以及一些代谢性疾病，如甲状腺功能低下等，可以导致感音神经性聋。还有一些相对少见的疾病，如梅尼埃病、小脑桥脑角肿瘤、多发性硬化等，也可导致感音神经性聋。

3. 混合性聋　听觉传音系统和感音神经系统同时受累所导致的耳聋，称混合性聋。混合性聋的听力曲线兼有传导性聋和感音神经性聋的特点，低频区存在明显的气骨导间距，高频区则气骨导听阈均下降。混合性聋常见于长期慢性中耳炎患者，在鼓膜穿孔、听骨链病变基础上，由于毒素经窗膜进入内耳而引起感音性聋。耳硬化症后期，镫骨底板固定基础上耳蜗功能的损害也导致混合性聋。

二、儿童与成人听力障碍的特点

儿童与成人在导致听力障碍的原因、听力检测方法、听力康复方法等方面存在各自特点。

1. 病因　导致儿童听力障碍的原因多为先天性因素(包括出生前后各种因素及遗传性因素)、急慢性中耳炎、病毒感染、耳毒药物等；导致成人听力障碍以各种后天因素为主，如噪声性、突发性、老年性、创伤性等，急、慢性化脓性中耳炎、梅尼埃病等也是部分成人听力障碍的常见原因。

2. 临床表现　由于儿童往往不会主诉听力障碍，多通过行为异常被发现，如注意力不集中、看电视喜开大音量、对呼唤反应迟钝等，因此儿童听力障碍易被忽视，单侧或轻度听力障碍的儿童更不易被发现，从而错过最佳治疗时机。成人则多能较准确地表述听力障碍，如发生的时间、程度以及伴随症状等，容易得到早期诊断和及时治疗。

3. 测试方法　针对婴幼儿通常采用的客观听力检测方法，包括听觉诱发电位、

笔记

耳声发射、多频稳态等，也可配合行为测听；对年龄稍大的儿童，可采用纯音听阈测试与客观听阈检测相结合的方法，以提高检测结果的可靠性。耳声发射和听性脑干诱发电位是新生儿听力筛查的首选方法。对成人，纯音听阈测试是首选的检测方法，也是听力测试的金标准。对伪聋、精神性聋及智力障碍的成人，可采用客观检测方法。

4. 康复目的　助听器或人工耳蜗植入配合言语训练能使患儿的听觉言语功能获得最大程度的发育，并在此基础上满足交流和学习的需要；对于成人语后聋的患者，助听器或人工耳蜗植入以及听觉适应性训练的主要目的是满足患者生活、学习和社交的需要，最大限度地改善患者的生活质量。

三、听力康复的概念与原则

听力康复是采用多种方法，为听力障碍患者解决一系列相关问题，从而避免或减轻残障的过程。听力康复的目的是减小听力障碍对患者本人及其社会关系成员带来的消极影响。事实上，听力康复与言语康复过程是紧密关联的。

听力康复强调早期、个性化和循序渐进的原则，并强调评定与训练有机结合、多种方式和场所相结合。

1. 早期原则　幼儿时期（尤其是1~3岁阶段），是儿童言语能力快速发展阶段，是学习言语的关键期，针对听障儿童做到早发现、早治疗、早训练具有重要意义。对听力障碍患儿的早期干预，有利于充分利用听障儿童残余听力和语言获得的可能性，在发展的关键期为听障儿童康复打下基础，从而最大程度地利用残存听力以满足其听力言语发育和学习交流的需要。对成人而言，早期发现其听力障碍，对于恢复听力，或制定措施延缓或阻止疾病进展、充分利用残余听力，也具有重要意义。

2. 个性化原则　听力障碍的病因和表现多样，决定了听力康复应遵循个性化的原则，体现个性化的特点。应针对每位听力障碍患者进行评定，评价助听器或人工耳蜗植入后的听觉言语功能水平，并制订针对个体的科学合理的训练方案。听障儿童的听觉言语康复应采用"一对一"的训练模式，体现个性化原则。对于不同年龄阶段的成人，如老年人和青年人，应制定不同的康复治疗方案。

3. 循序渐进原则　由于听障儿童和听力正常儿童有着相同的语言生理基础和发育规律，听觉言语训练可遵循正常儿童的语言发育规律进行。训练从易至难，从简单到复杂。听觉训练从察知、分辨、识别，再到听觉理解的高级阶段；言语训练从呼吸、发声、共鸣、构音、音韵，最后进行开放式交流训练。针对成人也应采用科学的听觉适应训练，以帮助其正确使用助听设备和工具。

4. 评定与训练有机结合　听觉康复过程中，听觉言语评定与训练密切相关，评定与训练是一个循环往复的过程，训练过程中需要进行多次阶段性评估，以监控康复训练的效果，及时调整方案，在尽可能短的时间达到理想的康复效果。

5. 多种方式和场所相结合　在我国，很多听障儿童选择在康复机构接受训练，其优势是拥有专业的康复教师，具备丰富的教学经验，同时可以为听障儿童提供集体生活、同伴交流的机会。同时，家庭是儿童主要的活动场所，要想让听障儿童更快地获得听觉能力的发展，家长必须积极参与到康复训练中，利用家庭、社区资源，随时随地对孩子进行听觉康复训练，而且家庭训练更能满足患儿个性化的需要。应充分发挥机构和家庭训练各自的优势，以达到最佳康复效果。

第二节 听力障碍儿童的早期干预

听力对于正常人群之间的交流沟通起着关键性作用，对儿童语言的获得与健康发展尤其重要。任何一个年龄段出现的听力损害，都会影响人们的生活质量。我国听力损失的患病率较高，患病人数众多，根据2006年全国残疾人抽样调查结果显示，我国现有0~6岁听力残疾儿童13.7万人，每年新增2.3万人，其中重度和极重度听力残疾儿童占70%左右。事实已证明，中重度的听力障碍使儿童出现了言语语言障碍或延迟、学业不良以及较多的社会心理调适问题。因此，对听觉系统的病变情况进行早期诊断、早期医学干预与康复训练十分必要。目前，越来越多的听力残疾儿童通过验配助听器和（或）植入人工耳蜗，并接受现代化言语语言治疗以改进听力言语技能，回归主流社会。

一、听力障碍的诊断与干预

近年的研究成果表明，以耳蜗病理改变引起的感音神经性听力损失最为常见，单纯的中枢性听力损失较为少见。由于耳毒性药物的滥用、环境与噪声污染的影响，感音神经性听力损失出现增长的趋势。因此，针对听力障碍应做到早期发现、早期诊断和早期干预，尤其对儿童要更加关注，以避免听力障碍影响儿童以后的生活、学习及社会交往等。

（一）听力普遍筛查方案

1999年，卫生部、残联等10部委首次把新生儿听力筛查纳入妇幼保健的常规检查项目。新生儿听力普遍筛查（UNHS）是一项系统工程，包括筛查、确认、干预、跟踪随访和质量评估5个环节。全过程始终贯穿多学科合作、各专业相互交叉渗透的特点。2008年12月1日，卫生部发布了新生儿疾病筛查管理办法。管理办法第三条规定全国新生儿疾病筛查病种包括听力障碍。该管理办法从2009年6月1日开始实施。自从国家的新生儿听力筛查管理办法实施后，越来越多的听障儿童实现了“早发现、早诊断、早干预”，大大提高了听障儿童听觉-言语-语言康复的机会。

1. 听力普遍筛查技术　目前，国际、国内均提出应对新生儿进行普遍听力筛查。婴幼儿联合委员会（joint committee on infant hearing，JCIH）提出，普遍新生儿听力筛查的目标是100%的有明显的先天性听力损失的新生儿在3个月龄时能够得到确诊，6个月龄时能够得到干预。普遍新生儿听力筛查的开展，保障了“早发现、早诊断、早干预”的实施。

新生儿听力筛查原则：所有的新生儿应在1月龄前完成听力筛查；根据国家卫生和计划生育委员会要求，正常出生新生儿应在出生后48小时到出院前完成初筛。没有通过初筛和漏筛者应在42天内进行双耳复筛。出生后48小时内不进行听力筛查，是为了避免由于外耳道的胎脂没有完全排出导致筛查不通过的假阳性。对新生儿重症监护室（newborn intensive care unit，NICU）的新生儿出院前应进行自动听性脑干诱发电位（automated auditory brainstem response，AABR）筛查。初筛和复筛没有通过的新

笔记

生儿应在 3 月龄前完成听力诊断。确诊为永久性听力损失的新生儿应尽早进行干预，最晚不超过 6 个月大。具有听力损失高危因素的新生儿，即使通过听力筛查，也应在 3 岁前每年随访 1 次。

新生儿听力筛查方法主要为生理学测试，包括耳声发射(otoacoustic emission，OAE)和自动听性脑干诱发电位(automated auditory brainstem response，AABR)。耳声发射和自动听性脑干诱发电位都是无创检查，操作简单，在听力筛查中容易实施。

耳声发射是内耳毛细胞的主动发声机制，通过中耳、外耳道传出，在外耳道放置一个敏感的麦克风收集得到。临床上用于听力检测的耳声发射有畸变产物耳声发射(distortion product OAE，DPOAE)和瞬态诱发性耳声发射(transient-evoked OAE，TEOAE)两种。临床上，耳声发射用于检测耳蜗外毛细胞的功能是否正常。大多数的感音神经性听力损失都是外毛细胞功能异常导致，因此，采用耳声发射可以筛查出外毛细胞功能异常导致的感音性听力损失。

脑干诱发电位是以短声或短纯音作为刺激声，通过在头部远电场记录耳蜗及听神经通路上的诱发电位，反映耳蜗外毛细胞以后到脑干听觉通路是否正常。脑干诱发电位有诊断和筛查两种。自动听性脑干诱发电位多用于新生儿听力筛查。

耳声发射(OAE)和自动听性脑干诱发电位(AABR)两种检测方法都受外耳道和中耳功能的影响。因此，耳声发射筛查通过表明外耳道、中耳、耳蜗功能基本正常。自动听性脑干诱发电位通过表明外耳道、中耳、耳蜗、听神经、脑干听觉通路基本正常。

由于耳声发射是检测耳蜗功能是否正常，因此无法检测耳蜗以后的听神经或脑干听觉通路上的异常。对出生后住过新生儿重症监护室的婴儿，应采用 AABR 进行筛查，避免遗漏耳蜗以后听神经的病变。

新生儿住院期间的听力普遍筛查，包括一步法和二步法。一步法指采用 OAE 或 AABR 做为筛查工具。二步法是指 OAE 联合 AABR 做为筛查工具。一般测试日龄为 3~7 天。听力筛查包括初筛和复筛。新生儿筛查首先强调普遍筛查，而不是目标性筛查。通过住院期间的听力筛查，区分可疑人群和通过人群。通过人群编入 1~3 岁随访组；可疑人群在其生后 42 天进入复筛程序，对于复筛通过人群进入随访组，仍未通过筛查者将接受诊断性听力医学检查。

2. 听力普遍筛查流程　由于接受听力筛查的新生儿及婴幼儿群体不同，筛查的模式也有所不同。其中婴幼儿门诊的听力普遍筛查模式如图 7-1 所示。

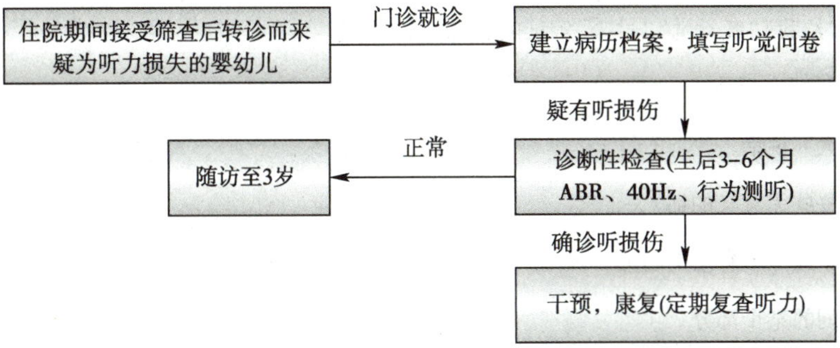

图 7-1　婴幼儿门诊的听力普遍筛查流程

笔记

已通过听力筛查的婴幼儿，宜继续跟踪，以排除迟发性听力损失，常采用调查问卷（表 7-1）、信访、电话等多种形式获取其听力及语言发育各阶段的反馈信息。

表 7-1 听觉及言语发育观察表

月龄观察项目
3 个月
( )大的声音能够惊醒
( )会寻找声源位置
( )哭闹时，一打招呼就会停止哭声
( )哄他（她）时会笑
( )跟他（她）说话时，会发出“啊”“呜”的声音
6 个月
( )寻找声源
( )喜欢发声玩具
( )能发出笑声
( )能分辨父母及熟悉人的声音
( )高兴时会发出“咯咯”的笑声
( )冲着人发出声音
9 个月
( )听到叫名字时会回头
( )被批评会住手或哭出声
( )冲着玩具发出声音
( )会出/ma/、/pa/、/ba/等声音
( )会发出/ka/、/da，da，da/、/ba，ba，ba/等声音
12 个月
( )能理解“给我”“睡觉觉”“过来”等词的意思
( )对说“拜拜”有反应
( )会模仿大人说话
( )常常说一些无意义的话
( )能说 1 个或 2 个有意义的词
( )能模仿词的某个部分

知识链接

案例分析

患儿,1岁11个月,出生后新生儿听力筛查,双耳OAE未通过,1个月后复筛,双耳OAE未通过,经当地医院转诊,3个月3天在上级医院诊断,声导抗双耳A型图,声反射未引出,小儿测听不能配合,言语察觉阈双耳100dB言语声有反应。ABR显示:右耳短声90dBnHL,分频0.5-4KHz分别为80、100、100、110dBnHL,左耳短声90dBnHL,分频0.5-4KHz分别为90、90、110、100dBnHL。诊断为双耳极重度感音神经性听力损失。3个月12天双耳配搭特大功率助听器。助听器佩戴1个月后评估,婴幼儿有意义听觉整合量表(infant-toddler meaningful auditory integration scale, ITMAIS)10分,相当于1.8个月大听力正常婴幼儿,5个月27天在上级医院接受以家庭为中心的听觉、言语、语言康复训练。训练后每1个月、3个月、6个月、1年定期评估。语训8个月后ITMAIS 100分,同龄婴幼儿平均得分84分。1年后,1岁8个月大,汉语沟通发展量表(短表):词汇及手势部分得分74%,相当于24个月大孩子。

分析:患儿新生儿听力筛查未通过,在3个月确诊为极重度感音神经性听力损失,并及时在3个月大就进行干预验配助听器。4个月大开始接受听觉、言语、语言康复训练,8个月后患儿听觉功能超过同龄孩子,1年后语言评估超过同龄孩子。这个患者是新生儿听力筛查工作开展的受益者,实现了早发现、早诊断、早干预、早康复,减轻了家庭、社会的负担。

(二)听力检查

儿童的听力学评估,一般以客观听力学检查与听觉行为测试相结合为主,听力学评估应通过组合测试,根据儿童实际年龄填写的相应听觉发育表作为参考,综合各种检查结果,从而对听损伤的类型、程度等作出全面、系统的评估诊断。

1. 听力检查的时间　要求所有未通过听力筛查的新生儿和婴幼儿都要在3个月内开始相应的听力学/医学评价,从而对听力损伤作出诊断。

(1)对于出生后住院期间接受常规护理的正常新生儿,没有通过初筛(或复筛)的,要在3个月龄内开始相应的听力学诊断/医学评价。

(2)对于门诊初诊或复诊没有通过的新生儿,同样要求出生后3个月龄内作出听力学诊断/医学评价。

(3)重症护理的高危儿,出院前进行AABR筛查,筛查没有通过,都要在3个月龄作出听力学/医学评价。筛查通过的具有听力高危因素的新生儿应随访到3岁,每年随访1次。

(4)新生儿听力损失的诊断:非迟发性和非进行性的听力损失可以在出生以后3个月龄左右作出诊断;而迟发性和进行性的听力损失,可能在出生以后6个月龄尚不能作出较为明确的听力学和医学诊断。需要进行随访,发现迟发性和进行性的听力损失。

2. 听力检查系列　从出生至6个月的婴幼儿,其听力检查系列应从婴幼儿及其家庭病史开始,其中包括电生理学听力阈值测量,如具有频率特异性的听性脑干诱发电位(auditory brain stem response, ABR),听力学评估和诊断包括耳声发射、中耳声导抗测试和婴幼儿对声刺激的行为测试,以及父母对出现交往技能和听觉行为的报告;6~36个月的婴幼儿和小龄儿童,听力检查系列包括儿童及其家庭病史、行为测试、声导抗测试、耳声发射、ABR、言语认知评估、父母对视听觉行为的报告,以及交往中重大

笔记

事件报告。

3. 测听技术 常用的听力检查法包括客观测听技术和主观听力测试技术。没有一种测试能完全反映整个听觉通路的所有情况，听力诊断应结合多种检查综合判断，相互印证。

（1）客观测听技术：主要包括声导抗测试、耳声发射、听觉诱发电位测试。

1）声导抗测试：声导抗是临床对中耳疾病诊断与鉴别诊断的基本方法之一，其测试包括鼓室图、声反射。根据鼓室图峰压位置、导纳值、整体形态，鼓室图分为不同的类型，每种类型与中耳病变有密切的关系，可用于中耳病变的鉴别诊断。A 型鼓室图像一个倒扣的钟形，鼓室峰压值出现在 - 100 ~ + 100daPa 范围内，导纳值在 0.3 ~ 1.6mmho，由正常中耳产生；鼓室图形不变，峰压值不变，导纳值<0.3mmho，称为 As 型，中耳是否功能有异常，应结合临床病史及查体、其他听力学检测结果。导纳值降低反映声音通过中耳的能力降低。如临床常见的分泌性中耳炎早期或恢复期，鼓室有负压，或少许积液，声音通过中耳的能力降低，鼓室图表现为 As 型。如果导纳值>1.6mmho，其余不变，称为 Ad 型。同样，中耳是否功能有异常，应结合临床病史及查体、其他听力学检测结果。导纳值增加反映声音通过中耳的能力增加，临床上常见的愈合性鼓膜穿孔，由于鼓膜变薄，动度增加，声音通过的能力增加，可以表现为 Ad 型。外伤导致的听骨链中断，劲度降低，导致声音通过中耳的能力增加，表现为 Ad 型。B 型鼓室图表现为一条直线，表示所有的声音都不能通过中耳，临床上鼓室积液或耵聍栓塞或穿孔引出，当放置声导抗的探头抵到外耳道壁时，也会出现 B 型图。C 型鼓室压图峰压值出现在-100daPa 以下，导纳值正常，鼓室负压增加表明咽鼓管功能异常，中耳与外界不能保持内外气压平衡，当中耳内的残留气体被逐渐吸收后，中耳表现为负压。因此，当鼓室图为 C 型时，提示咽鼓管功能障碍。声反射是指在声刺激的作用下，中耳镫骨肌的反射性收缩，是一种保护性的反射。当人耳受到足够大强度的声音刺激时，双侧镫骨肌收缩，镫骨足板离开前庭窗，以保护内耳。镫骨肌同侧反射弧：刺激声通过外耳道、中耳、耳蜗、听神经、耳蜗核、上橄榄核、面神经核、面神经、镫骨肌收缩。镫骨肌对侧反射弧为同侧上橄榄核传到对侧上橄榄核，刺激对侧面神经，引起对侧镫骨肌收缩。镫骨的这种活动会使听骨链的劲度发生变化，因而导致中耳的声导抗改变。在声反射测试中，分为同侧刺激和对侧刺激，刺激耳和记录耳。刺激耳是指刺激声所在耳，记录耳是指记录声反射耳。同侧刺激是指刺激耳和记录耳在同一只耳，对侧刺激是指记录耳和和刺激耳分别在两种耳。是否引出声反射是指记录耳的结果。声反射有记录耳原则，即记录耳的中耳功能必须正常才能记录到声反射。临床上利用声反射的记录耳原则，可以帮助分析中耳功能是否正常。如当右耳中耳功能异常时，声反射表现为：右耳给刺激声，右耳记录时，没有记录到声反射，右耳给刺激声，左耳记录到了声反射，左耳给刺激声，右耳没有记录到声反射。表明当右耳作为记录耳时，不能记录到声反射，但右耳给刺激声时左耳能记录到表明右耳的传入听神经是正常的，表明右耳的中耳功能异常。当存在以下几种情况时，声反射可能消失：刺激耳重度感音性听力损失、刺激耳听神经病变、记录耳传导性听力损失、记录耳面神经病变和记录耳镫骨肌肌腱缺失。

2）耳声发射：耳声发射是一种产生于耳蜗，经听骨链及鼓膜传导释放入外耳道的音频能量。声发射是指材料内部迅速释放能量所产生的瞬态弹性波，源自声学。耳声

笔记

发射，即指这种从外耳道记录的来自耳蜗内的弹性波能量。

耳声发射以机械振动的形式起源于耳蜗。现在普遍认为这些振动能量来自外毛细胞的主动运动。外毛细胞的这种运动可以是自发的，也可以是对外来刺激的反应，其运动通过Corti器中与其相邻结构的机械联系使基底膜发生机械振动，这种振动在内耳淋巴中以压力变化的形式传导，并通过前庭窗推动听骨链及鼓膜振动，最终引起外耳道内空气振动。由于这一振动的频率多在数百到数千赫兹，属声频范围（20～20000Hz），因而称其为耳声发射。

依据是否存在外界刺激声信号诱发，以及由何种声刺激诱发，将耳声发射分为两大类：一类是自发性耳声发射（SOAE），指耳蜗不需任何外来刺激，持续向外发射机械能量，形式极似纯音，其频谱表现为单频或多频的窄带谱峰；另一类是诱发性耳声发射（EOAE），即通过外界不同的刺激声模式引起各种不同的耳蜗反应。其中，临床常用的是畸变产物耳声发射和瞬态耳声发射。瞬态耳声发射（TEOAE）系指耳蜗受到外界短暂脉冲声（一般为短声或短音，时程在数毫秒以内）刺激后经过一定潜伏期，以一定形式释放出的音频能量。由于有一定的潜伏期，也被称为延迟性耳声发射，高频成分潜伏期较低频成分潜伏期短。并且它能重复刺激声内容，类似回声，也称“Kemp回声”。TEOAE的短声刺激声是宽频刺激声，因此，和DPOAE相比，DPOAE具有更好的频率特异性。研究表明，几乎所有的听力正常和中耳功能正常的耳朵都能检测出TEOAE，相反，几乎所有超过30～50dB HL的感音性听力损失耳都不能检测出TEOAE。畸变产物耳声发射（DPOAE）是耳蜗同时受到两个具有一定频率比值关系的初始纯音刺激时，由于基底膜的非线性调制作用而产生的一系列畸变信号，经听骨链、鼓膜，传入外耳道并被记录到的音频能量。因刺激声具有一定频率比值关系，因此，频率特异性较TEOAE好。TEOAE和DPOAE比较：TEOAE对低频500Hz和1000Hz的听力损失检出率好于DPOAE，而DPOAE对高频4000Hz的听力损失检出率好于TEOAE。当使用TEOAE或DPOAE作为新生儿听力筛查工具时，复筛率应控制在3%～10%。当复筛率过高时，应寻找复筛率过高的原因。

3）听觉诱发电位测试：听觉感受器在接受外界刺激声后，中枢神经可以产生与外界刺激声相关的生物电变化，这种电活动可以从脑电活动中提取并记录，称为听觉诱发电位（AEP）。临床上常用的有听觉脑干反应（ABR）、40Hz相关电位（40Hz-AERP）、多频稳态诱发电位（ASSR）等。

ABR是短潜伏期诱发电位。由于具有客观、无创、无须受试者主动配合、不受镇静剂影响等优点，因此适用于婴幼儿或测试困难儿童的听力检测和评估；且为一种有效的筛查手段，用于早期发现小儿的听损伤或听觉传导通路的器质性病变。ABR使用的刺激声源主要是短声，由于短声的声学特性，该反应主要用于评价高频的听功能状态。除了短声，短纯音也可以作为刺激声。两种刺激声比较，短声的同步化程度好，因此波形分化明显，常常用于估计高频听力情况，短纯音的同步化程度不及短声，但频率特异性好，因此，波形分化不及短声，但可以分别估计500、1000、2000、4000Hz的听力情况。所以，临床上可以通过短声ABR分析高频听力情况和根据波形分化情况和潜伏期判断有无蜗后病变的表现，如果是蜗后病变，如听神经谱系障碍，OAE正常，但ABR波形分化差或没有分化。如果蜗后有占位性病变，如听神经瘤，患侧的ABR波形潜伏期较对侧好耳明显延长。通过短纯音ABR可以估计具有频率特异性的听力情

笔记

况，对于无法配合行为测听的婴幼儿，可以通过短纯音 ABR 预估听力情况。和 OAE 相比，ABR 是客观测试，主观判断，对于阈值的确定是由测试人员主观判断。在 ABR 阈值的分析判断上，应符合以下原则：随着刺激声强度增加，潜伏期变短，波形幅值增加，同一强度刺激声，波形应具有可重复性。ABR 实际是远电场记录听神经的同步化程度，并不是真正的测听力，但 ABR 记录的阈值（ABR 单位是 dB nHL）和纯音测听之间具有相关性，可以通过 ABR 阈值估计纯音测听的阈值。

知识拓展

ABR 的给声方式除了经典的短声、短纯音。目前刺激声还有 Chirp，stack。临床上完成短声和短纯音这两种刺激声的 ABR 测试大约需要 2 小时，根据行波理论，有学者提出，由于短声或短纯音的刺激声首先让耳蜗底高频部分首先振动，然后再传到耳蜗顶刺激低频部位振动，这样导致听神经的同步化欠佳。有学者采用 Chirp 作为刺激声补偿不同频率在耳蜗振动的时间差，提高听神经的同步化，从而缩短测试时间。常规使用的短声 ABR 能够为诊断听神经占位性病变提供依据，但对于小于 1cm 的肿瘤容易漏诊。而 stacked ABR 会提高较小的听神经占位性肿瘤诊断能力。

40Hz 听觉事件相关电位（40Hz auditory event related potentials，40Hz AERPs）是一种特定条件下的中潜伏期反应，该反应可用短纯音作为刺激声，因此具有低、中、高不同频率特性，测试结果可反映相应频率的听阈，阈值接近纯音测听。由于 40Hz AERPs 是中潜伏期反应，因此受睡眠、觉醒状态、镇静剂和全麻药物影响。

听觉稳态诱发反应（auditory steady state response，ASSR）是由调制声（调频、调幅）信号引起的，反应相位与刺激信号的相位具有稳定关系的听觉诱发电位，由于其频率成分稳定而被称为稳态诱发电位。它能够同时对多个不同频率刺激声的脑干电位进行采集，能双耳同时进行测试。具有频率特性、最大声输出强度高、不受睡眠和镇静药物影响、实施快速简便等特点。其结果可以分别预估 500Hz、1000Hz、2000Hz、4000Hz 的听阈。听力损失越重，ASSR 与纯音测听阈值的差值越小。

ABR 和 40Hz-AERP 两类测试方法在评价听功能方面，一般临床上两者同时应用，综合评估听功能。多频稳态听觉诱发电位和脑干诱发、声阻抗、耳声发射等测听方法的综合应用，可以使听力检测结果更为可靠。

（2）主观听力测试技术：小儿行为测听是重要的主观听力测试技术之一。需要儿童通过某种行为表现出对声音的反应，如将头转向声源或做出某种动作，检查者通过这些反应来判断其听阈。因此，行为测听可以直接观察小儿对声音的反应。不同年龄段儿童的听觉反应方式有所不同，因此需采用不同的行为测听策略。

1）行为观察测听（behavioral observation audiometry，BOA）：是通过给一个刺激声，在一定的时间锁相下观察小儿是否出现听觉行为改变，以此评估小儿听力状况的方法。根据小儿生长发育特点，此方法通常用于测试 6 个月以内的婴儿。

测试过程：取小儿已进食、进水，精神状态较好的时机进行测试。询问病史，同时观察小儿对声音的反应和生长发育情况。3 个月以内的小婴儿，浅睡眠状态是最佳测试时间，最易观察到小儿听到声音后的变化，置小儿于舒适的卧位或扶坐于母亲腿上。

笔记

测试人员至少2名,一名测试者选用不同的发声物给出刺激声,用声级计监控给声的强度;如用便携式听力评估仪给刺激声,则按照仪器要求的距离、位置给声。另一名观察小儿听到声音后的反应,如实做好记录。观察者最好2名,共同判断婴儿对声音是否有反应,减少假阴性(婴儿对声音做出反应,但判断为没有反应)和假阳性(婴儿对声音没有做出反应,但判断为对声音有反应)。

小于5个月大的婴幼儿对外界声音的反应包括两类,一类听到声音做出反射,如头或四肢运动;惊吓反射;眨眼;吮吸。另一类表现出关注听到的声音或听到声音寻找声源,如动作增加或减少;睁大眼睛;听到声音微笑或发出笑声;头转向寻找声源;眼球转向声源方向;对一个听力正常的婴儿,如果对声音表现出反射,说明声音对婴儿还没有形成什么意义,对声音只是表现出一种生理性反射。如果婴儿对外界声音表现出关注或寻找声源,说明声音对婴儿已经意味着有一定的意义,后者的反应比前者表现出更高级的大脑功能。

和后面的视觉强化法和条件游戏测听比较,行为观察法是一种非条件性的行为观察,即没有通过建立条件反射来观察婴儿对声音的反应。因此,行为观察法存在重复性差,测试人员之间主观判断差异大,所以,并不推荐通过行为观察法来得到婴儿确切的各个频率的阈值。听力正常的婴儿在6个月前对声音的反应并不是对能听到声音的阈值的反应,因此,行为观察法测试的是最小反应级(minimal response levels, MRLs),并不是真正的听阈。

2)视觉强化测听技术(visual reinforcement audiometry,VRA):是通过让小儿建立声与光的定向化条件反射,即当给测试声音时,及时给予声光玩具作为奖励,使其配合完成听力测试的一种测听方法。临床常用于6个月至2.5岁的小儿听力测试。

视觉强化测听可用耳机或声场(扬声器)进行测试。如果小儿能接受耳机,尽量采用耳机进行测试,因为耳机测试可以分别获得双耳的听力图,而声场测试获得的是较好耳较好频率的听力图。耳机分为耳罩式和插入式。尽量采用插入式耳机,插入式耳机较耳罩式耳机佩戴更舒适,小儿更容易配合测试,插入式耳机的耳间衰减值大于耳罩式耳机,当双耳听力差别大时,插入式耳机可以更好地避免好耳的"偷听"。

视觉强化测听和行为观察测听在测试程序方面存在诸多相似之处,包括对测试人员的要求、测试室条件和设备等。视觉强化测听需要建立儿童的条件化反应。测试人员为2名,1名负责给刺激声,另1名坐在小儿正对面,帮助小儿配合测试。具体为主试者给出刺激声,刺激声一般为啭音,强度为阈上15~20dB SPL,在给出测试音的同时给出灯光奖励玩具,同时或玩具会动。坐在小儿对面的测试者引导儿童转头看奖励玩具,反复训练2~3次后,让小儿明白,当听到声音时,就有玩具出现灯光或玩具会动。测试者先给测试音,主试者同时观察儿童是否有听觉反应,如果有听觉反应,及时给出灯光奖励玩具,表明条件化反射建立成功。如果儿童无听觉反应,增加测试音强度(10dB)继续建立条件化反射,直到条件化反射完全建立。

在成功建立条件化反射的基础上开始正式测试,测试者以能够引起条件化反射的测试音强度开始,依据"减十加五"的原则,依次测出1kHz、2kHz、3kHz、4kHz、0.5kHz、

笔记

0.25kHz 等各频率的阈值。如果小儿配合程度不好,注意力集中时间短,可以采用“减二十加十”的原则快速寻找阈值。正式测试与建立条件化反射中声光的给出时机有所不同,测试者先给测试音,同时观察患儿有无转头看奖励玩具,当发现患儿有看奖励玩具的反应时迅速告知测试者给出奖励玩具,并积极对患儿给予肯定和鼓励。值得注意的是,婴幼儿能够集中精神配合测试的时间是有限的,一般为进入测听室内 10~20 分钟,因此尽可能在短时间内确定各主频的阈值。

坐在小儿对面的测试人员应和给声的测试者密切配合,对小儿的反应及时给予反馈给给声的测试者,当小儿不能安静地坐在测试位置,头左右摆动影响判断时,坐在小儿测试对面的测试人员应及时吸引小儿,保证小儿面对前方,头部保持正中,吸引小儿的玩具不应是发声的玩具。

3)条件游戏测听技术(conditioned play audiometry,CPA):是通过让小儿参与一个与年龄、生理发育适宜的简单有趣的游戏,教会孩子对给出的声音作出明确的动作,完成听力测试的一种方法。临床常用于 2.5~5 岁的儿童。

条件化刺激的给声强度在阈上 15dB SL 或以上,如通过询问病史,孩子的听力基本接近正常,初始强度可用 40dB HL;如小儿对很大的声音才有反应,初始刺激可从 60~80dB HL 或更高开始。一般训练的初始刺激频率为正式测试的初始频率,即多从 1000Hz 开始,但对于部分极重度感音神经性听力损失患儿,如听力损失程度过重,也可从低频开始。训练小儿听到声音后会做出可靠准确的反应,条件化反射建立后,通过耳机给声,分别测出左耳和右耳 1000Hz、2000Hz、4000Hz、8000Hz、1000Hz、500Hz、250Hz、125Hz 的听阈值。

当听力计给最大输出声患儿仍然不能做出反应时,为了区别患儿是不能理解测试还是没有听到声音,可以改用骨导测试用的骨振子。让患儿将骨振子握在手里,测试人员给 500Hz 骨导的最大输出,低频骨导测试时,骨振子会有明显的振动感,只要患儿触觉正常,就能够感觉到振动,重新建立条件反射。如果患儿能够建立条件反射,说明给最大输出患儿是不能听到声音。如果患儿不能够建立条件反射,说明患儿不能配合测试。

除了行为观察测听、视觉强化测听和条件化游戏测听外,言语测听和林氏六音测试也是临床上常用的、重要的主观测听技术。

言语测听:是指用言语声音作为刺激声评估听觉功能的测试方法。小儿行为测听的刺激声是纯音或啭音,测听观察的是小儿对纯音或啭音的反应,但日常生活中的声音不是纯音或啭音,因此,观察小儿对言语声的反应更能反映出日常生活中小儿对声音的反应。纯音或啭音不包含任何意义,但言语声包含语言信息,可以观察小儿对言语声的辨识能力,发现小儿测听无法检测出的蜗后病变。

言语测听包括阈值测试和阈上测试。阈值测试的目的和小儿行为测听类似,是寻找小儿对言语声有反应的阈值,而阈上测试给的刺激声足够大,保证小儿能听到言语声,观察的是小儿对言语声的分辨能力。阈值测试包括言语察觉阈(speech detection threshold,SDT)和言语分辨阈(speech recognition threshold,SRT)。阈上测试包括言语分辨率(speech recognition score,WRS)。

言语察觉阈(SDT)是观察对言语声的察觉能力,因此主要用于婴儿,以及尚不能对言语声进行复述的幼儿。言语察觉阈可以直接观察婴幼儿对言语声的反应。

笔记

言语分辨阈(SRT)是采用双音节词汇作为测试材料,测试者50%的正确率复述出双音节词的阈值。言语分辨阈和纯音测听之间具有很好的相关性,因此,SRT可以和小儿测听结果进行相互印证。也可以作为阈上测试的参考。

言语分辨率(WRS)是阈上测试,目的不是寻找阈值,而是测试的刺激声足够大时测试者对言语声的分辨能力。为了排除测试者通过冗余信息猜到测试内容,测试材料采用单音节字。测试时给患者阈上单音节的测试字,让患者重复听到的单音节字。言语分辨率测试可以发现蜗后病变的患者。当言语分辨率的得分和纯音测听不相符合,或随着刺激声增大,言语分辨率反而下降,即回跌现象(roll-over),提示患者有蜗后病变的可能。对于长期感音神经性听力损失的患者,如老年人长期听力下降,由于听觉功能的剥夺,言语分辨率得分也会下降。

林氏六音:林氏六音简单易行,主要用于不配合言语测听的婴幼儿,或为快速了解婴幼儿对言语声的反应情况,或家长在家自我观察婴幼儿对言语声的反应等。林氏六音包括从低频到高频的/m/、/u/、/a/、/i/、/sh/、/s/。测试在婴幼儿看不到的情况下发林氏六音,观察婴幼儿对声音的反应。由于林氏六音涵盖了低频到高频,/m/、/u/、/a/、/sh/、/s/包含的频率分别为250Hz、500Hz、1000Hz、2000Hz、4000Hz,/i/的第二共振峰为2000Hz。因此,通过观察婴幼儿对林氏六音的反应,可以快速了解婴幼儿对从低频到高频的言语声的反应。不同年龄的婴幼儿林氏六音的做法不同。对于6~18个月大的婴幼儿,可以给婴幼儿一个没有声音的玩具玩耍,然后在婴幼儿看不到的角度发林氏六音,观察婴幼儿是否有听到声音的反应,如听到林氏六音转头寻找声源;对于18个月大以上的幼儿,可以采用游戏测听的方法,鼓励幼儿听到声音的时候,把玩具扔到筐里。通过这种游戏方式了解幼儿对林氏六音的反应。

(三)听力障碍的分级诊断

根据2011年正式发布实施的《残疾人残疾分类和分级》国标(GB/T 26341-2010),听力残疾分为4级,具体见表7-2。

表7-2 听力残疾分级

级别	听觉系统的结构和功能	较好耳平均听力损失	理解和交流等活动
一级	极重度障碍	>90dB HL	不能依靠听觉进行言语交流,理解和交流等活动极重度受限
二级	重度障碍	81~90dB HL	理解和交流等活动重度受限
三级	中重度障碍	61~80dB HL	理解和交流等活动中度受限
四级	中度障碍	41~60dB HL	理解和交流等活动轻度受限

注:此标准以0.5kHz、1.0kHz、2.0kHz、4.0kHz为听力测试频率,表中数值为听力损失分贝数的平均值。此标准适用于3岁以上人群的听力残疾评定。

对3岁以内儿童进行听力残疾评定,采用1.0kHz、2.0kHz、4.0kHz三个频率听力损失分贝数的平均值。依据幼儿听觉行为发育特点,对6~18个月儿童只评定一级、二级听力残疾;对19~36个月儿童只评定一级、二级、三级听力残疾,具体见表7-3。

笔记

表 7-3　低龄儿童听力残疾评定参考标准

年龄组（月）	级别	测试音（啭音）(kHz)	平均听力损失（dB HL）（相对好耳听力）
6~18	一级	1、2、4	>90
	二级	1、2、4	81~90
19~36	一级	1、2、4	>90
	二级	1、2、4	81~90
	三级	1、2、4	61~80

（四）听力障碍的干预

对于听力损失，除了药物、手术治疗之外，对于确诊为不可治愈的听力障碍患儿，应尽早佩戴合适的助听设备。目前最常用的助听设备有助听器和人工耳蜗两种。

1. 助听器选配

(1)助听器的基本构成和分类：助听器是帮助听力障碍患者聆听声音的助听放大设备。助听器一般由麦克风、放大器、耳机、电源、音量控制开关等部分构成。根据助听器的使用范围，可分为集体助听器和个体助听器两大类。个体助听器依其外观和佩戴位置又分为盒式助听器、耳背式助听器、耳内式助听器等类型。依芯片中信号处理技术的不同，分为模拟助听器和数字助听器；从放大原理的角度讲，有线性助听器和非线性助听器之分；根据助听器的最大声输出不同，可将其分成小功率、中功率、大功率及特大功率四类；另外，还有多通道助听器、编程助听器、定制式助听器、双耳助听器、移频助听器、一次性助听器、植入式助听器等。

(2)助听器验配的适应证

1)儿童听力障碍者：一经确诊应尽早验配助听器；即使是轻度听力损伤，也要重视听力补偿，以避免影响到儿童言语的发展，适合助听器验配的听力损失程度为轻度到重度。

2)成人听力障碍者，尤其是语后聋患者：一经确诊应及时验配助听器，以提高生活质量，适合助听器验配的听力损失程度为中度到重度。

3)重度以上听力障碍者：在验配助听器效果甚微或无效时可考虑人工耳蜗植入。如手术条件暂时不具备，也应及时选配特大功率的助听器，以保证能够接受声音刺激，提高听觉敏感性。

4)双耳听力障碍者：原则上需双耳验配助听器，如受条件限制也可单耳验配，但应向患者指出单、双耳验配的优缺点。

5)单耳验配助听器原则：一般双耳听力损失均<60dB，选择听力差的一侧验配；双耳听力损失均>60dB，选择听力好的一侧验配；双耳听力损失相差不多，选择听力曲线较平坦的一侧；日常惯用耳优先也是单耳验配时应考虑的因素。

从理论上讲，任何一位听力损失患者均可能成为助听器的使用者，宣传助听器验配知识，帮助患者正确建立适当的期望值，得到患者的知情同意，以及验配助听器后能够进行正确的适应性训练，对提高助听器补偿效果是非常重要的。

(3)助听器验配的转诊指标：作为选配人员，遇到以下情况必须停止向患者推荐

笔记

助听器,而应立即介绍到临床医师处就医:①传导性听力损失(外耳、中耳炎症);②3个月以内发生的突发性、进行性听力下降;③波动性听力下降;④不明原因的单侧或双侧明显不对称的听力损失;⑤伴有耳痛、耳漏、耳鸣、眩晕或头痛;⑥外耳道耵聍栓塞、异物或外耳畸形。符合这些转诊指标的患者,经耳科医师确诊无法治愈或者患者不愿意接受药物、手术等治疗方案,方可验配助听器。

(4)助听器验配程序:该程序包括:①综合听力学评估:主要内容为询问病史、耳科常规检查、听力测试、耳聋诊断与鉴别诊断;②助听器验配:包括助听器选择、耳模配制、助听器调试、适应性训练及助听听阈测试等;③效果评估:通过实施家长和教师满意度问卷、助听听阈测试、林氏6音测试等对助听效果进行评估;④跟踪随访:包括听觉语言康复指导及听能管理等内容。

(5)助听效果分析:为了使助听效果评估达到量化,早在20世纪80年代,日本的听力学家、数理博士恩地丰教授和中国聋儿康复研究中心高成华教授把正常人长时间平均会话声谱用于听力障碍者的助听器验配,并以此为依据作为临床助听效果评价标准。随着听力学的发展和助听器验配技术的进步,临床助听效果评价方法不断得到完善。孙喜斌于1993年提出了中国聋儿听觉能力评估标准,同年通过专家鉴定并在聋儿康复系统内试行。在听觉能力评估标准中提出了数量评估法和功能评估法。验配助听器后,对无语言能力的听力障碍儿童采用以啭音、窄带噪声及滤波复合音为测试音的数量评估法。对有一定语言能力的聋儿选择用儿童言语测听系列词表,通过在安静环境中及有背景声的环境中言语识别得分来判断助听效果,用这种评估方法可了解聋儿听觉外周至中枢听觉径路全过程情况,所以把这种评估方法称为听觉功能评估法。目前这两种方法均用于助听器验配临床效果量化评估。除此之外,助听效果的满意度调查问卷也是临床评价的重要参考依据。

1)正常人长时间会话声谱法(SS线法):如果对语声的测量是以dB SPL为单位,见图7-2,如果声场是以声压级(SPL)建立的,测得的助听听阈结果与正常人长时间会话声谱相比较,一般认为助听听阈在SS线上20dB为最佳助听效果,即在正常人听觉言语区域内,如果在3岁以前能够得到干预,能获得好的康复效果。

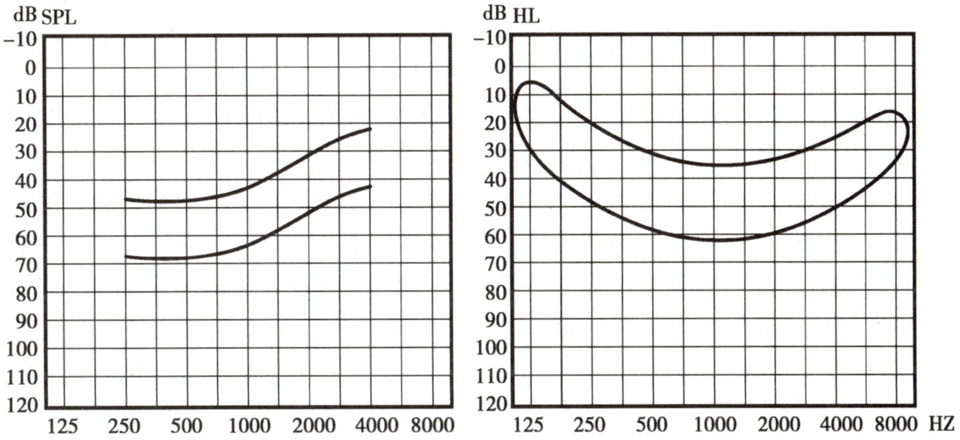

图7-2　SS曲线和言语香蕉图

2）言语香蕉图法：如果声场是以听力级（HL）水平建立的，测得的助听听阈结果与正常人言语香蕉图比较。常规声场都是按听力级校准的，所以经常以此法评估助听器效果。依据助听听阈值相对言语香蕉图的不同位置，或通过言语最大识别得分，助听效果通常分为最适、适合、较适、看话四个等级。具体分析为：250Hz、500Hz、1000Hz、2000Hz、3000Hz、4000Hz 助听听阈结果都在香蕉图内，助听器效果为最适；250Hz、500Hz、1000Hz、2000Hz、3000Hz 助听听阈值在香蕉图内，助听器效果为适合；250Hz、500Hz、1000Hz、2000Hz 助听听阈值在香蕉图内，助听器效果为较适；250Hz、500Hz、1000Hz 助听听阈值在香蕉图内，助听器效果为看话（表 7-4）。

表 7-4 听觉康复评估标准

听力补偿（Hz）	言语最大识别率（%）	助听效果	康复级别
250~4000	≥90	最适	一级
250~3000	≥80	适合	二级
250~2000	≥70	较适	三级
250~1000	≥44	看话	四级

2. 人工耳蜗植入（cochlear implant，CI） 对于佩戴助听器无效或效果甚微的重度、极重度听力障碍儿童，可考虑选择人工耳蜗植入，重建听力。

（1）人工耳蜗的结构及工作原理：人工耳蜗是一种替代人耳内耳毛细胞感受声音的生物电子装置。人工耳蜗主要由耳蜗内植入部分及体外部分组成。植入部分由电极组和接受/刺激器组成。体外部分由言语处理器、麦克风、传输线圈及连接导线组成。

人工耳蜗的工作原理：声音由麦克风接收，转换成电信号之后，传送到言语处理器。言语处理器将信号放大、滤波、数字化，并编译成编码信号。编码信号经由传输线圈传送到接收/刺激器，接收/刺激器产生电脉冲并传送到相应的电极，直接刺激电极周围的听神经末梢，产生的生物电信号传送到大脑形成听觉。

（2）人工耳蜗植入适应证：2003 年，中华医学会耳鼻咽喉科学分会制订了《人工耳蜗植入工作指南（2003 年，长沙）》，对人工耳蜗植入的适应证和禁忌证做了明确叙述。10 年后，2013 年对指南进行了更加细化的修订，制订了《人工耳蜗植入工作指南（2013 年）》。

1）语前聋患者的选择标准包括：①植入年龄通常为 12 个月~6 岁。植入年龄越小效果越佳，但要特别预防麻醉意外、失血过多、颞骨内外面神经损伤等并发症。目前不建议为 6 个月以下的患儿植入人工耳蜗，但脑膜炎导致的耳聋因面临耳蜗骨化的风险，建议在手术条件完备的情况下尽早手术。6 岁以上的儿童或青少年需要有一定的听力言语基础，自幼有助听器配戴史和听觉言语康复训练史。②双耳重度或极重度感音神经性聋。经综合听力学评估，重度聋患儿配戴助听器 3~6 个月无效或者效果不理想，应行人工耳蜗植入；极重度聋患儿可考虑直接行人工耳蜗植入。③无手术禁忌证。④监护人和/或植入者本人对人工耳蜗植入有正确的认识和适当的期望值。⑤具备听觉言语康复教育的条件。

在 2013 年的修订版指南中指出，植入年龄通常为 12 个月至 6 岁；建议最小植入

笔记

年龄为6个月。植入年龄越小效果越佳。大于6岁的儿童或青少年需要有一定的听力语言基础;2013年的指南指出,越来越多的文献显示12个月内植入人工耳蜗的患儿其听力和言语能力可以获得更大的改善,患儿有可能完全发挥潜力,而不需要“赶上”或者可以超过正常的学习速度来达标。

2013年指南指出,对脑白质病变是否应进行人工耳蜗,重要的是在于鉴别真正的脑白质病和其他疾病,如缺氧、感染、外伤、黄疸等造成的脑白质改变。真正的脑白质病影像学表现为广泛、弥散的病变,而其他疾病导致的脑白质改变影像学表现为散在的斑片状阴影。真正的脑白质病会表现出认知、言语障碍、智力减退、行为改变,预后不理想。但其他疾病导致的脑白质改变损伤可以在大脑发育过程中代偿,人工耳蜗植入效果多数较好。

听神经病谱系障碍植入人工耳蜗后的效果,取决于病变的位置,如果病变在耳蜗,电刺激直接刺激听神经可以产生较好的反应,如果病变在听神经或听觉中枢,效果不理想。因此,对于听神经病谱系障碍患者植入人工耳蜗应极为慎重,在术前应详尽告知风险。

双侧植入人工耳蜗:双侧植入可以改善声源定位功能、安静和背景噪音下的言语理解能力,有助于获得更自然的声音感受,促进听觉言语和音乐欣赏能力的发展。可以选择双侧同时植入或顺序植入,两次手术间隔越短,越有利于术后言语康复。

2)语后聋患者的选择标准包括:①各年龄段的语后聋患者;②双耳重度或极重度感音神经性聋,依靠助听器不能进行正常听觉言语交流;③无手术禁忌证;④植入者本人和/或监护人对人工耳蜗植入有正确的认识和适当的期望值。

3)人工耳蜗植入禁忌证:包括绝对禁忌证和相对禁忌证。绝对禁忌证包括:内耳严重畸形,例如Michel畸形;听神经缺如或中断;中耳乳突急性化脓性炎症。相对禁忌证包括:癫痫频繁发作不能控制;严重精神、智力、行为及心理障碍,无法配合听觉言语训练。

4)人工耳蜗术前评估内容有:①病史采集;②耳科学检查;③听力学检查;④影像学评估;⑤语言能力评估;⑥心理、智力及学习能力评估;⑦儿科学或内科学评估;⑧家庭条件和康复条件。

5)人工耳蜗调试评估流程:人工耳蜗调试的目的是使人工耳蜗装置适合个体需要,给植入者提供理想的信息。需要特殊的软、硬件和编程的界面系统在计算机上进行,测试和控制进入耳蜗的电流量。人工耳蜗调试的原则:对个体的言语处理器进行编程;每个编程的程序称作map;每位植入者都只能使用自己的言语处理器而不能使用他人的;根据植入者对声音的感受、老师和家长的观察而对植入者定期进行编程和调整。人工耳蜗的调试流程分为以下5个步骤:

①人工耳蜗调试准备:在人工耳蜗调试之前,首先对体外装置进行检查,连接言语处理器,佩戴人工耳蜗,并打开调试软件,然后进行阻抗测试,判断电极是否正常工作,是否发生电极短路、电极断路、非听性反应等现象。如果各电极均正常工作,则可进入调试阶段。

②人工耳蜗调试:调试内容主要包括阻抗、选择言语编码策略、确定电流参数(“T值”和“C值”)、响度平衡测试,如图7-3所示。

笔记

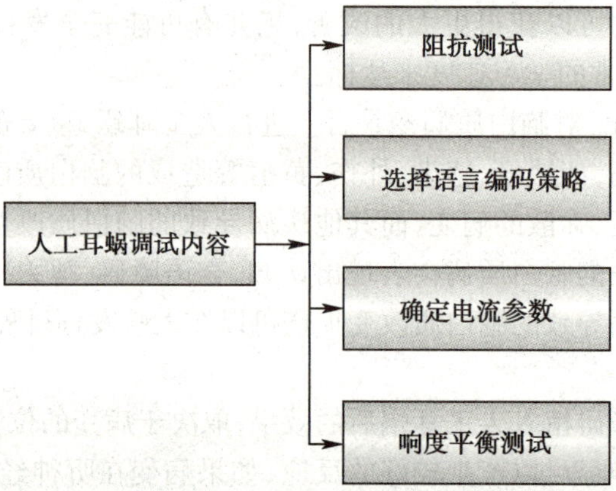

图 7-3　人工耳蜗调试内容

确定电流参数，即创建听力图：“T 值”，即阈值或刚听到的最小刺激级，方法采用类似纯音测听的上升法，即听到 2 次来确定；“C 值”为舒适阈，指不致产生不舒适响度的最大刺激级。

响度平衡测试的目的是尽量减少原始声音信号经人工耳蜗系统处理产生的失真，对于能明确表达的儿童可做平衡测试以使听到的声音更真实。测试的方法是通过比较电极间音调和响度之间的差异来进行。

③数据储存：将数据储存到言语处理器后，断开连线，然后打开言语处理器处于工作状态。

④临床效果评价：开机后，在声场环境中，通过测试小儿不同频率的听阈值，判断人工耳蜗植入后对不同频响的听觉效果。依据儿童不同的年龄，可选择语音识别、言语识别等测试，评价其听觉功能。

⑤随访：小儿一般于术后 1 个月开机，建议 3 个月内每周进行 1 次调试，以后可每月或根据需要进行调试。如果儿童出现对大声感到不舒服或拒绝佩戴言语处理器、言语感知能力下降（对自己的名字无反应）等现象，则需要重新进行编程调试。指导人工耳蜗植入后儿童应尽可能地采用听觉口语法进行听觉言语训练，建立听觉中枢优势。

二、听觉言语语言康复评定

为听力障碍儿童选配合适的助听器或植入人工耳蜗，是进行听觉言语语言康复的重要前提。为了使听觉言语语言康复更具有针对性，需要对听力障碍儿童的听觉言语语言发展水平进行评估；当听力障碍儿童康复一段时间后，需要再次进行听觉言语语言康复效果评定，以动态把握儿童的发展状况，为调整康复训练计划提供依据。

（一）评估目的及简介

听力障碍儿童在接受康复训练前后，康复工作者均需要对其言语听觉功能进行康复评定，其目的：①发现和证实婴幼儿在听觉-言语-语言方面的障碍；②为制订阶段性的言语听觉康复训练方案提供参考依据；③阶段性康复训练之后，一方面通过评定了解阶段性的康复效果，另一方面为制订下阶段的训练计划提供依据。因此，根据听力障碍儿童康复前后及康复过程中的听觉言语语言状况，分别进行听觉功能评定和言语语言功能评定，这对听力障碍儿童的听觉言语语言康复效果判定具有重要意义。

评定包括病史询问、和父母或其他主要看护人员的交流、正式和非正式评定。正式评定是指正式的、标准的、有正常参考值的评定。非正式评定是指观察，和父母、孩子的交流。正式评定有标准的操作步骤和正常参考值，这样测试儿童可以和同龄儿童进行比较，也可以通过测试结果观察儿童言语-语言的发展。也可以给医护人员和家长提供客观评估数据。评定应包括对婴幼儿以及儿童本人，同时也应包括从对主要看护人如父母处获得信息。评定的结果必须是稳定可靠以及有效的（valid and reliable）。

正式评定包括 3 种类型：①等级评定：这类评估旨在评估听障儿童的言语-语言达到什么水平，如达到初中、高中水平。②与正常值比较：这类评估旨在让听障儿童和同龄儿童的正常值比较，评估听障儿童是否能达到听力正常的同龄儿童水平。③标准化评定：这类评定工具的测试内容、测听条件、评定标准和结果评价都是标准化的过程。一个评定方式可以同时具备 2 种评定类型特点，如既可以是标准化的评定工具，也可以是等级评定工具。每种评定类型都有优缺点。

非正式评定也是非常重要的评定方法。当婴幼儿或听障儿童难以进行正式评定的时候，非正式评定是重要的评定方法。同时，非正式评定也可以印证正式评定结果是否准确。非正式评定包括系统的观察、和父母或其他看护者的交流、和听障儿童老师交流、和听障儿童同学交流、听障儿童在学校的学业成绩、学生档案、周围同事、同学的评价和观察，等等。

评定的方法很多，对听觉-言语-语言的评定是多方面的。没有一种评定方法能涵盖听觉-言语-语言的所有方面。应避免仅仅使用一种评定工具下结论。因此，需要多种评定工具包括正式和非正式的评定工具对听觉-言语-语言进行全方面的评估。婴幼儿和儿童处于言语-语言发展快速阶段，也需要不同的评定工具评估不同年龄阶段的婴幼儿和儿童。

最后，医护人员通过一系列的评定工具对婴幼儿和儿童进行听觉-言语-语言评定后，应综合分析所有的评定结果，判断患儿的听觉-言语-语言发展状况，并将分析结果报告给患儿父母或主要看护人。

（二）评定内容

1. 听力损失程度分级　表 7-5 是 2006 年世界卫生组织对听力损失程度的分级，该标准对 15 岁以下的听力损失程度分级比≥15 岁要求更严格，如 35dB HL 的听力损失≥15 岁界定为轻度，<15 岁则界定为中度听力损失。

2. 听觉功能评定　听觉功能是指通过后天学习获得的感知声音的能力，尤其是感知言语声的能力。听觉功能的发展主要经过听觉察知、听觉分辨、听觉识别和听觉理解 4 个连续的过程，如图 7-4 所示。

笔记

表 7-5 听力损失程度的分级

分级	均值	表现
正常	≤25dB HL	没有或有很轻的听力问题，可听到耳语声
轻度	25～30 dB HL(<15 岁) 26～40 dB HL(≥15 岁)	可听得到和重复 1m 处的正常语声
中度	31～60 dB HL(<15 岁) 41～60 dB HL(≥15 岁)	可听到或重复 1m 处的提高了的语声
重度	61～80 dB HL	当喊叫时可听到某些词
极重度	≥81 dB HL	不能听到和听懂喊叫声

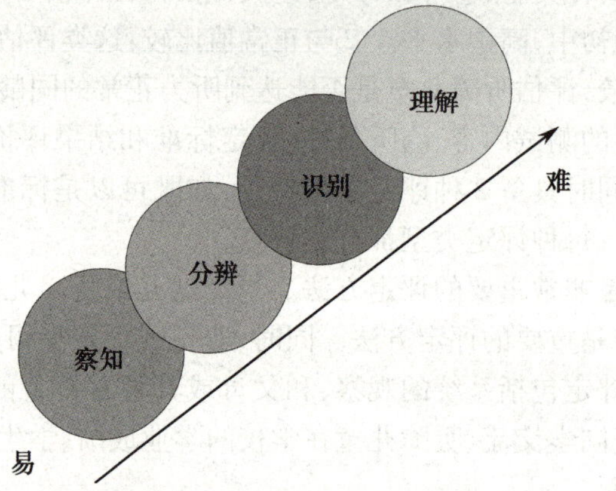

图 7-4 听觉功能发展的 4 个阶段

（1）听觉察知能力：听觉察知评估的目的在于考查患者有意识地判断声音有无的能力。评估材料可采用滤波复合音或林氏 5 音，即/m/、/u/、/a/、/sh/、/s/。

（2）听觉分辨能力：听觉分辨能力评估的目的在于考查患者分辨声音异同的能力。选用的材料包括无意义音节的分辨和有意义音节的分辨两部分。在分辨声音时，主要分辨声音的时长、强度、频率以及快慢。在这 4 个特征中，时长是最容易分辨的线索，其次是强度，最难的是对频率的分辨，尤其对高频音的分辨。在评估时遵循从易至难的原则，首先应分辨差异较大的无意义音节；然后分辨差异较小的有意义音节。

（3）听觉识别能力：听觉识别是指个体在声音和对应的事物之间建立联系的能力。以听取语言声为例，听觉识别是指个体把握音段音位多种特性、将语音识别出来的能力。听觉识别能力评估的目的在于考查患者把握音段音位多种特性的能力，从而将声音识别出来。此项评估包括语音均衡式识别和最小音位对比识别两部分，其中语音均衡是指语音出现的概率与日常生活中出现的概率相一致；最小音位对比识别是根据汉语音仅有一维度差异的原则编制的音位对比听觉识别材料。这两者均包括韵母识别、声母识别、声调识别。

（4）听觉理解能力：听觉理解功能评估是考查患者将音和义结合的能力，使患者能真正懂得声音的意义。听觉理解的评估主要包括单条件、双条件、三条件词语以及短句识别。听觉理解是听觉功能发展中最难的环节，有些家长往往对理解出现误解，如询问家长患儿能否理解“妈妈的鞋子”，家长告知可以理解，具体询问，家长告知每当妈妈回家，开门后给孩子说“妈妈的鞋子”，孩子就会把妈妈的鞋子拿出来，但如果脱离这样一个妈妈下班开门后说的特定环境，如妈妈到厨房去了说妈妈的鞋子，如果孩子不能拿出妈妈的鞋子，孩子其实并没有真正理解妈妈的鞋子的含义。孩子只是根据特定的环境，结合其他因素做出的反应。

在上述听理解评估训练的基础上，还应进行选择性听取的评定及训练，即在噪声中的听声能力。具体的测试采用听话识图法进行，用经过标定的双声道收录机将信噪比调至(70±10)dB SPL，让听力障碍儿童在自然环境噪声中识别双音节词或在音乐背景声中识别短句，选择性听取的内容与双条件、三条件以及短句识别词表共享。

3. 言语功能评定　言语功能正常与否，是由呼吸、发声、共鸣、构音和音韵 5 个方面的功能决定的。关于听力障碍儿童呼吸、发声、共鸣、构音音韵的评定与治疗可参考第五章的相关内容。具体的评估与治疗顺序如图 7-5 所示。

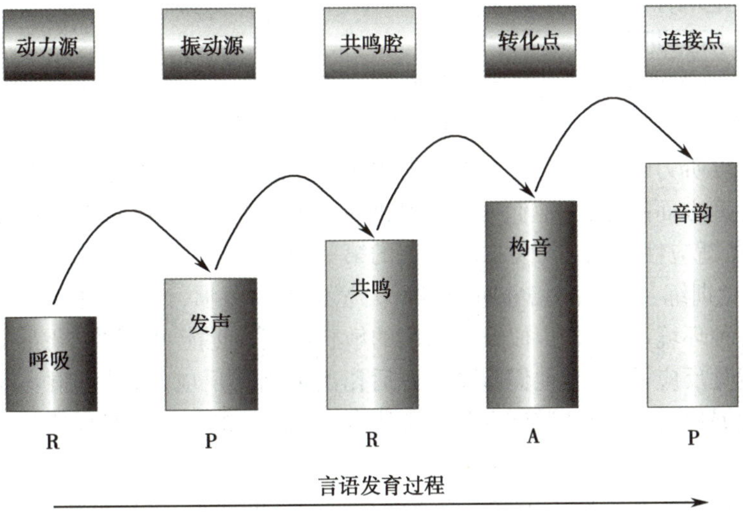

图 7-5　言语评定及治疗模式

4. 语言功能评定　语言部分可主要从词汇、模仿句长、听话识图、看图说话、主题对话 5 个方面进行评定，具体见表 7-6。

表 7-6　语言（语音）能力评估标准

康复级别	词汇量（个）	模仿句长	听话识图	看图说话	主题对话	语言年龄（岁）
四	20	1~2	事物名称	事物名称 简单行动	理解“呢”	1
三	200	3~5	动作、外形机体感觉	事件中的主要人物和行动	理解“什么”“谁”“哪个”“哪儿”	2

续表

康复级别	词汇量（个）	模仿句长	听话识图	看图说话	主题对话	语言年龄（岁）
二	1000	6~7	个性品质、表情、情感	主要人物和主要情节	什么时候、什么地方	3
一	1600	8~10	事件、情景	百字以内的简单故事	怎么了、怎么样、为什么	4

上述的语言功能的评定是以正常儿童在各年龄段上的语言发育指标为参考。通过测试可以获知听力障碍儿童的语言发展水平及与正常幼儿的相当语言年龄，也可以衡量听力障碍儿童的语言能力发展是否平衡，以便在康复训练中采取相应的措施。

三、听觉言语功能训练

听觉言语功能康复是听力障碍儿童早期康复教育的重要基础。对0~3岁的婴幼儿来说主要是培育听觉口语表达能力。

（一）听觉训练

1. 听觉训练的内容　包括适应训练、察觉训练、分辨训练、识别训练、理解训练。

（1）助听设备适应性训练：由于没有“听”的知识和经验，小龄听力障碍儿童，特别是先天性重度听力障碍儿童，无法在短期内感受到助听设备带给他们的帮助；并且，由于生理或心理方面的原因，他们还可能对助听设备产生抵触，严重者会强烈抗拒。因此，助听设备适应性训练是听觉康复训练的第一步。

（2）察觉训练：首先，要培养听力障碍儿童的聆听习惯，让他们学会“注意听”，增强他们对各种环境声、音乐声以及言语声的敏感性和察觉能力；其次，要帮助听力障碍儿童建立察觉反应，即教会他们听到声音后作出适当的反应，这对于康复人员判断儿童的听觉发展情况、听力师调试助听设备非常有帮助，同时，这也是促使听力障碍儿童学会表达与交流的方法之一。

（3）分辨训练：培养听力障碍儿童感受声音差异的能力，包括对环境声、音乐声以及言语声差异的辨别。感受言语声的差异是训练的重点和难点，它包括对音素、音节、词语、句子、语段的辨听，还包括对超音段信息（如音长、音强、音高）的辨听。这一阶段的训练仅要求听力障碍儿童判断声音是相同还是不同。

（4）识别训练：当听力障碍儿童能听出各种声音之间的差异后，就要培养他们将声音和事物联系起来的能力。进行识别训练有两种方式：①闭合式训练：即事先给听力障碍儿童一定的选择范围，呈现声音刺激后要求儿童在该范围内选择对应的事物，如听到“汽车”指向汽车的图片。②开放式训练：即不提供任何选择范围，直接呈现声音刺激，然后要求儿童再现出来，再现的方式可以是复述，也可以是其他任何表示“知道了”的方式，如听到“汽车”后模仿说出“汽车”或用手势模仿出“汽车”的样子。这一阶段的训练只要求听力障碍儿童“听出是什么”，不要求理解和运用，但儿童的知识经验以及对语言的理解能力对听觉识别能力有很大影响。此外，在这一阶段的训练中，要加强对听力障碍儿童听觉记忆能力的培养，这是今后与他人交流的重要前提。

（5）理解训练：培养听力障碍儿童听觉理解能力，是听觉康复训练的最终目标，也

笔记

是听觉训练难度最大的一个环节。实践经验中，很多听力障碍儿童听觉察觉、辨别甚至识别的能力都很强，但听觉理解的能力还很弱，比如他们能准确复述“妹妹有一个红色的布娃娃”这样的长句子或背诵多首儿歌，但听不懂“你喜欢布娃娃吗？”这样的简单问句。因此，在进行上述听觉训练的同时，必须加强听觉理解的训练。

2. 听觉训练的注意事项

（1）声音刺激丰富多彩：要让听力障碍儿童感受丰富多彩的声音，无论是自然声响还是言语声。要注意在音调、音强、音长、音质等方面有丰富的变化，让听力障碍儿童认识多种多样的声音，切忌单调的声音。在讲故事的时候，有时用尖细的声音模仿小鸟；有时用低沉的声音模仿大象。

（2）多听有意义的声音：听觉训练应与日常生活相结合，让他们多听有意义的声音。在听觉训练时，不要总是敲击物体发出声响，应让他们多感受有实际意义的声音，让他们把各个声音和相应的事物联系起来。如电话铃声、流水声、敲门声、交通工具的声音等。

（3）注意语句的完整性：在康复训练或日常生活中，成人不要主观上认为听力障碍儿童能力水平达不到，所以总是把稍长的句子分成两半说，这样会局限听力障碍儿童听觉和语言水平的提高。在听力训练中，应根据听力障碍儿童的听力水平，有意识地延长句子长度或增加听辨的词汇数量，以逐渐提高其听觉记忆水平和对语言整体的理解水平。

（4）长期坚持：听觉训练应每天进行。听觉训练和语言训练一样，是一个长期的任务，在对听力障碍儿童刚开始康复训练时，可安排多一些听觉训练活动；当他学会聆听，能够较好地运用残余听力时，听觉训练的时间可减少一些，但不能完全取消，可以与语言教学灵活地结合起来。

（二）言语语言训练

1. 呼吸训练　其目的是帮助听力障碍儿童在自然呼吸的基础上，学会自主控制呼吸和言语呼吸的方法，养成正确的言语呼吸的习惯和能力。其目标为培养其自然、正确的言语呼吸技能。具体内容可参见第四章呼吸训练部分。

2. 发音训练　发音训练是指在听力障碍儿童对声音有了一定的认识之后，对他们发音的诱导，使他们逐步掌握正确的发音部位和发音方法，能够基本正确地发音。大多数听力障碍儿童的发音器官并没有器质性病变，只是由于缺乏锻炼，不懂得如何发出声音，有的听力障碍儿童发音器官相对不够灵活或有一些错误的发音习惯。发音训练的目标为帮助其掌握正确的发音方法，形成良好的发音习惯。具体内容可分解为：①发音诱导准备性训练（包括肩颈放松训练、构音器官放松训练、发音器官放松训练、口腔训练）；②起声训练（包括自然起声感知训练、目标音起声感知训练）；③发声功能训练；④构音功能训练；⑤语音能力训练；⑥拼音训练。

3. 词汇训练　词是标记事物的符号，可以脱离语境成为一般的语义代码存在于不依赖语境的独立的表意（词汇）系统中。词汇训练以常用词的常用义、具体义为主要训练内容，其目的是帮助听力障碍儿童个体学会使用常用词指代事物名称，增加词汇量，扩大词汇类别，发展对词语的理解能力，进而建立脱离具体语境的表意系统。具体内容可分解为：事物名称指认训练、常见事物命名训练、词汇类别感知分辨训练和组词训练。

笔记

4. 句子训练 句子是能够表达一个相对完整的意思，并且有一个特定语调的语言单位，它由词或词组根据一定的规则组合而成。对听力障碍儿童个体所实施的句子训练，其目的是帮助听力障碍儿童个体学会使用常用句子的形式与结构表达相对完整的意思，在理解和掌握组句规则（句法）的基础上，进而扩展其句子长度，提高其句子结构的完整性和复杂性。具体内容可分解为：单句参照句型训练、指定词模仿造句训练、复句参照句型训练、指定连词模仿造句训练、句子成分扩展训练、句子语气（陈述句、祈使句、疑问句、感叹句）转换训练、句子类别（把字句、被字句）转换训练、句子语义转换训练、随意造句训练。

5. 言语交际训练 言语交际训练主要是利用听觉训练、说话训练、语言知识训练打下的基础，训练听力障碍儿童个体听话和说话的一些规则和技巧的使用，如交际的兴趣、怎样提问和回答、怎样控制音量、怎样配合体态、怎样使表达具有连贯性和逻辑性等。其目的为培养听力障碍儿童个体的交往意识，鼓励他们用一切交往方式，并逐步掌握交往的基本技能，同时在交往中巩固和发展语言。

（三）人工耳蜗与助听器训练方法的比较

虽然人工耳蜗可以为聋人提供很好的听觉补偿，但这并不意味着听力障碍儿童开机后可以自然地能听会说，而是要接受系统的康复训练。年龄较大的植入者（5~6 岁以上）更要做好接受长期康复训练的思想准备。听觉训练的方法和内容不是根据助听设备来决定的，而是与听力补偿效果有很大关系。对佩戴助听器补偿效果比较理想的听力障碍儿童，可以采用与人工耳蜗基本相同的听力训练方法。

听力补偿效果不理想的听力障碍儿童与使用人工耳蜗或助听器补偿效果较好的听力障碍儿童在听觉训练方法上最大的差异在于：前者在训练和日常交往中必须借助唇读或手势等视觉辅助手段。后者在听觉训练中则应尽量避免其他感知觉的帮助，让听力障碍儿童专注于通过听来获取信息。有专家进行了一项研究：对有同样听力补偿效果的听力障碍儿童分别采用听看结合和只听不看的训练方法，结果表明：前者的语言听辨水平显著低于后者。因为他们习惯于依赖看的途径，使其残余听力水平没有得到充分发挥。正常人在同样可以既听又看的情况下，唇读能力明显弱于聋人，其原因就是正常人主要依赖于听来获取信息，虽然可以看到口唇运动，却不加注意；而聋人正好相反，他们习惯于依靠视觉帮助，即使能够听到声音，也能看话。所以，他们的听觉水平提高较慢。

人工耳蜗术后听力训练强调多给听力障碍儿童声音刺激，减少视觉的帮助。所以，在训练中，训练者应平行坐于听力障碍儿童佩戴耳蜗的一侧（如果听力障碍儿童是左耳植入，训练者就坐在听力障碍儿童左侧；相反则坐于右侧）。之所以采用平行位置，而不采用面对面的方式，就是为了避免听力障碍儿童借助视觉的帮助。在平行状态下，听力障碍儿童不容易看到训练者的口型。在训练过程中，老师要与耳蜗的麦克风保持半米距离，随其听力水平的提高，老师可有意识地把距离加大到 1m、2m。切忌不要贴到听力障碍儿童的耳边大声喊话，距离过近，会使麦克风收到的声音失真。

如果是很小的听力障碍儿童，不能安静地坐下来接受训练，训练者也可以在听力障碍儿童游戏时，坐在他旁边或后面引导听力障碍儿童进行听觉训练活动。但由于人工耳蜗术后调机时，需要听力障碍儿童安静地坐好，配合康复师对声音作出反应，所以老师应尽快培养起听力障碍儿童坐好、安静听声音的习惯。程序调试是否达到最佳状

笔记

态，对听力障碍儿童的听觉效果有很大的作用。如果听力障碍儿童在调试过程中不配合，无法调到最适合的程序，就会加大听觉训练的难度。而且，很多学习都是在有意注意的状态下进行的，如果听力障碍儿童总是不能把注意力放在聆听上，会使进步速度减慢。

事实上，佩戴人工耳蜗的听力障碍儿童几乎可以听到正常人耳能够感受到的所有声音，如翻书的声音、人走路脚步摩擦的声音，他们都能敏感察觉。当然，这需要有意的引导和训练。因此，训练者要有意识地选择频率、振幅、音色不同的发声物体或词语让听力障碍儿童感受。例如，乐器可选择手鼓、碰钟、串铃、沙锤等不同的声响。在敲击或晃动乐器时，应注意音量的调节，有时使劲敲打，有时轻轻敲打。对人工耳蜗听力障碍儿童也可进行“抢椅子”的游戏，但应选择录音机播放音乐或其他乐器替代敲鼓。

课堂互动

当一个新生儿听力筛查没有通过，42 天后复筛仍然没有通过，当你告诉家长筛查结果，请家长进一步给新生儿进行听力诊断的时候，家长告诉你双方家庭都没有出现过听力有问题的情况，而且孩子太小，等再观察一下，大点再说的时候，你如何给家长进行解释和沟通？

第三节　成人听力障碍的评定及康复

成人听力康复是指最大程度地利用残余听力，借助仪器设备和相应的听力训练方法，达到提高患者使用听力、改善自身言语功能状况的目的，使之最大程度地满足日常生活和社会交流的需要。

成人听力康复的内容包括：①评定患者听力障碍的性质和程度；②评定患者交流能力；③评估的患者康复需求；④帮助患者确立和理解正确的康复目标；⑤制定正确的康复计划，确定采用的设备和方法；⑥康复效果的评估。

与儿童相比较，成人听力障碍的评定和康复具有以下特点：①成人具有更大的主观性，即成人的康复需求具有主动性和个体选择性，康复训练方案存在更显著的个体差异；②成人具有更多的社会性，有更突出的参与社会交流的需求；③受年龄、职业、受教育程度等多方面因素的影响；④听障成人可能伴有耳鸣、听觉过敏等症状，在听力康复中要充分考虑上述因素的影响。

一、成人听力障碍的评定

听力障碍评定的目的是了解患者听力障碍的性质与程度，为制定正确的康复目标和康复计划提供依据。具体检测方法有主观测听法和客观测听法两种。由于多数成人能对刺激声信号做出正确的主观判断，因此听力检查常以主观测听法为基础，辅以客观测听结果综合判读。对于伪聋、精神性聋和智力障碍的患者，应选择客观测听法。

1. 主观测听法　主要包括音叉试验、纯音听阈测试、阈上功能测试和言语测听等。其中纯音听阈测试是临床最主要的检测方法。

(1)音叉试验：是一种临床常用的简单快速的听力检测方法。一组音叉能发出

笔记

128Hz、256Hz、512Hz、1024Hz 和 2048Hz 五个频率的纯音,将其敲击振动后,分别置于外耳道口和乳突表面,可评估气导和骨导听力状况。常用的音叉试验包括林纳试验(Rinne test)、韦伯试验(Weber test)、施瓦巴赫试验(Schwabach test)和盖莱试验(Gelle test)等。林纳试验最为常用,其方法是将音叉先后置于受试者乳突和外耳道,比较气导和骨导听力时间的长短。如果气导听力时间大于骨导听力时间,结果为(+),提示听力正常或感音神经性聋;反之为(-),提示传导性聋。Weber 试验又称骨导偏向试验,将振动的音叉置于前额或颅顶正中,如患者听到声音偏向健侧,提示患侧为感音神经性聋;如声音偏向患侧,则提示患侧为传导性聋。施瓦巴赫试验(Schwabach test),又称骨导比较试验,是比较受试耳与听力正常耳的骨导时间长短的方法。如果受试耳骨导时间长于正常耳者为阳性,提示传导性聋,短于正常者为阴性,提示感音神经性聋或混合性聋。具体如表 7-7 所示:

表 7-7 两种耳聋的音叉试验结果

方法	传导性聋	感音神经性聋
林纳试验(RT)	(-)	(+)
韦伯试验(WT)	→患耳	→健耳
施瓦巴赫试验(ST)	(+)	(-)

(2)纯音听阈测试:听阈(hearing threshold)指能够引起听觉的最小声强。纯音听力计通过音频振荡器发出不同频率的纯音,其强度可调节,从而测试患者是否存在听力损失以及损失的程度和性质等。临床常同时采用骨导和气导耳机测试 125Hz、250Hz、500Hz、1kHz、2kHz、4kHz 和 8kHz 等 7 个频率的骨导和气导听阈,将各频率的气导和骨导听阈用符号连线,得到的线图称为纯音听阈图。纯音听阈测试能定量地反映受试者在各频率的主观听力情况。临床常用平均听阈(pure tone average,PTA),即 500Hz、1kHz 和 2kHz 三个频率听阈的算术平均值,来综合衡量受试者言语频率的听力,也有方法将 4kHz 听阈纳入 PTA 的计算。纯音听阈图有助于对听力损失的性质进行初步判断。

1)传导性聋:各频率骨导听阈正常或接近正常,气导听阈提高,气、骨导间距大于 10dB,听力损失以低频为主,也可累及全频(图 7-6)。

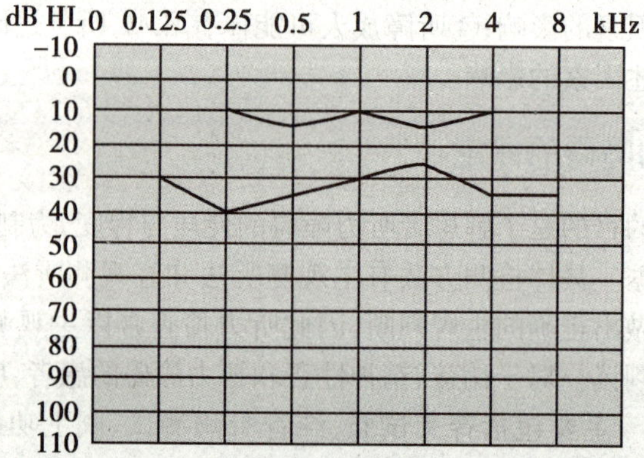

图 7-6 传导性聋

2)感音神经性聋:气导和骨导听阈一致性提高,气骨导间距通常小于等于 10dB,听力损失以高频为主,也可累及全频(图 7-7)。

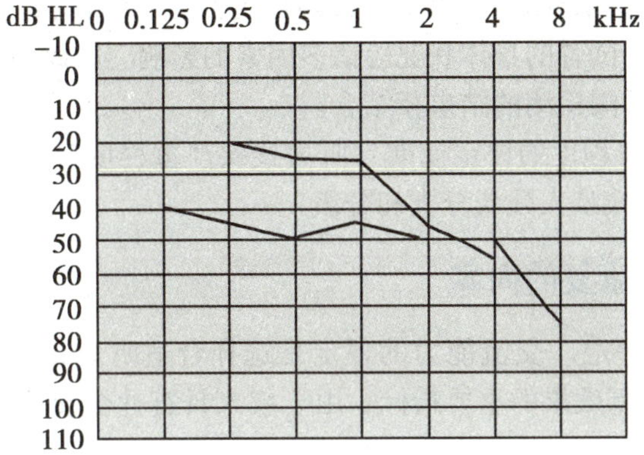

图 7-7　感音神经性聋

3)混合性聋:气导、骨导听阈均提高,但存在一定气、骨导间距,可表现为低频听力以传导性聋为主,高频听力以感音神经性聋为主,也可表现为全频气、骨导听阈提高(图 7-8)。

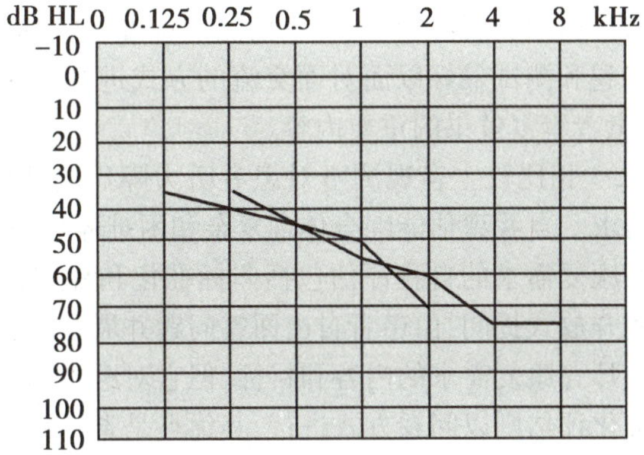

图 7-8　混合性聋

(3)阈上功能测试:是指用高于听阈的刺激声进行的听力测试方法,可用来区分耳聋的性质是感音性(蜗性)还是神经性(蜗后性)。阈上功能测试主要包括重振测试和听觉疲劳以及病理性适应测试。重振现象是耳蜗病变的特点,表现为声强的轻度增加能引起主观响度感觉的异常增大,临床表现为听觉过敏或听觉不耐受。听觉疲劳和病理性适应常提示蜗后病变。阈上功能测试目前非临床常规检测项目。

(4)言语测听:是用言语信号作为刺激声来检测言语听阈和言语识别能力的测试方法。该方法将标准词汇输入有言语测试功能的听力计进行测试,较纯音测听能更全面反应听功能状况。主要检测项目有言语接受阈(speech reception threshold,SRT)和言语识别率(speech discrimination score,SDS)。将不同声强级测得的言语识别率绘成曲线,得到言语听力图。开展言语测听需要具备言语听力计和言语测试材料。由于言语测听方法较为复杂,目前临床主要用于言语康复中助听器的验配、人工耳蜗植入术后听觉康复训练效果的评估,等等。

笔记

2. 客观测听法　临床常用的客观测听法包括声导抗测试、听觉诱发电位测试、耳声发射等。客观测听检测方法和临床应用见本章第二节。客观听功能检测虽然检测过程无需主观配合，结果客观，但仍受设备的稳定性、测试者的经验、水平和对结果的正确判读与否以及受试者的身体状况等诸多因素的影响。因此，对客观听阈测试结果的判读必须与主观听阈检测的结果相结合。

3. 成人听力障碍程度的评定标准　听力残疾严重程度分为四级，分级诊断标准可参考本章第二节《残疾人残疾分类和分级》。

二、成人听力康复的内容

1. 交流能力的评定　交流能力的评定是选择合适听力康复方法的重要依据之一，也是评估患者康复效果的重要指标。由于成人具有社会交流经验，交流障碍是成人听障突出特点之一。

最常用的交流能力评定方法为问卷评估，即采用交流能力评定问卷表(communication performance assessment，CPA)进行评估，其次是综合测试和分类测试。CPA 有 30 项内容，包括：①交流能力的自我评估；②与家人、朋友等人际交往的评估；③听力损失对社交影响的评估；④听力损失对职业影响的评估。综合测试方法根据听障程度的不同而异，包括听觉、视觉、听-视觉条件下的测试，通过比较在三种测试条件下的得分情况，评估患者在言语感知过程中利用听觉信息的程度，从而有针对性地进行听力交流能力的训练。问卷和测试最好以面对面交流的方式进行。在听力康复前后评估交流能力，也是评价患者康复效果的重要内容。

2. 评估康复需求　相比较主客观测听对患者听力障碍的评估方法，自我评估更能反映患者的康复需求。自我评估能综合体现复杂和困难环境条件下，患者听力障碍的程度及交流能力。康复需求的自我评估包括非标准化和标准化评估两种方式。非标准化自我评估采用开放式提问，由患者自由回答问题并展开交流。它的优点是由听障者与医生共同确立耳聋康复需求的内容和目标，但它对医生的专业素质有更高的要求且耗时费力。标准化评估则以问卷方式进行，其优点是省时且易于对康复效果进行准确评估，缺点在于问卷内容可能更多地反映评估者而非听障患者的关切，从而不能全面真实地反映患者的康复需求。二者各有利弊。

通过评估患者的康复需求，为制定正确、科学和个性化的听力康复训练目标和计划打下基础。

3. 确立康复目标和制定康复计划　通过对患者听力障碍、交流能力以及康复需求的评定，即可制定相应的康复目标和计划。听力康复计划应包括听力康复措施、听觉适应训练的次数、每次训练的时间、训练的频率以及训练的内容等。康复计划应在全面科学评估听障患者状况的基础上，针对患者不同特点，制定个性化的康复计划。因此，听力康复计划在总的原则基础上，采用个性化的方式并根据康复的进程随时调整。

4. 听力辅助装置　目前临床上针对成人听力障碍，应根据病因、听力损失的性质、程度等，选择合适的方法，积极治疗原发病。当病因不明或原发病因已解除而听力仍未恢复的患者，则应及时考虑给患者验配助听器，或植入人工耳蜗，并积极进行听力适应性康复训练，以避免听力障碍对患者的生活质量造成负面影响。

笔记

(1)助听器:是能辅助听障患者更好地聆听环境声响的辅助器具的总称。助听器按外形特征分为:耳背式、耳道式、深耳道式和植入式等;按作用方式分为气导助听器和骨导助听器等;按用途分为个体佩戴式和集体使用式等,后者主要用于教学和训练。

助听器的一般验配可参照本章第二节内容。在成人助听器的验配中应注意考虑以下问题:

1)听力损失的类型和程度:助听器的选配应充分考虑听力损失的程度和类型。听力损失较轻者可选择耳内式助听器。有重振现象的患者要充分考虑患者的骨导听阈、舒适阈、不适阈和言语识别阈等,选择合适的目标增益值,指导选配助听器。

2)选择单耳还是双耳:考虑到听觉剥夺(auditory deprivation)的可能性,在经济条件允许时通常建议双耳佩戴。听觉剥夺是指对称性听力损失的患者如果仅单耳佩戴助听器,未助听耳的言语识别率可能在随后的时间里呈进行性的下降。听觉剥夺的发生被认为是长期双耳接受不对等的声刺激所致。

3)舒适和方便性:因人而异,老年人应选择更易于操作的助听器,特殊职业或对隐蔽性和美观有特殊要求的患者,可考虑深耳道式助听器。

4)堵耳和声反馈问题:对于低频听力基本正常,高频听力损失严重的患者,可考虑选配开放式助听器。

成人助听器的选配流程基本与儿童相同,可参考本章第二节内容。有以下情况的患者可能不适合佩戴助听器:①极重度感音神经性听力下降,最大输出不足以达到听障者的听阈;②重度或极重度混合性听力下降;③动态范围异常缩小;④不舒适阈异常低;⑤言语分辨率低。

(2)人工耳蜗(cochlear implant,CI):人工耳蜗是一种能帮助极重度聋及全聋病人获得或部分恢复听觉的一种特殊的声-电能转换电子装置,是继助听器后在听力康复领域的又一重大进步。人工耳蜗是基于感音性聋患者耳蜗螺旋神经纤维和节细胞大部分存活的事实,将连接到体外声电换能器上的微电极插入耳蜗鼓阶内,用以直接刺激神经末梢,而使患者重新感知声响。因此,人工耳蜗是一种取代受损的听毛细胞直接刺激螺旋神经节神经元,从而将模拟的听觉信息传向听中枢的一种植入装置。

目前在国内人工耳蜗主要应用于儿童极重度先天性聋的听力康复,而在成人极重度语后聋患者中也开始逐渐推广。尤其在欧美发达国家,已有越来越多的成人接受人工耳蜗植入。人工耳蜗价格高昂,术前应对患者进行全面、仔细的评估,包括听力学、影像学、言语能力、认知功能等。人工耳蜗的适应证、禁忌证及植入前后评估等内容参见本章第二节。目前人工耳蜗用于成人植入的适应证有:①双耳极重度感音性聋;②学语后聋;③无法借助助听器或其他助听装置改善听力和言语理解能力者;④有改善听力的强烈愿望和对手术疗效的正确期待;⑤术后有条件进行规范的言语康复;⑥无智力障碍和严重全身疾病。但随着技术进步,人工耳蜗的适应证也在逐渐放宽。

知识扩展

骨锚式助听器、听觉脑干植入等的应用

由于助听器和人工耳蜗植入的局限性，目前一些新型听觉康复设备也在临床应用和探索当中，并取得快速发展。

骨锚式助听器又称BAHA(bone anchored hearing aid)，是一种通过骨导传声的助听装置。不同于常规助听器，BAHA通过手术将助听装置植入颅骨，将声振动直接传至内耳产生听觉。BAHA适用于一些慢性中耳炎、先天性外耳道闭锁和单侧耳聋不能使用常规助听器的患者。BAHA的适应证为传导性聋及部分混合性聋。

听觉脑干植入(auditory brainstem implant，ABI)是一种将电刺激装置直接植入脑干，刺激脑干的听神经核团，从而产生听觉的一种人工替代装置。对于听神经受损导致的极重度听力损失，ABI或许是唯一能辅助患者恢复听觉的装置，ABI的临床应用还处于起步阶段。

5. 听力康复训练　必须认识到，通过助听装置获得听力只是听力康复的一部分，无法取代康复训练的作用。对成人而言，听觉康复训练的目的在于帮助患者更好地借助助听装置，实现听觉适应。

听觉康复适应训练通常可分为分类训练、综合训练及实用训练三部分。

(1)分类训练：分类训练是将言语分成小部分分别训练。在分类训练中主要是针对声学信息而不是语义进行适应训练。这类训练常按由易到难的顺序设计。COMMTRAM是为重度和极重度听障者设计的一种方法，包括了许多基本的分类训练，根据患者的需要可使用听觉、听觉-视觉或利用上下文的提示进行训练。COMMTRAM包括词和句子中的音节，元音长短、强度和频谱特征，辅音清浊和发音方式，听觉-视觉等项训练，采用封闭式的方法训练。

COMMTRAM在进行分类适应训练的同时，还可进行评分。若视觉得分与听-视觉得分接近，表明患者在言语感知过程中没有利用听觉信息，可着重进行听觉和听-视觉的训练。若患者听-视觉得分比听觉得分差，说明患者没有很好地利用视觉信息，应对患者进行听-视觉的训练。通过有针对性的分类训练，能更快地让患者提高言语交流的综合能力。

(2)综合训练：综合训练主要集中于言语的全貌，如意义、句法、上下文的提示等。训练材料一般为有意义的句子、段落或词汇，侧重于理解。训练主要根据患者的需要，模拟实际的交流情况进行。训练目的在于提高患者听觉-视觉或听觉交流的技能。

(3)实用训练：实用训练的目的是训练患者如何在交流时通过改变交流环境，以获得交流所必需的信息。这种训练的优点在于能够训练患者使用各种聆听和交谈技巧，通过改变聆听环境而改善聆听条件，从而使患者听到更多的言语信号，同时提高患者使用听觉、视觉和上下文提示的能力。聆听技巧几乎适用于任何听力障碍的患者。其内容包括供患者使用的技巧，供家庭成员和亲朋好友使用的技巧，以及改善聆听环境的技巧等方面，教会患者如何改变生活方式及选择低噪声的环境，聆听时选择合适的位置和距离，尽量靠近讲话者，等等。

6. 评估听力康复效果　听力康复的效果可以通过对不同频率的言语最大识别率获得补偿的结果来判断，通常分为最适、适合、较适、看话四个等级，参见本章第二节内容。

笔记

对成人人工耳蜗植入术后言语感知评估应包括对音素、单音节词的辨别能力，从句子材料中理解词汇的能力以及唇读能力等方面。言语感知测试是在声场内使用录制的测试材料进行的，最常推荐的言语感知测试输出声级是 65dB SPL，通过 3 个步骤，即"只听模式"、"听觉加视觉模式"和"唇读模式"输出语句，分别进行评估。

我国成人言语测听材料经过多年研究和完善，已经形成包含汉语最低听觉功能测试(minimal auditory capabilities in Chinese，MACC)、汉语普通话版噪声下言语测试(mandarin hearing in noise test，MHINT)、普通话言语测听材料(mandarin speech test materials，MSTM)、嘈杂语噪声下汉语普通话语句识别表、普通话声调识别测试材料(tone identification test)等较标准和完善的言语测听材料，以满足各种成人言语听力评估的需要。

三、特殊听力障碍患者的听力康复

有些听力障碍患者同时伴有耳鸣或听觉过敏，这些症状会使部分患者继发一系列心理障碍，应给予高度重视，并及时干预。

1. 伴有耳鸣的听力康复　耳鸣是指在没有外界声源情况下，患者自觉有声音的一种主观感觉。从外耳、中耳、内耳到听觉中枢的任何病变都可能导致耳鸣的发生。耳鸣可能伴有或不伴有听力障碍。长期慢性耳鸣患者，除听觉通路自身的病变外，与听觉通路相关的一些解剖结构，尤其是边缘系统，包括海马、扣带回、杏仁核等结构，以及自主神经系统等，可能参与到耳鸣的发病环节中，导致耳鸣长期存在，难以痊愈。

目前尚没有确切消除耳鸣的药物和手段，但对大多数耳鸣患者而言，通过系统、规范的综合康复手段，可以达到良好控制耳鸣症状的目的。这些措施包括：

(1)耳鸣患者的心理咨询和交流：耳鸣咨询是通过向患者解释耳鸣病因、发病机制和治疗方法，帮助患者消除对耳鸣的恐惧和错误认识，从而克服耳鸣带来的一系列不良心理反应，达到治疗耳鸣的目的。通过与患者的直接交流，使患者树立信心，纠正对治疗效果不正确的期待，并打断由于不良心理反应来的恶性循环，使大多数患者实现对耳鸣的适应。耳鸣咨询分共性化咨询和个性化咨询两种。对病情较轻的患者以及耳鸣患者普遍关心的共性问题，采用共性化咨询方式，包括健康讲座或组织交流等。对病情较严重或特征突出的病例，则采用个性化咨询方式，主要是医患之间一对一的交流方式。

(2)声治疗：由患者通过特定的声学设备自行选择自然界中的声音或白噪声，每天坚持用一定的时间通过耳机聆听。声治疗的目的是切断因耳鸣带来的一系列不良心理反应(如紧张、焦虑、心烦等)所导致的恶性循环过程，从而消除或减轻耳鸣造成的负面影响。声治疗应注意以下问题：①声治疗采用的声音强度应小于耳鸣声，以不超过耳鸣声为准。经过 3~6 个月的声治疗，多数患者能达到对耳鸣的初步适应。②在声治疗的同时，患者应注意所处的环境尽量避免过分安静，经常保持一定的周围环境声，以期达到更佳疗效。③声治疗还应注意在耳鸣咨询的基础上进行，避免患者对声治疗效果产生错误期待，从而影响疗效。

(3)助听治疗：伴有一定程度听力障碍的耳鸣患者，助听器是优先选择的康复手段之一。对于中重度以上的听力损失患者，存在一定交流能力障碍，如同时伴有耳鸣，在排除病因后，可首先考虑佩戴助听器。此类患者可先进行助听器的验配，如对耳鸣有较明显的抑制作用，则建议选配。对于听力损失较轻的患者，如佩戴后有明显的耳鸣抑制作用，也可考虑佩戴。目前还有部分品牌的助听器集合了声治疗的功能，能在

笔记

提高听力的同时进行声治疗，也是较佳的选择。

(4)人工耳蜗植入：极重度听力障碍伴耳鸣患者，人工耳蜗植入是可以考虑选择的康复手段。目前越来越多的资料表明，成人语后聋患者接受人工耳蜗植入后，耳鸣有不同程度减轻或消失的现象。作为一种正在快速发展的治疗技术，人工耳蜗植入在伴有耳鸣的耳聋患者的听力康复中将有突出地位。

2. 伴有听觉过敏的听力康复　听觉过敏（hyperacusis）指对正常环境声音出现的异常耐受，表现为对一些小的声音产生惊吓或者焦虑、应激、畏声等情绪，如日常生活中的开门声、电话铃声、正常交谈声等。听觉过敏有耳蜗型和前庭型2种，耳蜗型听觉过敏的表现为耳痛、烦躁、对任何声音都无法容忍；前庭型听觉过敏可表现为当听到某些声音时出现眩晕、恶心、平衡失调。听觉过敏的病因不明。听觉过敏伴听力障碍的患者，对听觉过敏的主诉往往多于听力障碍。

针对伴听觉过敏的听力障碍患者，可采用的方法有：

(1)脱敏（desensitization）：是当前治疗的主要原则。通过使患者接触各种声音而逐渐脱敏，如白噪音、宽带噪音、粉红色噪音等，其中粉红噪音（200~6000Hz）更常用；或者建议使用去除或增加某些特定频率的声音，短期暴露于可调控的声音，或延长暴露于低频声音的时间。总之，脱敏方法是采用患者能够接受的适宜声刺激方式，帮助患者逐渐提高对声刺激的不耐受阈及缩小不耐受的频率范围，从而最终达到适应的目的。

(2)声治疗：将耳鸣伴听觉过敏的患者依据严重程度分为若干等级，然后进行针对性的咨询和声治疗。系统的声治疗通过对听觉系统、边缘系统、自主神经系统再训练，打破听觉过敏与不良情绪的关联及恶性循环链，以此减轻或消除听觉过敏症状。

学习小结

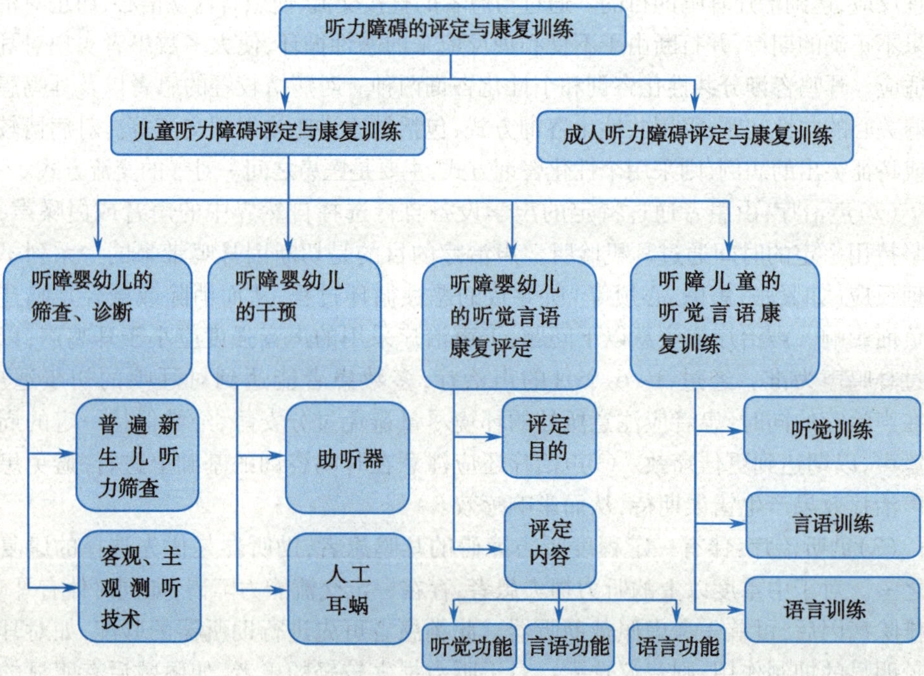

（张剑宁　孟照莉）

复习思考题

1. 试述临床常用的听力障碍分类方法及各类型的听力学特点。
2. 儿童与成人听力测试方法有何差异?
3. 试述新生儿听力筛查的原则。
4. 行为测听包括哪些内容,分别适合的年龄是多少?
5. 听觉功能评估包括哪些内容?
6. 3 岁以上听力残疾的分级。
7. 如何对听力障碍儿童进行听觉训练?
8. 对听力障碍儿童进行语言训练包括哪些内容?
9. 试述成人听力障碍的检测方法。

笔记

第八章

吞咽障碍的评定与康复治疗

学习目的

通过学习吞咽障碍的相关评定与治疗方法，为学生今后进行临床吞咽治疗奠定理论基础。

学习要点

床旁吞咽检查步骤；分析X线吞钡检查的结果，确认患者具体吞咽障碍的特征，进而制定有效的康复治疗策略；常用的吞咽治疗方法：间接策略、直接策略、针刺疗法等；常见疾病的吞咽障碍症状诊断和治疗方法。

吞咽障碍是神经系统、颌面部肿瘤等疾病的常见并发症，可引起脱水、营养不良、误吸、吸入性肺炎甚至窒息等。因此，早期诊查患者存在的吞咽障碍，及时进行科学的康复治疗，减少并发症，改善其自身的摄食吞咽功能显得尤其重要。

第一节 概　　述

一、吞咽障碍的定义

吞咽障碍是指由于下颌、双唇、舌、软腭、咽喉、食管等器官结构和(或)功能受损，不能安全有效地把食物输送到胃内的一种临床表现。广义的吞咽障碍概念应包含认知精神心理等方面的问题引起的行为和行动异常导致的吞咽和进食问题，即摄食吞咽障碍。

与吞咽障碍相关的几个重要概念：①误吸，是指进食或非进食时在吞咽过程中有数量不一的液体、食物、分泌物等进入到声门以下的气道。临床上分显性误吸和隐性误吸。显性误吸是指误吸发生后，患者即刻出现刺激性呛咳，甚至发绀、呼吸急促、窒息等；隐性误吸是指液体、食物、分泌物等误吸入声门下，但患者并无自发反应。②吸入性肺炎，是指意外吸入酸性物质，如动物脂肪、食物、胃内容物以及其他刺激性液体和挥发性的碳氢化合物后，引起的化学性肺炎。

二、吞咽障碍的病因

吞咽障碍的主要病因包括脑卒中、老年性精神障碍(痴呆)、帕金森病、头颈部肿

笔记

瘤、脑外伤、儿童神经系统疾病(脑瘫等)、肌萎缩性侧索硬化、唇腭裂修复前、肌病、免疫系统疾病、骨骼系统疾病(如颈椎病)等。

三、吞咽障碍的分类

(一) 按照有无解剖结构的异常分类

1. 结构性吞咽障碍　指由口咽、喉、食管等解剖结构异常造成的吞咽问题。常见于吞咽通道及相邻部位的炎症、损伤、肿瘤、外伤手术或经放射治疗后等。

2. 神经性吞咽障碍　指神经肌肉疾病引起的参与进食的肌肉暂时失去神经的控制及肌肉骨骼运动不协调造成的吞咽问题。此类障碍解剖结构没有异常,属于口咽、食管运动异常引起的障碍,多由中枢神经系统、周围神经系统障碍、肌肉病变等病理因素所致。

(二) 按照发生的时期分类

1. 口准备期与口期吞咽障碍　临床常见于大脑皮质受损的患者。口腔内任何部位的感觉减退或丧失都可以影响口腔对食物的控制,不能将食物放在适当的位置加工处理;唇运动功能异常的患者口唇闭合困难,流涎,吸吮困难;舌肌无力表现为饮水前呛咳,进餐时间延长或口内食物残留,分次吞咽等;软腭运动障碍临床表现为构音障碍,鼻反流及鼻音,软腭上抬功能差等。

2. 咽期吞咽障碍　临床常见于脑干受损的患者,表现为食管上括约肌(upper esophageal sphincter,UES)功能障碍。患者吞咽时常见会厌谷或梨状隐窝大量食物残留,多次吞咽后不能完全清除,常伴有吞咽动作不协调、重复吞咽、腭咽闭合不全、喉上抬不充分、环咽肌开放不全等症状。

3. 食管期吞咽障碍　临床常见于胃食管动力性病变的患者,临床表现多为食物滞留。如胃食管反流症、食管-贲门失弛缓症、食管憩室、弥漫性食管痉挛、食管机械性梗阻等。

第二节　吞咽障碍的评定与诊断

吞咽障碍的评定与诊断是多步骤的。一般包括筛查、临床(床旁)检查和仪器检查。有些患者需经过多个步骤才能得到完整的诊断进而制订可行的治疗方案。

一、吞咽障碍的筛查

由于某些疾病比如脑卒中、脑外伤、帕金森病等更容易引发吞咽障碍,有这些诊断的患者可以由护士或者言语治疗师完成吞咽障碍的筛查工作。吞咽的筛查需要方便快速,不应用于量化吞咽障碍的严重程度或指导吞咽障碍的治疗。筛查不能代替进一步的临床吞咽障碍评定和仪器检查。最常用的筛查方法包括洼田俊夫饮水试验和反复唾液吞咽试验。

洼田俊夫饮水试验步骤如下:常温下患者饮温水 30ml,在无呛咳情况下,一次吞下,连续两次,记录最短一次时间。根据患者的吞咽时间可以分级:Ⅰ级:<5 秒,一次喝完无噎呛;Ⅱ级:6~10 秒,分 2 次以上喝完,无噎呛;Ⅲ级:11~15 秒,能一次喝完,但有噎呛;Ⅳ级:>16 秒或不能咽下,分两次以上喝完,且有噎呛;Ⅴ级:常常噎呛,难以全部喝完。诊断：Ⅰ级5秒以上和Ⅱ级为可疑；Ⅲ级、Ⅳ级、Ⅴ级为异常。根据这个筛查结果，Ⅳ级可部分经口进食，需要静脉辅助营养，Ⅴ级不能进食，给予鼻饲。为了增加饮水实验的正确率和提高对无症状误吸的发现几率，有些医院将饮水试验与脉搏血氧饱和度监测联合应用。吞咽障碍患者发生误吸导致水或食物进入呼吸道，引起反射性支气管收缩、狭窄，进一步导致通气—血流比值失衡。一般认为，吞咽时血氧饱和度较基线下降2%以上提示存在误吸，但应用于老年人、吸烟者及慢性肺部疾病患者需综合考虑检测结果。

反复唾液吞咽试验是由日本才藤荣一在1996年提出的，是一种评定吞咽反射引发功能的方法。患者取坐位，检查者将手指放于患者的喉结及舌骨处，观察患者在30秒内吞咽的次数和动作。高龄患者30秒内完成3次即可。对于患者因意识障碍或者认知障碍不能执行指令的，反复唾液吞咽试验执行起来有一定的困难，这时可在口腔和咽部做冷按摩，观察吞咽的情况和吞咽启动所需要的时间。

二、床旁吞咽检查

一旦患者没有通过吞咽障碍的筛查，言语语言治疗师需要开始临床（床旁）评定。床旁评定的目的是通过详细的临床检查，发现结构和功能损伤，明确吞咽障碍的原因，从而判断出能经口进食的患者，进行各种食物试验性吞咽检查，选择吞咽策略和康复方法，并筛选出需要进一步进行仪器评定的患者。

床旁检查的内容包括：①详细询问与吞咽有关的病史；如有无吞咽障碍的主诉，体重下降和肺炎等；②一般体检：包括姿势控制和运动、呼吸情况、认知功能、交流能力和服药情况等；③咽部形态结构检查；④喉功能评定：屏气检查，闭气后发声检查和有无声带麻痹等；⑤吞咽临床评定：进行不给食物和给予不同食物（不同质和量）的吞咽测试。临床的筛选包括吞咽中喉提升、减慢或减弱、不能发声或构音障碍、口内唾液积聚、异常咳嗽、吞咽后咳嗽和吞咽后声音改变。具体步骤如下：

（一）询问病史

言语语言治疗师需要详细地询问患者的病史以及了解吞咽障碍的症状，询问的问题包括：①患者有无与吞咽相关的病史，神经性疾病诊断如脑卒中或者帕金森，器质性疾病诊断如头颈部肿瘤治疗后都会造成吞咽障碍；②患者有无其他健康问题如牙列不齐、口腔溃疡、口腔干燥、体重下降等；③患者口述的吞咽障碍症状也很重要，例如吞咽障碍部位、食物和/或液体的种类、进行性或间歇性吞咽障碍、症状持续时间；④询问患者有无与吞咽障碍相关的伴随症状，如鼻内容物反流、咳嗽、鼻音重、咳嗽反射减弱、噎塞、构音障碍等。如果病史提供有吞咽障碍存在，就要对患者进行更进一步详细检查，包括对唇、颊肌、下颌、咬肌和颞肌、翼内肌和翼外肌、舌、软腭、咽感觉、喉的检查，了解吞咽障碍发生的具体部位，以便制定相应的康复治疗措施。这个过程就是床旁吞咽检查，应在入院24小时内完成。未通过床旁检查的患者，如果条件允许应进一步利用仪器评定，包括改良吞钡检查和纤维内镜等来评定吞咽功能。在入院48小时内，应对存在吞咽障碍的患者进行营养状况的评定。

（二）观察患者的状态

注意患者在床上的姿势、患者是否清醒、是否有气管插管、患者的分泌物是否很多，包括口腔分泌物、鼻腔分泌物和胸腔分泌物。言语语言治疗师需要了解患者的呼

笔记

吸功能,正常的吞咽应该打断呼气期而不是吸气期。考察患者能够屏住呼吸多长时间。对有气管插管的患者,床旁检查有些特殊注意事项。需要了解患者的气管插管放进多长时间、插管的大小、是否带有气囊。如果气管插管放进超过6个月,患者可能会有瘢痕组织、声门下感觉减弱、声门闭合不全的情况。气管插管的充气气囊会阻碍喉上抬,减弱喉部的感觉,而且压迫食管,所以如果患者的呼吸功能允许,床旁吞咽检查应该放掉充气囊里的空气,如图8-1。床旁检查的时候用手指轻轻按住气管插管的末端,直到吞咽完成后几秒再放开手指。患者可以在吞咽检查的时候,在插管的末端佩戴说话瓣膜有助于发声和吞咽。

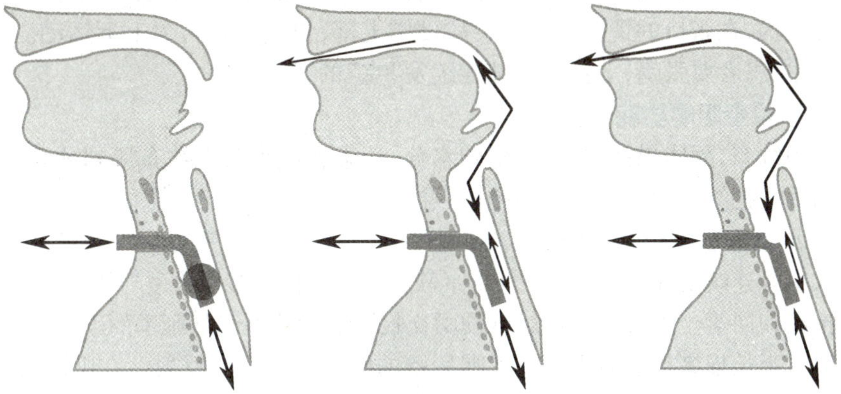

图8-1 床旁检查时放掉气管插管充气囊中的气

(三)检查口腔瘢痕组织和口部结构的对称性

治疗师需要详细观察下列结构:唇、硬腭、软腭和后咽壁的距离、腭弓的形态、舌、口前侧和外侧沟的大小、牙列和口腔分泌物、口底的结构(图8-2)。

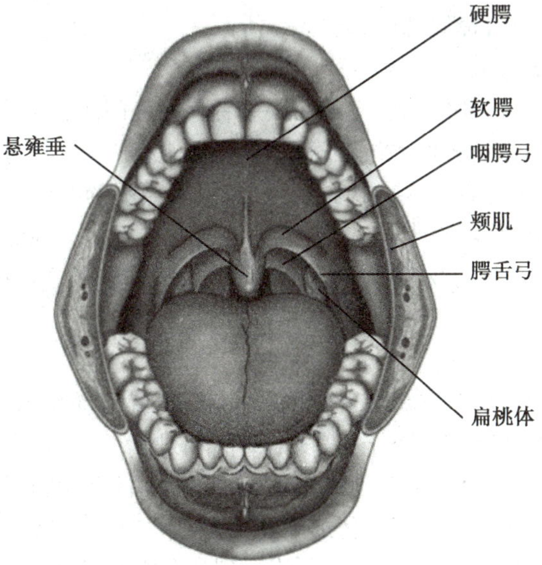

图8-2 口部结构检查

笔记

（四）检查唇的运动能力

将唇向两侧拉开，发“衣”的音。将唇圈成圆形，发“乌”音。快速交替“衣”和“乌”10次来检查患者唇部的协调能力。检查患者能否吞咽唾液时紧闭双唇。让患者张开嘴，观察患者的张口情况，有些神经系统受损的患者会有张口困难，需要治疗师环形按摩咀嚼肌和下压下颌来帮助张口。当患者张开口后，治疗师需要用棉签在舌上找到对味觉、质地和温度最敏感的区域。如果患者有口部失用症，语言指令会造成无法正常开始吞咽动作，治疗师应直接将装有食物的小勺交给患者，不要给患者吞咽的指令。

（五）检查患者舌前部和舌后部的运动功能

要求患者舌尽量前伸，后缩，然后舔左右口角。快速交替舔左右口角，用舌清理面颊两侧的侧沟，在张口的情况下用舌尖舔硬腭上部，快速交替舌尖上下运动。在舌后部的检查中，患者要张嘴，上抬舌后部连续发“克”的音。

（六）检查咀嚼功能

用医用纱布，蘸些果汁，挤出多余的水分，让患者用舌头把纱布挪到牙齿的位置，咀嚼后用舌头把纱布挪到另一边的牙齿，继续咀嚼。

（七）检查软腭和咽壁功能

要求患者连续发几秒的“啊”声，观察软腭抬起。快速多次重复“啊”音，软腭应该快速地抬起和回落。当长棉签接触软硬腭交接处或者软腭和悬雍垂的下缘，患者应引发腭反射。当长棉签接触后舌部或者咽后壁的时候会触发呕反射。在呕吐反射发生的时候应注意观察两侧的软腭和咽后壁的收缩是否对称。如果患者不能引发呕吐反射，患者的软腭和咽壁功能也可能是正常的，一部分正常人群没有呕吐反射功能。

（八）检查口腔灵敏度

让患者眼睛闭上，用一个棉签轻轻触碰口腔和舌部的各个位置，让患者告诉你他是否能感觉到触碰。根据患者的回答，治疗师能够描画出口腔敏感性地图。地图应包括下列结构：舌从前部到后部、两侧颊部、腭弓及周边组织、咽后壁。床旁检查吞咽的时候，食物应该放在患者最敏感的部位。

（九）检查喉部功能

如果患者的声音有呼吸音质，应该怀疑患者存在声门闭合不全。要求患者快速地发出“哈”“哈”“哈”音，有神经系统疾病的患者也许完成这个任务有困难。让患者用力咳嗽和清嗓子，如果患者的咳嗽软弱无力，当患者误吸的时候就很难能够把误吸的食物咳出来。让患者唱音阶来检查环甲肌和喉上神经的功能。患者深吸气，然后发/s/音，和深吸气后发的/z/音做比较，如果/s/音明显长于/z/音，说明声门闭合不全。

（十）观察患者的进食

言语语言治疗师需要观察患者对食物的反应，患者运动食团的能力和咀嚼能力，在进食时患者是否有咳嗽和清嗓子，进食的时间和进食的总量，患者协调吞咽和呼吸的能力。在患者进食的时候，治疗师应采用四指法来估计口期时长和咽期延迟，见图8-3。把手指分开放在患者的颌下，食指放在下颌，中指放在舌骨，第三指放在甲状软骨上缘，第四指放在甲状软骨下缘。如果观察到从食指到其他3指的时间间隔长于1秒，可以估计患者有咽期延迟。在进食结束后，让患者发几秒的“啊”音。如果听到湿音，怀疑患者有误吸。让患者喘息几秒钟，再发“啊”音，把头转向两侧，发“啊”音，抬

笔记

下巴然后发“啊”音，在整个过程中如果患者咳嗽、吐痰、发“咯咯”音，应该怀疑患者有误吸。治疗师要注意大约有50%的患者会是安静误吸，误吸时没有任何外在的症状。

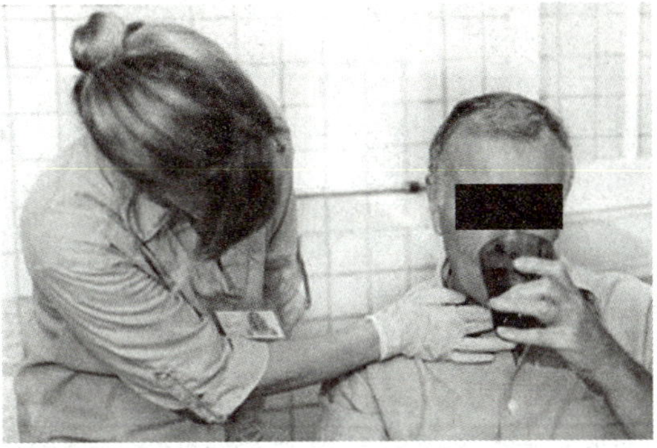

图 8-3　床旁检查的四指法

除了观察进食食物的情况，也需观察患者是否可安全吞咽口服药物（如药片、胶囊或药水），有无直接导致误吸或窒息的风险。某些缓释药物并不适合切分或嚼碎服用，应观察可否直接吞下服用。有些药物有可能引起或加重吞咽障碍，比如中枢神经系统镇静剂（镇静药、鸦片类药物和巴比妥类药物）有抑制保护性咳嗽和吞咽反射的不良反应，会导致误吸。如果治疗师在床旁吞咽检查中发现患者有咽期吞咽障碍或者潜在的误吸，患者就需要通过更详细的仪器检查来更全面地分析吞咽障碍的机制和制定合理的治疗方案。

（十一）染蓝测试

染蓝测试应用于气管切开患者。患者进食一定量的蓝色染料混合食物，吞咽后观察或用吸痰管在气管套中抽吸，确认是否有蓝色染料食物。如果患者的气管插管有充气囊，一定要放掉充气囊中的气再开始抽吸。若患者咳出蓝色染料食物或从气管套中吸出蓝色染料食物，患者应做吞咽仪器检查。若是稍后才从气管套管中吸出蓝色染料分泌物，就不一定是误吸所致。

三、吞咽仪器检查

各种吞咽仪器检查能使临床医生更全面、详细地了解吞咽生理和病理机制，从而更准确地区分出不能经口进食的患者，并采取适当的治疗策略，减少并发症和改善预后。根据使用仪器的不同，分为X线检查、电生理检查、内镜检查或压力计检查等。随着技术的进步，上述方法多与视频技术结合或相互结合使用，能更好地反映吞咽时的病理生理和机械学变化，为致力于吞咽工作的临床医生提供更为客观和详细的信息，更好地指导临床康复和治疗。

改良吞钡试验（modified barium swallow）是一种X线检查，它能帮助言语语言治疗师发现吞咽障碍异常的原因，如图8-4。该检查运用定量或功能性定量的液体、糊状液体和固态对比钡剂，通过正位和侧位像实际观察口、咽和食管的活动，并测量一些参数。临床医生通过这些信息，对患者吞咽不同量和不同黏度的食物进行评定，确定采用何种治疗方法。X线检查虽然能提供很多信息，但是也有很多缺点，如需要专门实验室和人员以及一套昂贵的特殊仪器，不能反映实验室外的吞咽情况，不能对咽喉部的解剖和感觉的隐伏性异常提供详细资料，假阴性率较高，不能完全可靠地代表吞咽过程，不熟练的放射科医生的检查一致率较低。

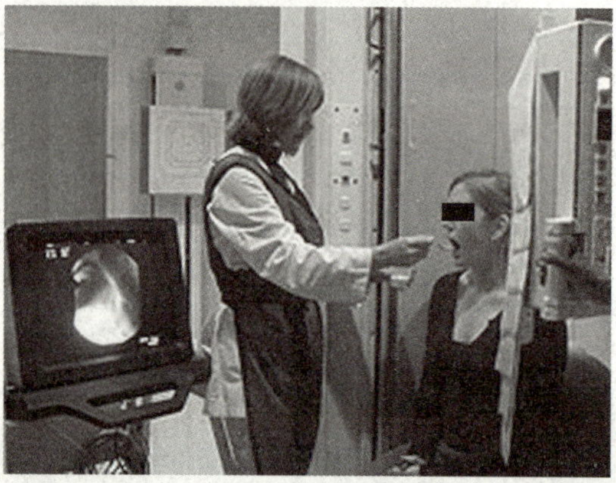

图 8-4　改良吞钡实验

检测前向患者及家属说明要求配合的方法，并签知情同意书。改良吞钡检查应包括液体、黏稠液体、糊状食物，和需咀嚼的固体食物几种。患者按指令吞咽用针管测量的液体钡餐悬浮液，一般包括 3ml 和 10ml 的量，如无观察到的误吸，患者会继续吞咽 3ml 的钡餐黏稠液体。然后糊状钡餐会和酸奶混合，患者会吞咽大约半勺(3ml)的糊状食物。改良钡餐检查也需要检测患者的咀嚼能力。治疗师将面包、饼干、香蕉等加上钡餐糊状物即成为可显影的固体食物。检查时患者坐或卧位，造影观察正/侧位，观察记录食物在吞咽的各个时期的生理变化。检查由言语语言治疗师和放射科医生共同完成，图 8-5、图 8-6 分别为正、侧位 X 线检查。在口准备期，观察患者咀嚼固体食物的能力和舌部运动食团的能力。在口期，观察患者的舌是否能一次把造影剂完全送入咽喉，在一次吞咽后有无食物残留在口腔里，有无舌开始运动延迟和口期的时间长短。言语语言治疗师需要记录食物残留物的量、位置，运送食团是否变慢，例如 5%残留量在硬腭上或者口期时间延长。口部残留物的可能位置包括：舌上、口前部、腮两侧、腭上部。如果患者有残留物在舌部或者硬腭部，则说明患者的舌运送食物能力降低。如果随着食物黏度的增加，舌部的残留物也增多则说明舌部肌力下降。在咽期，观察有无咽期滞留、咽期滞留的量和位置、咽期的时间长短、有无咽期起始延迟、喉上抬是否减弱、环咽肌是否功能不全。主要的咽期滞留位置包括：会厌谷、梨状窝、咽后壁。同时观察有无鼻咽回流、食物的渗入和误吸，以及患者对误吸的反应。如果患者在误吸后 1 分钟内没有咳嗽等反应，这类患者被归类为隐形误吸。如果食物残留在会厌谷，则患者的舌根部后移功能降低。如果残留物在梨状窝，则患者的喉上抬或者环咽肌开启有困难。如果软腭闭合不严，患者会有鼻咽回流。食物误吸可以有几种原因造成的，根据原因的不同，误吸也会进一步分类。咽期起始延迟造成的误吸是吞咽前误吸，咽喉部的关闭不全造成的误吸是吞咽中误吸，咽期残留物造成的误吸是吞咽后误吸。不同类的误吸治疗方式也会有所不同。如果改良吞钡检测中患者出现严重误吸(每个食团大于 10%的误吸)，且吞咽总时间>10 秒，窒息或严重呛咳均应立即停止全部或部分检测。

正位 X 线检查可用于对比左侧和右侧食物通过口部和咽部的情况。有些疾病例如脑卒中会造成一侧肌肉或神经受损多于另一侧。如果在 X 线检查中我们发现食物在一侧残留多于另一侧,则那侧的口咽部肌肉或运动功能低于另一侧,这个检查有助于发现最适合患者的体位。

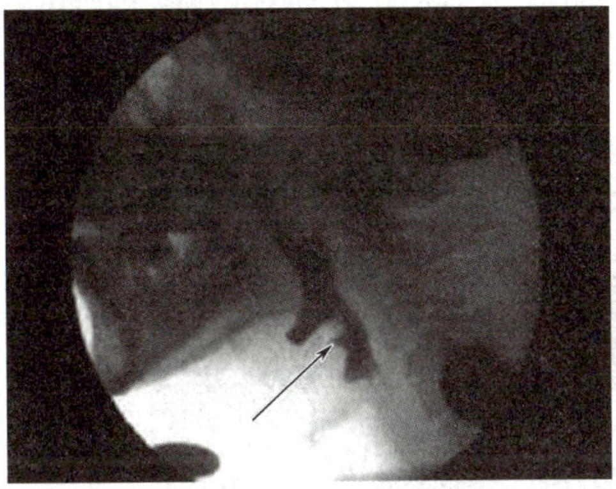

图 8-5　侧位 X 线检查

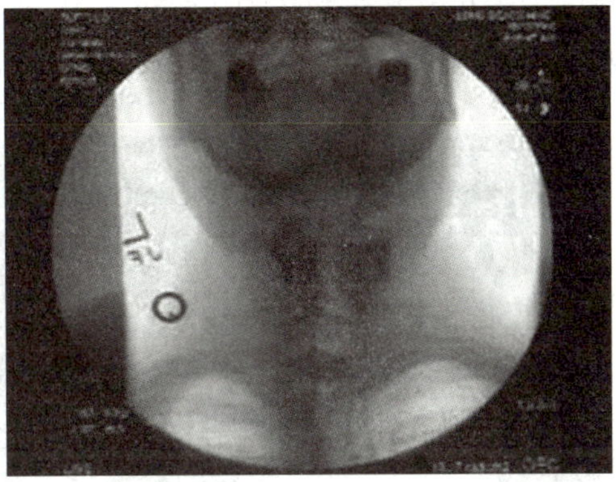

图 8-6　正位 X 线检查

内镜评定的方法较多,根据不同的功能分为电视内镜吞咽障碍评定(video endoscopic evaluation of dysphagia)、鼻内镜、伴感觉测试的纤维内镜评定(fiberoptic endoscopic evaluation of swallowing with sensory testing)等。纤维鼻喉镜检查比较客观,缺点是只能提供吞咽和误吸的间接信息,所以一般用于 MBS 的辅助检查,如图 8-7、图 8-8 所示。对某些做吞钡检查困难的患者,纤维鼻喉镜也可作为主要的器械检查方式。纤维镜的探头从鼻腔通过鼻咽进入咽喉部观察患者的吞咽情况。患者会吞咽染色的食物以和口腔分泌物区分开。纤维内镜能观察吞咽前和吞咽后的情况,包括咽期起始延迟,吞咽后食物残留在会厌谷或梨状窝和吞咽前或后误吸,但是不能观察到吞咽中的情况。将纤维内镜吞咽评定法与咽喉部感觉辨别检查联合应用可以评定吞咽感觉和运动成分,成为一种可靠的检查误吸的方法。这种检查方法能检查会厌上和咽部的感觉阈值和喉内收反射,对喉咽部的感觉客观评定,可以用于评定卒中后吞咽障碍,并预测是否会出现误吸。

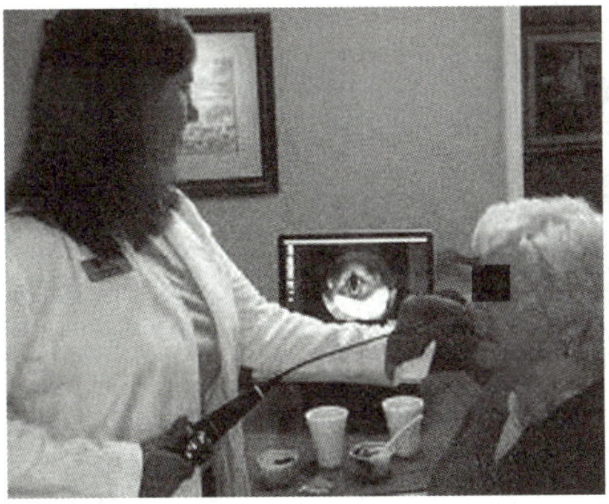

图 8-7　电视内镜吞咽检查

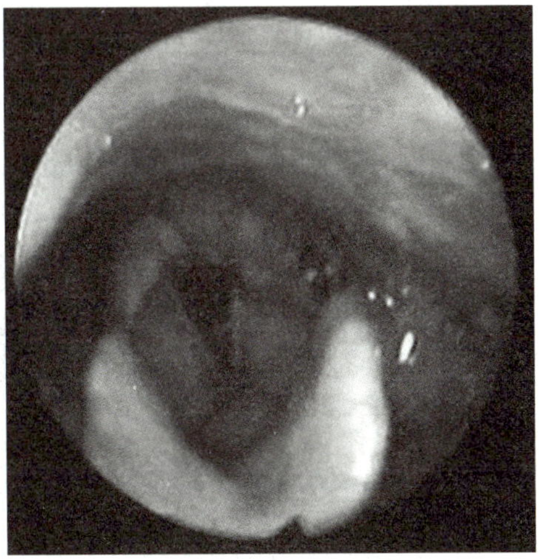

图 8-8　内镜检查的喉部图像

笔记

压力计检查是将压力计导管经鼻放入咽部，同时记录口咽、喉入口、咽食管中段和颈部食管的压力。压力 X 线摄影术（manofluorography）是压力计与改良吞钡检查联合应用的评定方法。压力导管在记录压力的同时，同步拍摄吞咽视频信号，就可确定食团的运动和压力改变的时间、空间关系、克服单用压力计的缺点，并能发现吞咽障碍的功能基础。压力 X 线摄影术是发现环咽肌放松困难的一项很有效的检查（图 8-9）。

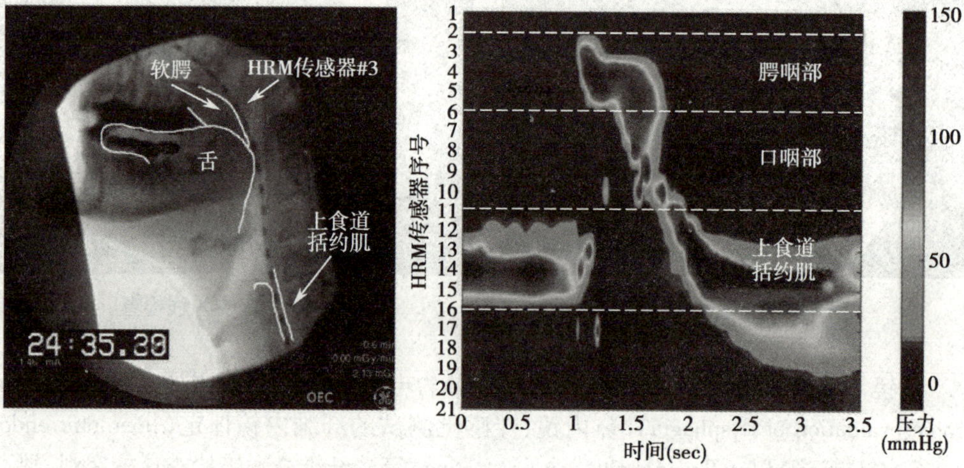

图 8-9 改良吞钡和压力计检查

电生理检查包括颌下肌电图（SM-EMG）和喉部运动检测。表面肌电图可以提供吞咽过程中兴趣肌肉的实时收缩的肌电图波形及肌电活动振幅（图 8-10）。肌电图可用于吞咽障碍的筛查和早期诊断，例如老年患者的肌电图会显示吞咽过程中缺乏协同收缩能力，存在吞咽障碍的儿童在吞咽和饮水时肌肉活动程度明显低于成人。当肌电图和喉部运动检测同时进行，我们可以记录喉结构运动曲线和颌下肌群肌电图。两个曲线同步比较可以计算出喉部运动和口肌群收缩运动的时间关系，从而定量评定吞咽障碍。其他检查还包括咽肌电图、环肌电图和血氧饱和度评定等。颌下肌电图同样可以作为生物反馈方法去训练某些特殊吞咽方法，比如门德尔松（Mendelsohn）法吞咽。

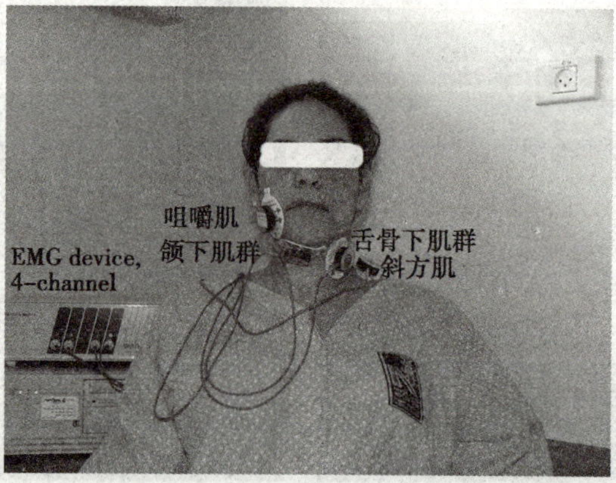

图 8-10 喉部表面肌电图

笔记

第三节　吞咽障碍的康复治疗

吞咽障碍的康复治疗方法有许多种，大体分为西医康复方法和中医康复方法；西医的康复治疗技术可以分为直接策略和间接策略。

一、西医康复治疗策略

吞咽障碍被确诊以后就可以开始制定具体的治疗计划。治疗策略可分为间接策略和直接策略两大类：间接策略是指患者不进食，即不做吞咽动作，通过其他动作的训练提高与吞咽有关的神经肌肉的控制能力；直接策略是指直接做吞咽动作，改善吞咽的病理生理状况。如果患者的吞咽障碍较严重，可以开始间接训练先于直接训练，当患者的吞咽功能改善后可以开始直接训练，直接训练开始后仍可并用间接训练。

（一）间接治疗策略

间接策略的方法有多种，常用的包括口面和下颌的运动、舌的运动、冷刺激、呼吸训练、构音训练、咳嗽训练、声门上吞咽训练、神经肌肉电刺激和经颅磁刺激。

1. 口面和下颌、舌的运动

(1)下颌运动训练：可促进咀嚼功能，对张口困难者，可对痉挛肌肉进行冷刺激或轻柔按摩，使咬肌放松，嘱其尽量张口，通过主动被动运动让患者体会下颌的开闭，然后松弛下颌向两侧运动。为了强化咬肌能力，可让患者做以臼齿咬紧压舌板的练习。

(2)口唇运动训练：嘱患者交替发“乌”音和“衣”音，鼓腮，脸颊的吸入，吸吮手指，体验吸吮的感觉，直到中度吸吮力量。此项训练有助于改善食物或水从口中漏出。让患者面对镜子独立进行紧闭口唇的练习。对无法主动闭口唇的患者，可予以辅助。其他练习包括口唇突出与旁拉、嘴角上翘做微笑状、抗阻鼓腮等。

舌的运动训练可以促进对食团的控制及向咽部输送的能力。被动训练：用纱布裹住患者舌头，并用手指把住舌，做不同方向如前后左右的牵拉运动。主动运动：患者可主动伸舌、后缩、舔左右口角、挤压脸颊内部使之膨胀、舔上下唇、往软腭方向卷起、通过舌尖舔吮口唇周围，练习舌的灵活性；用压舌板抵抗舌根部，使患者做抵抗运动，练习舌根抬高等或用节拍器进行速度训练。

2. 冰刺激　冰刺激能有效强化吞咽反射，反复训练可使之易于诱发且吞咽有力。将冰冻棉棒蘸少许水，轻轻刺激软腭、腭弓、舌根和咽后壁，然后嘱患者做吞咽动作，用冰冻的棉棒一边快速刺激软腭，一边发“啊”音，刺激的方向为向上向外；也可利用“漱口”的方法，冰水量 3ml 以上，漱口时间持续 5 秒以上。“漱口”这种方法也可以锻炼喉部上抬。如出现呕吐反射即应终止刺激。如患者流涎过多，可对患侧颈部唾液腺进行冷刺激，3 次/日，10 分钟/次，至皮肤稍发红。冰刺激具体操作如图 8-11 所示：

3. 呼吸与构音训练　采用吹水泡练习，将手置于上腹部，用鼻子吸气，用口吹水泡，吹气快结束时手从上腹部往肋肌的方向施加压力，患者以此状态呼气。练习的初期用手捏住鼻翼，在练习的过程中，逐渐放开手指，水泡从大到小或从小到大交替。这种方法不仅锻炼腹肌和气流的控制，也可以刺激软腭的活动。

由于吞咽障碍常伴有构音障碍，通过构音训练可以改善吞咽有关器官的功能。声带内收训练通过声带内收以达到屏气时声门闭合，防止食物进入气管。具体方法是，

笔记

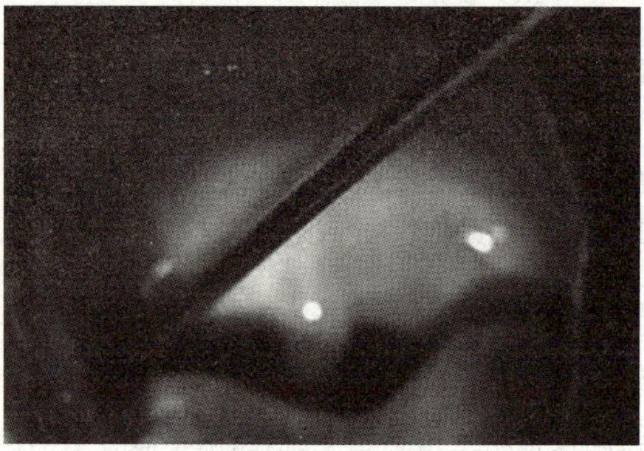

图 8-11 冰刺激的位置

患者深吸气，两手按住桌子或在胸前对掌，用力推压，闭唇，憋气 5 秒钟。

4. 咳嗽与声门上吞咽 咳嗽训练用于咳嗽无力的患者，强化咳嗽有利于排出吸入或误吸的食物，促进喉部闭锁。患者深吸一口气，治疗师一手按压患者“天突”穴（胸骨上窝正中），一手按压腹部，让患者快速用力咳嗽。

声门上吞咽训练也称屏气吞咽，要求患者在吞咽前和吞咽过程中自主屏住呼吸，然后关闭真声带进行空吞咽，吞咽后立即咳嗽。这一方法的原理是：屏住呼吸使声门闭合，声门气压加大，吞咽时食团不易进入气管，吞咽后咳嗽可以清除滞留在咽喉部的食物残渣。

5. 门德尔松法（Mendelsohn technique） 这是吞咽时自主延长并加强喉上举和前置运动来增强环咽肌打开程度的方法，这个策略增加了舌的驱动力，加之喉的上提，增加了环咽肌开放的时间和程度，用于喉上提及环咽肌开放障碍的患者。

6. Shaker 训练法 Shaker 训练法能增强有助于食管上环咽肌开放的肌肉力量，从而增加上括约肌的开放，同时能够减少下咽腔食团内的压力，使食团通过上括约肌入口时阻力较小。具体的训练方法是患者抬头，肩不离地（床）面，平卧在地板或床上，抬头看自己的脚趾尖保持一分钟，头放松回到原位，保持一分钟。患者应该抬头 30 次以上看着脚趾，在此期间，肩部离地（床）面累计不超过 3 次。

7. Masako 训练法 患者舌尖放于上下齿之间，用力吞咽唾液。这种吞咽方法可以促进舌底部和后咽壁的接触，对会厌谷有大量食物残留的患者尤其有效。

8. 肌电反馈功能电刺激 生物反馈方法是一个促进咽肌收缩的方法，在颏下放置表面电极，记录舌骨上肌群的活动，研究证明患者经过生物反馈方法治疗吞咽障碍取得了显著疗效。

9. 经皮电刺激 经皮电刺激是用美国 FDA 承认的美国某公司生产的吞咽障碍功能治疗仪。它产生双向方波，波宽 700ms，波幅 0~25mA，强度 2~10Ω，电极的放置：在口期通道Ⅰ电极 1、2 放置于舌骨上方，通道Ⅱ电极 3、4 放置于瘫痪侧面颊部。咽期通道Ⅰ电极 1、2 放置于舌骨上方，通道Ⅱ电极 3、4 沿颈部正中线垂直放于甲状软骨处，如图 8-12。打开电源，同时增加两个

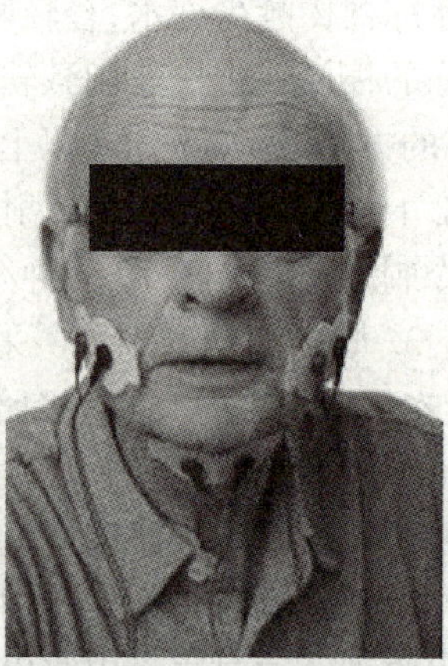

图 8-12 经皮电刺激电极位置

通道的振幅，要求患者反馈刺激的感觉，以其能忍受的最大刺激量为宜，保持该水平刺激一小时。治疗同时，指导患者做吞咽动作。这个方法能增强吞咽相关肌肉的肌力，促进吞咽动作的协调性，达到改善吞咽功能的目的。

10. 球囊扩张技术　脑干损伤患者，例如脑干外伤、脑干梗死和脑干炎症会有继发的环咽肌功能障碍。鼻咽癌放疗以后患者也会产生良性的环咽肌狭窄。环咽肌功能障碍会造成环咽肌松弛或开放不完全，时间不当或者完全缺乏环咽肌松弛。导尿管球囊扩张术是治疗环咽肌狭窄的常用治疗方法，如图 8-13 所示。根据患者的参与程度可分为主动扩张和被动扩张，根据导尿管进入的渠道可分为经口扩张和经鼻扩张。在扩张之前要先经过喉内镜检查确认舌、软腭、咽及喉无进行性器质性病变。一般由治疗师与护士 2 人合作完成此项治疗操作。导管一般从鼻腔插入，亦可从口腔插入，操作风险小，初次进行时需注意心率、血压的变化情况。需注意在插管过程及上下提拉，移动尿管易引起鼻腔疼痛，打喷嚏等不适，影响操作进程，故插管前可用棉签蘸 1%丁卡因溶液涂擦鼻黏膜及纱布浸润利多卡因凝胶涂搽导管表面。由一名护士按插鼻饲管操作常规，将备用的 14 号导尿管经鼻孔插入食管中，确定进入食管并完全穿过环咽肌后（长约 30cm），将导尿管交给治疗师原位保持。护士将抽满 10ml 水的注射器与导尿管相连接，管内注水 6～9ml，使球囊扩张（直径约 2.22～2.71cm），顶住针栓防止水逆流回针筒。治疗师将导尿管缓慢向外拉出，直到有卡住感觉或拉不动时，用记号笔在鼻孔处作出标记（长度约 18～23cm），以便再次扩张时或扩张过程中判断环咽肌长度作为参考点。治疗师嘱护士抽出适量水（根据环咽肌紧张程度，球囊拉出时能通过为适度）后，操作者再次轻轻地反复向外提拉导尿管，一旦有滑过感觉，或持续保持 2 分钟后拉出，阻力锐减时，嘱护士迅速抽出球囊中的水。治疗师再将导尿管从咽喉插入食管中，重复操作，自下而上地缓慢移动球囊，通过狭窄的食管入口，充分牵拉环咽肌降低肌张力。

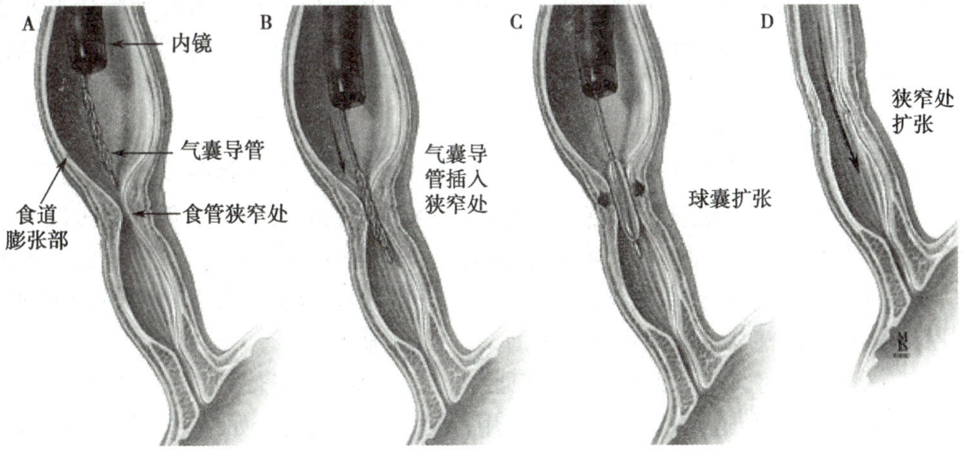

图 8-13　球囊扩张术

11. 重复经颅磁刺激（repetitive transcranial magnetic stimulation，rTMS）　重复经颅磁刺激是一种非侵入性、安全无痛的神经干预手段，已被广泛用于运动皮质可塑性和卒中康复的研究中，具有较好的临床应用前景。已有研究对重复经颅磁刺激在吞咽障碍康复中的作用进行了初步的临床试验。重复经颅磁刺激通过加强或削弱中枢神经

笔记

系统的代偿功能,促进脑皮质重建,从而改善吞咽功能。目前,利用重复经颅磁刺激治疗卒中后吞咽障碍还处于探索阶段,治疗频率(高频还是低频)和刺激强度还有待确定和统一,疗效的持续和治疗机制等均有待进一步研究(图 8-14)。

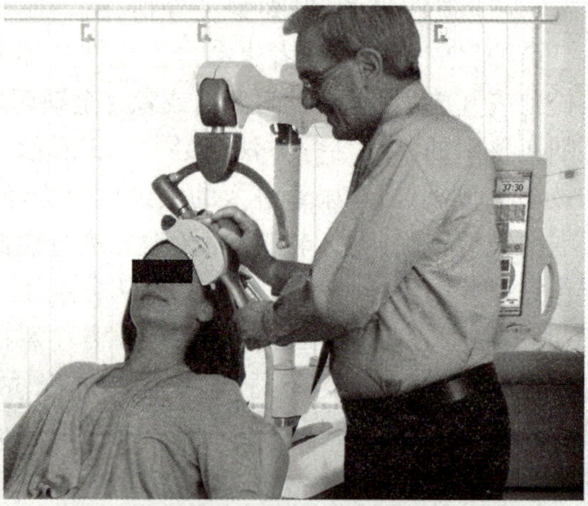

图 8-14　重复经颅磁刺激

12. 药物和手术治疗　药物可以缓解某些吞咽障碍的症状。对于口咽分泌物过多的患者,采用抗胆碱能药物抑制口咽分泌,可以减少误吸、咳嗽、噎塞等。但过度的唾液减少会使唾液又黏又稠,成丝状而难以清理。对环咽肌痉挛造成的吞咽障碍,同样可以注射肉毒杆菌毒素 A 型。对于管饲饮食也有误吸的患者可以采用手术方法,手术目的是减少气管与食管之间相通,从而减少和消除误吸,促进咽部食物的消除。但是这样的手术会让患者失去发音功能,所以一般是最后采用的医学手段。相对保守的保留发音功能的方法有:环咽肌切开术、球囊扩张术、会厌重塑、部分或全部环状软骨切除、喉部悬吊和喉气管分离术等。有些有严重并发症的卒中后吞咽障碍老年患者,不适宜做咽部悬吊和环咽肌切开术,可采用保守疗法,如向环咽肌注射肉毒杆菌毒素 5 单位。

(二)直接治疗策略

直接策略(又称为代偿性策略)包括饮食器具的选用、进食体位、食团入口位置、食团性质(大小、结构、温度和味道等)和进食环境等。代偿性策略一般是通过改变食物通过的渠道和特定吞咽方法使吞咽变得安全。代偿性策略可用于最广泛的患者人群,即使患者身体虚弱,或者有认知障碍,都可以用代偿性策略。如果患者不能独立地应用代偿性策略,患者的家属可予以帮助,以达到预期的效果。

1. 饮食器具的选用　如果液体在口腔内传送困难,可以使用吸管。如果舌运动障碍而不能把食团传送到口咽部,则可采用市售的舌切除匙。如果无舌切除匙,可用 50~60ml 注射器接上导管,将食物放到口腔后部。

2. 进食体位　治疗师应该根据患者的吞咽生理选择最适合患者的体位。一般认为进食最佳体位为坐位或半坐卧位,进食体位一般采取躯干与地面成 45°或以上角度最安全。对不同的吞咽障碍症状,不同的体位会帮助患者改进吞咽功能。对有口期运送食团困难的患者,建议吞咽时用头后倾的体位,该体位可以利用重力使食物从口部较快地进入咽部。对有咽期起始迟缓的患者,应采用颈部前倾的体位。这个体位可以扩大会厌谷的空间，并使会厌向后移位，处于更加保护气道的位置，在咽期迟缓期间有利于食团在会厌谷安全停留。对有大量食物在会厌谷残留的患者，适用的体位是颈部前倾，这个体位能使舌根部向后咽部靠拢，减少食物在会厌谷的残留量。对单侧咽部麻痹的患者，进食最佳体位是头前倾并转向麻痹侧。这个体位能使食物绕过喉前侧，经咽肌正常的一侧通过食管上括约肌进入食管。对单侧口部和咽部都有困难的患者，头倾向健侧有助于利用重力使食团从健侧的口部和咽部进入食管。由于环咽肌障碍造成的吞咽后梨状窝食团残留，患者在吞咽中应采用头侧偏的体位，这个体位能将环状软骨和咽后壁分开，有助于减少环咽肌的压力。

3. 食团性质的选择　根据吞咽障碍的程度和阶段，本着先易后难的原则来选择食物形态，容易吞咽的食物特征是密度均匀、有适当黏性、不易松散，通过咽和食管时容易变形且不在黏膜上残留。根据不同吞咽障碍的特点来选择不同黏稠度的食物。对舌部运送困难的患者，黏稠的食物较易形成食团，易于运送通过口腔。舌部或咽部肌力下降会造成食物残留在舌部，稀的食物会有较少的残留。对声门闭合不全的患者，稠的食物较为安全，不仅有可能保留在声带上部，而且能更多地刺激触、压觉和唾液分泌。对于咽期有过多食物残留或者环咽肌开启有问题的患者，稀的食物较易吞咽。

增加食团的感觉刺激有助于减轻有些患者的吞咽延迟。感觉刺激可以是触觉、冷热觉和味觉。在给患者喂食的时候，用勺轻压患者的舌部可以提供触觉刺激，有助于患者减轻口期吞咽延迟。把食团和一些橙汁或柠檬汁混合，略酸的食物有助于减少口期的吞咽起始延迟。冰刺激治疗后进食也有助于减少咽期起始延迟。

对患者进行摄食训练时应选择合适的一口吞咽量。一口量是指最适于患者吞咽的每次喂食量。一口量过多，食物易从口中漏出或引发咽部滞留，增加误吸的危险；一口量过少，则难以触发吞咽反射。应从小量（1~4ml）开始，逐步增加，掌握合适的一口量。应该指导患者调整进食速度，患者需以较常人缓慢的速度进行摄食、咀嚼和吞咽。一般每餐进食的时间控制在45分钟左右为宜。

1. 进食环境　进食环境应整洁，尽量避免在吵闹、杂乱的环境中进食。如果患者的吞咽障碍和病情较严重，则在进餐环境中需要提供吸引器和具备急救知识的医护人员。

2. 特定的吞咽方法　言语语言治疗师应训练患者应用这些吞咽方法去除滞留在咽部的食物残渣。这些特定的吞咽方法应在进食中运用。空吞咽：每次吞咽食物后，再反复做几次空吞咽，等食团全部咽下，然后再进食。交互吞咽：让患者交替吞咽固体食物和流食，或每次吞咽后饮少许水（1~2ml），这样既有利于激发吞咽反射，又能达到去除咽部滞留食物的目的。点头样吞咽：颈部后仰时会厌谷变窄，可挤出滞留食物，随后低头并做吞咽动作，反复数次，可清除并咽下滞留的食物。声门上吞咽训练（supraglottic swallow），也称屏气吞咽，要求患者在吞咽前和吞咽过程中自主屏住呼吸，然后关闭真声带进行空吞咽，吞咽后立即咳嗽。这一方法的原理是：屏住呼吸使声门闭合，声门气压加大，吞咽时食团不易进入气管，吞咽后咳嗽可以清除滞留在咽喉部的食物残渣。超声门上吞咽（super-supraglottic swallow），这种方法将声门上吞咽与患者用力按压桌子或双手交叉用力结合起来，有助于产生附加的喉闭合作用。这一吞咽技术有助于闭合喉前庭入口，增加舌根后缩的力量，清除会厌谷内存留的食物。Mendelsohn

笔记

法，是吞咽时自主延长并加强喉上举和前置运动来增强环咽肌打开程度的方法，这个策略增加了舌的驱动力，加之喉的上提，增加了环咽肌开放的时间和程度，用于喉上提及环咽肌开放障碍的患者。这些特定的吞咽方法不仅可以用在吞咽过程中，也可以作为间接策略让患者练习吞咽的协调性。

（三）胃肠营养

当患者不能安全地吞咽或者吞咽效率太低，使患者不能从口进食得到足够的营养时，治疗师应建议胃肠营养。如果患者能依靠代偿性策略或改进饮食获得足够的营养和水时，则不需要胃肠营养。意识障碍、大量误吸或安静误吸致反复呼吸道感染者应给予胃肠营养。如果在仪器检查吞咽障碍的过程中发现患者误吸多于 10%的食团或者每个食团需要超过 10 秒才能被吞咽，言语语言治疗师应建议患者采用胃肠营养。常用的方法有鼻饲（图 8-15）和经皮内镜下胃造口术（percutaneous endoscopic gastrostomy，PEG）（图 8-16）。鼻饲是通过鼻部插管经过食管上括约肌进入胃部。鼻饲一般是最先采用的胃肠营养，它的插入比较简单，不需要任何手术措施，但是长期应用鼻饲会造成鼻黏膜坏死，双侧鼻腔应该交替使用，一般鼻饲的时间不应长于 6 个星期，以防止鼻黏膜萎缩和坏死。如果患者在 6 个星期以后还不能经口正常进食，建议患者采用经皮内镜下胃造口术。这个手术只需要局部麻醉，患者术后通过胃造口术摄取营养。患者的家属可以从胃造口术的末端放入糊状食物，一日三次，和正常进食时间相同。胃造口术可以是一个长期的胃肠营养手段。为了减少食管反流，用鼻饲和经皮内镜下胃造口术的患者需要在进食后 1 小时维持坐位或半坐位。由于鼻饲和经皮内镜下胃造口术都需要经过食管上括约肌，采取胃肠营养的患者都有较高的食管反流和吸入性肺炎的危险。

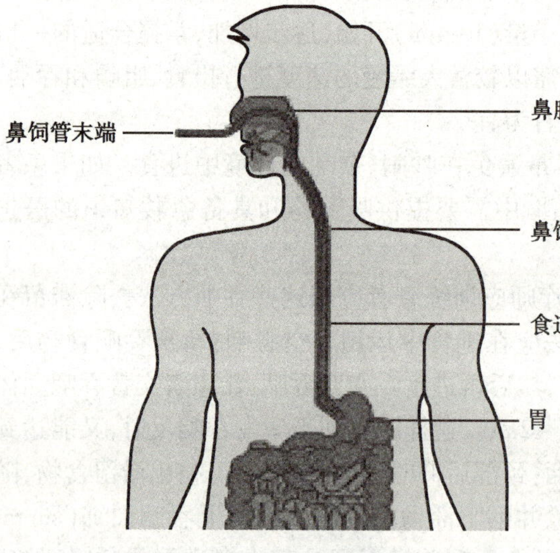

图 8-15 鼻饲管

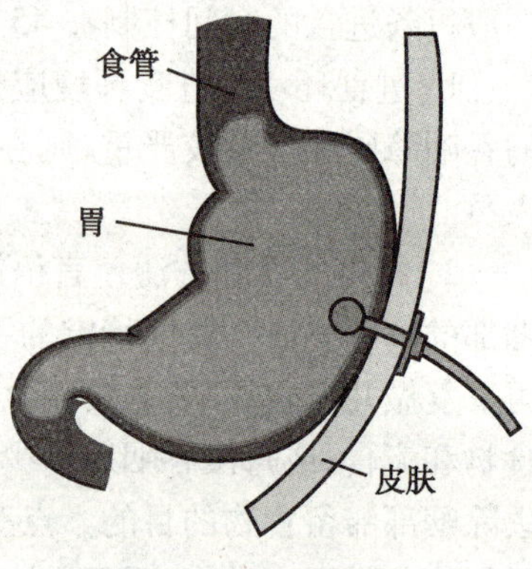

胃造口术后胃管安置

图 8-16 经皮胃饲管

康复治疗重在早期开始，并持之以恒，在早期康复疗效尚不明显时，应当鼓励患者继续坚持，同时通过和患者家属沟通，由家属督促，帮助患者进行康复治疗。在病房也可以举行病友交流会，由坚持康复治疗并有明显效果的患者进行经验介绍，患者间形成良好的互动，类似的交流对部分患者有明显促进和鼓励的作用。

二、中医传统治疗策略

中医学中无吞咽障碍的病名，属“噎膈”“瘖痱、“喉痹”“舌强”等范畴，其发病机制为本虚标实，关窍不利，因风、火、痰、瘀阻滞经络，经气不通，气血不畅，上扰神明，闭塞咽关舌窍所致。吞咽障碍的病症在咽喉，病位在心，涉及脾、肾等脏腑。

咽喉与经络有非常密切的关系，是经络循行的要冲。从经络的循行来看，主要有以下经脉直接与咽喉有关：手太阴肺经，入肺脏，循经喉中；手阳明大肠经，从缺盆上走颈部，夹口入下齿中；足阳明胃经，从上齿中出，夹口环唇，循下颌角前，沿咽喉入缺盆；足太阴脾经，上行夹食管两旁，循经咽喉连于舌根；手少阴心经，夹食管上循咽喉，连于眼；手太阳小肠经，其支从缺盆循颈，经咽喉上颊；足少阴肾经，从肺上循喉咙，夹舌根；手少阳三焦经，从肩走颈经咽喉至颊；足少阳胆经，从颊车，下走颈，经咽喉至缺盆；足厥阴肝经，循经喉咙，上入颃颡，环行于唇内；此外，任脉、冲脉循喉咙，络于口唇。

心开窍于舌：心为“君主之官”，主血脉、藏神，在体合脉，其华在面，在窍为舌，在志为喜，在液为汗。心开窍于舌，是维持正常吞咽功能进行的重要器官，参与了吞咽过程的准备期、口期及咽期，舌的功能正常与否直接影响了吞咽的正常进行。

脾开窍为口：脾主运化、统血，在体合肌肉而主四肢，在窍为口，其华在唇，在志为思，在液为涎。《灵枢》曰：“口唇者，脾之官也。”《素问》曰：“脾之合，肉也；其荣，唇也。”脾开窍为口，因此人的食欲、口味与脾气的运化功能密切相关；口腔在上消化道的最上端，主接纳和咀嚼食物。

肾在液为唾：肾为封藏之本，藏精，在液为唾。唾有润泽口腔、滋润食物及滋养肾精的作用。在吞咽过程中，唾液能够起到滋润作用，促进食团的形成与运输。故肾精充足，唾液分泌充分，则吞咽过程更为顺畅。

经络学说认为，“经络所通，主治所及”，故根据以上对吞咽障碍病因病机的探讨，心经、脾经、肝经、肾经均与吞咽功能密切相关。故治疗吞咽障碍时，可以在辨证论治的前提下，选取适当的经脉穴位进行针灸治疗。针灸治疗在患者危急救治后神志转清、病情稳定即可开始。临床常用的方法有体针、项针、耳针、穴位注射等。

1. 体针　主要选取经络走行直接或间接与咽、喉相联系的穴位，或依据穴位的近治、特殊治疗作用而选穴。

(1)主穴：廉泉、风府、哑门、天突。风痰阻络型加商丘、足三里、丰隆；痰火上扰型加通里、神门；脾虚痰盛型加脾俞、丰隆；气虚血瘀型加人迎、足三里；肾阴亏虚型加太溪、肾俞。

(2)操作：风痰阻络型、痰火上扰型，针用泻法；脾虚痰盛型、气虚血瘀型，针用补泻兼施；肾阴亏虚型，针用补法。针刺每日 1 次，急性期针刺每日 2 次，10 天为一个疗程。疗程间休息 3~5 天。

2. 头针　头针是在头部特定的刺激区运用针刺治疗疾病的一种方法，通过针灸刺激人体面、舌、口腔、咽等部位在大脑皮质的功能定位区，促使瘫痪的舌肌、咽喉肌功能恢复。

(1)穴位选择：取额中线，位于发际上下半寸。

(2)操作：常规消毒后取 1.5 寸毫针自神庭穴始，针尖向印堂穴方向沿皮快速进针，刺入 1 寸左右，并在发际处以同样的方向、方法再刺一针，并嘱患者吞咽口水，做咽

笔记

部运动，留针30分钟，运针2~3次。每日1次，5次为1个疗程，疗程间隔3~5天，针刺2~5个疗程。

3. 耳针　耳针是通过对耳郭特定区域（即耳穴）的观察和刺激达到诊治疾病的一种方法。耳郭的神门、皮质下、交感穴有调节大脑皮质及自主神经功能；食道、贲门位于耳轮脚周围，可调节舌咽，迷走神经，有助于吞咽功能恢复。

（1）穴位选择：神门、交感、皮质下、食道、贲门。

（2）操作：用探棒在穴区内寻找压痛点，用5分毫针针刺，留针30分钟。每日1次，5次为1个疗程，疗程间隔3~5天，针刺2~5个疗程。

4. 项针　所选腧穴均在舌咽、迷走神经感觉纤维支配区内，针刺这些穴位不仅可以直接产生兴奋作用于效应器，改善颈项部的血液循环，使与吞咽相关的神经功能得到恢复，还可以反射性刺激上运动神经功能的恢复。

（1）穴位选择：风池、翳明、上廉泉、外金津玉液、吞咽、舌中、发音。

（2）操作：选用28~32号、1.5~2.5寸长毫针，采取夹持进针法，行捻转进针，得气后即留针30分钟，中间行针2次，每次2分钟；上廉泉、外金津玉液、吞咽、舌中、发音等穴行针得气后即刻出针。每日1次，7次为1个疗程，疗程间隔3~5天，针刺2~5个疗程。

5. 舌针　舌针是针刺舌体上的一些特定穴位，以治疗疾病的一种针刺方法。可通过舌体的局部刺激改善患者的局部血液循环，增加脑血流量，改善损伤脑组织的血氧供应，刺激感受器，形成对中枢神经的刺激作用，促进吞咽反射弧的重建与恢复。

（1）穴位选择：患者取仰卧位，用拇指第一二骨间横纹平贴颌前缘，拇指尖处及左右各旁开1寸取穴，简称舌三针。

（2）操作：常规消毒后取2寸毫针，三穴进针均向舌根方向，进针1~1.5寸，捻转行针，令针感弥散咽喉部，不留针。每日1次，5次为1个疗程，疗程间隔3~5天，针刺2~5个疗程。

6. 电针　电针指将毫针刺入腧穴得气后，在针具上通以接近人体生物电的微量电流，利用针和电两种刺激相结合，以治疗疾病的一种方法。

（1）穴位选择：主穴为哑穴（位于风池上0.4分）；配穴为上廉泉、天容。

（2）操作：针刺哑穴时深度不超过1.0寸，斜刺，以45°斜刺进针；天容（双）直刺向舌根部，接电针治疗仪，频率为3次/秒，留针20分钟。每日1次，10次为1个疗程，疗程间隔2~3天。

7. 穴位注射　又称“水针”，是用注射器的针头代为针具刺入穴位，选用中西药物注入有关穴位以治疗疾病的一种方法。本法是在针刺治疗疾病的基础上，将针刺激与药物性能及对穴位的渗透作用有机结合在一起发挥综合效能，以提高其疗效。

（1）穴位选择：主穴为廉泉、天柱（双）、哑门；配穴：痰多、舌苔厚腻，配丰隆、足三里；胸满闷，配内关；腹胀满，配足三里，均双侧。

（2）操作：廉泉（针尖向舌根方向刺入，针感放射至舌体后）、天柱（双）、哑门（针感放射至颈部及头顶后）。痰多、舌苔厚腻，配丰隆、足三里；胸满闷，配内关；腹胀满，配足三里（针感向肢体上下方向放射），均双侧。每次取主穴，酌情取配穴，注射药液（维生素B_1和磷酸川芎嗪等量混合液），1ml/穴。每日1次，7次为1个疗程，疗程间隔3~5天。

笔记

第四节　常见疾病致吞咽障碍的康复治疗

临床上导致吞咽障碍的常见疾病包括：脑卒中、脑外伤、帕金森病、头颈部肿瘤、脑瘫、唇腭裂等。

一、脑卒中吞咽障碍

脑卒中后吞咽障碍是指吞咽相关的中枢部位或神经受损，使吞咽的一个或多个阶段损伤而导致一系列的进食困难症状出现的一组临床综合征。脑卒中患者主要是由于舌咽、迷走和舌下神经的核性和核下性损害产生的真性延髓性麻痹和/或双侧皮质脑干束损害产生的假性延髓性麻痹。

吞咽障碍是脑卒中后常见并发症，尽管发生率达到 50%～78%，但临床上常常被漏诊。吞咽障碍导致患者住院时间延长，并发症增加。脑卒中导致吞咽障碍常常发生在急性期，约半数的患者在一周内自然恢复。

（一）脑卒中致吞咽障碍的特征

据统计右侧大脑半球卒中患者出现误吸占 9.9%，左侧大脑半球为 12.1%，双侧大脑半球为 24%，脑干为 39.5%。脑卒中吞咽障碍主要影响吞咽的口期和咽期，表现为舌开始运动延迟，与吞咽有关的肌肉动作协调性功能减低。单侧大脑半球的损害多出现口期吞咽障碍，可能与面肌和舌肌无力导致口准备阶段异常有关；脑干病变出现的吞咽障碍多为咽期异常，环咽肌功能障碍发生率高；多发性卒中出现的吞咽障碍表现为口期和咽期均受影响。

1. 口期　面肌及舌肌瘫痪、舌感觉丧失，唇闭合异常，流涎，影响咀嚼和食团的形成，食团在口腔内滞留，吞咽延迟或者无吞咽；舌不能与软腭形成封闭腔，食物从口角溢出或者提前落入咽部而发生误吸；舌前 2/3 运动异常，可导致食团形成和推进困难，食物滞留于口腔一侧或溢出，不能推送到口腔后部，表现为反复吞咽动作或分次吞咽，咽期启动延迟或困难。

2. 咽期　咽肌无力可造成同侧食物残留，咽缩肌不能将食物充分挤压通过咽部而导致食物滞留于会厌谷；舌后部力量减弱导致食团向咽部推送力量下降，致使咽期延长；咽部感觉减退，或咽肌运动不协调及收缩力减弱，可导致吞咽反射延迟或缺乏；喉向前运动减退、环咽肌功能障碍可造成食物在梨状隐窝滞留。喉上抬不充分或延迟是导致误吸的常见原因。

（二）评价与治疗策略

吞咽障碍是脑卒中后常见并发症，尤其在脑卒中急性期很常见。通过评定发现 50%以上的脑卒中患者存在不同程度的吞咽问题，其中大部分患者在卒中后 6 个月内基本恢复，约 16%的患者经过急性期后吞咽障碍仍然存在，因此，应重视急性期患者的确诊和处理。

1. 筛查　所有急性脑卒中患者都应进行吞咽功能的筛查，对筛查异常的患者应由专业人员进行临床系统评定，以确定诊断及制定治疗方案。通过吞咽障碍的筛查，尽早发现存在吞咽障碍的可能性，并通过进一步评定明确诊断，及早治疗，预防误吸、营养不良等并发症。应在患者入院后 24 小时内完成。2011 版《中国脑卒中康复治疗

笔记

指南》提出以下几点建议:①建议所有急性脑卒中患者经口进食、进水前均应完成吞咽功能筛查。应有经专业训练的医务人员(言语治疗师、医师或护士)在入院 24 小时内进行筛查。②2 周内应每天进行吞咽功能的监测,明确是否能快速恢复。饮水试验可以作为脑卒中患者判断误吸危险的筛选方法之一。但约有 1/3~1/2 的误吸患者为隐匿性误吸,需要进一步的仪器检查明确诊断。③建议筛查发现有误吸风险的患者,不应经口进食、进水,应进行进一步临床系统评价。

2. 系统评价　对吞咽功能进行系统评价的目的是明确吞咽障碍及障碍产生的机制并制定治疗计划等。吞咽功能的评价分为临床评价及仪器评价。2011 版《中国脑卒中康复治疗指南》提出:①吞咽功能障碍的临床床旁评价应该由掌握吞咽障碍治疗技能的专业人员进行。②VFSS 和 FEES 都是评定吞咽障碍的有效方法。在不同的医疗中心、针对不同的患者群体时,临床医生应该权衡利弊,谨慎选择。③所有吞咽障碍患者均应进行营养及水分补给的评价,定期监测患者体重变化。

3. 治疗

(1)目的:脑卒中患者吞咽障碍治疗的目的是保证脑卒中患者的营养及水分的摄入;预防吸入性肺炎,同时避免因饮食摄入不足导致的液体缺失和营养不良,以及重建吞咽功能,提高患者独立进食能力。所有卒中患者在给予饮食前均应确定有无吞咽障碍或误吸的危险。

(2)介入时机:缺血性卒中发病当日,出血性卒中生命体征平稳 48 小时后,即可根据病情轻重选择合适的吞咽康复措施。

(3)治疗策略:①调整食物质地,增加经口进食的安全性;②采用低风险进食方式及代偿策略来预防并发症如误吸、呛咳的发生;③监控每日经口进食量,预防脱水的发生;④补充食物来保证足够的营养;⑤对不能吞咽的患者应采用管饲;⑥针对不同吞咽障碍的发生机制进行不同的康复训练。

(4)临床常规处理流程:①重症或昏迷患者,首先给予鼻饲保证营养供给;②强化口腔护理,保持口腔清洁;③患者意识清楚后可由言语治疗师/经过训练的护士筛查吞咽功能、营养不良等危险因素;④经吞咽筛查有异常的患者都应进行详细的临床和(或)仪器吞咽功能的评定;⑤在低风险进食策略时应由经过训练的专业人员进行进食的适当辅助或进食时监控;⑥出院后对患者及其家属进行随访教育;⑦对于经口和非经口营养供给方式的选择应结合患者具体情况并参考患者及家属意愿。

(5)具体方法:吞咽障碍的治疗涉及代偿性和治疗性方法。代偿性方法包括保持口腔卫生、进食姿势的改变、食物性状的调整等。治疗性方法主要是通过直接及间接训练来改变吞咽的过程,改善患者的运动及感觉,包括温度触觉刺激、吞咽手法等方法,两者也可结合使用。

对于存在吞咽障碍的脑卒中患者,必须确定能否维持经口进食,是否需要替代进食途径。这需要综合营养状况、发生误吸和吸入性肺炎的危险程度以及插鼻胃管带来的不适等多种因素进行判断。由于脑卒中患者的吞咽功能会在脑卒中后的一段时间逐渐改善,对于尚能维持经口进食的患者,主要采取行为治疗,包括对饮食的调节、采用特定的体位等。

有咽期延迟的患者,头和颈部应注意保持一定体位,颈前倾使会厌向后,从而咽部

笔记

入口变窄，增强对气道的保护；单侧咽麻痹的患者，使头向外侧转动，张开食管上括约肌使食团避开麻痹侧；喉上抬能力差者，可采用门德尔松法吞咽。

脑卒中造成鼻咽闭合不全的患者，应取头前伸位，同时发“g、k、ch 音”；吞咽反射差者，进行喉上抬训练；声门关闭不全，练习发“a”，尽量发长音，重复数次。对有口唇闭合不全、流涎、颊肌肌张力低下、咽反射差、吞咽延迟、咽反射触发障碍者，可给予冰块刺激治疗。针对肌力下降患者，可给予相应的肌力训练；口唇闭合不全者，练习噘嘴、抗阻力下紧闭嘴唇训练、用吸管吹泡泡等；舌肌功能差者，可做舌的水平、后缩、侧方运动，达一定肌力后给予各个方向阻力，行抗阻运动。

4. 注意事项

（1）吞咽障碍患者最大的困难是吞咽稀薄的液体、多成分或碎片状食物，因此宜选择密度均一、有适当黏性、不宜松散、容易变形且不易黏附的食物，如芝麻糊、豆腐脑、蛋羹等，不主张给予饼干、桃酥等食物。另外，冷的食物有助于刺激吞咽食物。进食环境应整洁安静平和，避免不良刺激，避免进食过程分散注意力。进餐地点应配备具有急救能力的医护人员和急救工具（如吸引器）等。

（2）疲劳有可能增加误吸的危险，进食前应注意休息。为便于吞咽，食物通常切得比较小，并置于舌后部。吞咽障碍的患者不应使用吸管饮水，因为用吸管饮水需要较复杂的口腔肌肉功能，易导致误吸。为避免患者低头饮水增加误吸的危险，用杯子饮水时，杯中的水应至少保留半杯。患者进食时应坐起，为预防食管反流，进食后应保持坐立位 0.5~1 小时以上。

（3）脑卒中后发生的吞咽障碍一般在 1~3 周较快恢复。对于需要采取替代进食途径的患者常用鼻饲法过渡。不能经口维持足够的营养和水分的患者应考虑胃肠营养。需长期胃肠营养者（大于 4 周）建议给予经皮内镜下胃造瘘喂养。需要长期管饲者应该定期评定患者营养状态和吞咽功能。

（三）脑卒中吞咽障碍患者的家庭康复

吞咽障碍患者病情稳定后，仍需在家继续康复治疗，故科学系统的家庭康复指导非常重要，确保患者在家中能够得到安全有效的吞咽治疗。

1. 照护者培训　出院前应确定患者回家后谁是主要的照护者，在出院前有计划地对其照护者进行照护技术的培训与指导。对患者及家属说明吞咽障碍的性质，进行预防吸入性肺炎的方法、营养的需要、饮食的调整方面的教育。

2. 环境改造　房间内餐桌应放在比较明亮的地方，就餐环境安静，定时通风，保证空气流通。

3. 喂食指导

（1）进食体位：根据患者情况指导患者选择坐位、半坐卧位或健侧卧位。

（2）食物调配：要求患者家属在患者住院期间学习符合标准的食物形态的调配方法，并指导其使用医用增稠剂调制饮品。

（3）一口量及进食速度的控制：按照住院期间的要求进食一口量并适当控制速度。随着患者吞咽功能的改善，进食时液体量应控制在 20ml 以内，牛奶布丁 5~7ml，浓稠泥状或糊状食物 3~5ml，肉团 1~3ml。进食速度不宜过快，确认前一口已经吞完，才可进食下一口。

（4）进食辅助具的使用指导：指导患者使用附有保护胶套的长柄匙、加大手柄的

笔记

茶匙、改良的筷子、带吸盘的高边碗碟或使用防滑垫、有盖及细吸嘴的杯子或切口杯，餐具颜色最好鲜艳、亮丽。

(5)喂食日记：指导照顾者对患者进食状态及时记录，内容包括日期、开始时间、食物性质、进食时间、耐受能力、进食期间是否出现呛咳、反流等情况、24 小时总入量。

4. 留置鼻饲管/胃造瘘管的居家护理　指导患者鼻饲体位、注食相关知识及注意事项、喂食安全及管道安全相关知识。

5. 居家时窒息的急救　在住院期间指导患者照顾者识别窒息的表现，教会海姆立克急救法。当在家中遇到类似情况时，首先急救，病情稳定后拨打 120 急救电话送医院。

二、脑外伤造成的吞咽障碍

脑外伤(traumatic brain injury，TBI)，是指头颅部，特别是脑受到外来暴力打击所造成的脑部损伤，又称颅脑损伤或头损伤，可导致意识障碍、记忆缺失及神经功能障碍。颅脑损伤包括脑挫裂伤、颅底肿瘤术后、急性硬膜下血肿、颅内血肿、脑干出血和其他脑组织损伤。重症脑外伤病情凶险、变化快、并发症多、死亡率高，是 44 岁以下人群的第一位死因。随着现代医学的发展，全球脑外伤的救治更加规范化，救治效果不断提高，20 年间重型脑外伤的死亡率下降了 50%。

吞咽障碍是脑外伤的常见并发症，据相关研究报道，近年来脑外伤后吞咽障碍的发生率大约在 25%~78%，这与各研究机构研究对象的损伤程度、检测手段、主观因素及评价时患者病程长短有关。许多脑外伤患者误吸后没有咳嗽等明显的临床表现，而经常发生隐性误吸，长期积累后很容易发生肺炎等并发症。

重症脑外伤患者可能需要留置鼻胃管、长期插管维持通气、气管切开，而这些治疗措施可能在不同程度上会影响患者的吞咽功能，尤其气管切开是脑外伤患者常用的治疗手段，可改善患者的通气，加强气道管理，但气管切开使口腔分泌物过多堆积，同时影响了舌、喉、食管的运动功能，从而导致吞咽过程不能顺利完成，这些相关结构的损伤就会导致言语、吞咽、呼吸道保护的功能障碍。

脑外伤后吞咽障碍的转归还是很乐观的，大部分脑外伤患者在伤后 6 个月可恢复部分吞咽功能，这往往与脑外伤的部位、损伤程度有关。残损越重、意识水平越低，则吞咽功能越难恢复。患者越早可以进行吞咽评定，介入治疗，预后越好，所以医生要对患者的吞咽问题早期关注、积极治疗。

（一）脑外伤吞咽障碍的特征

电视透视下吞咽能力检查(video fluoroscopic swallowing study，VFSS)可以动态地、全面地评定口、咽和食管上部吞咽功能，能明确患者是否发生误吸及其原因，是吞咽障碍评定的金标准；纤维光学内镜吞咽评定(fiberoptic endoscopic examination of swallowing，FEES)是采用柔软鼻内镜经鼻腔及腭帆上方进入咽部进行吞咽评定，在检测喉穿透、误吸和滞留方面，该方法同吞钡试验同样有效。

VFSS 在脑外伤后吞咽障碍评定方面发挥了重要作用，脑外伤后吞咽障碍主要集中在口期及咽期。患者的口期吞咽障碍包括唇闭合不严，食团控制力下降及舌运动能力减弱，口部异常反射例如紧咬反射；咽期吞咽障碍包括咽期起始迟缓，甚至咽期缺失、喉上抬减弱、咽喉部闭锁不全、环咽肌功能不全、单侧或双侧咽麻痹、气管食管瘘、腭咽闭合不全，且误吸最常发生在吞咽中，其次吞咽前，最少见的为吞咽后。

脑外伤后吞咽障碍相关的危险因素主要与格拉斯哥昏迷量表评分低（glasgow coma scale，GCS）、意识水平低、气管切开、机械通气时间 2 周以上及认知障碍方面高度相关，前两项说明患者神经损伤程度较重，而神经损伤越严重吞咽障碍就越明显。意识水平低下的患者，咽部肌肉放松，气道闭锁不严，容易误吸，早期患者一般会依靠鼻饲管进食，随着意识状态的好转，吞咽功能也会得到相应改善，比如经口进食。脑外伤患者因为有易发怒、焦虑、抑郁、缺少控制能力等特点，这需要治疗师细心的康复指导。

（二）康复治疗

目前没有专门用于脑外伤后吞咽障碍的治疗手段，主要参考脑卒中后吞咽障碍治疗方案。治疗的主要目的是改善个体的进食状况，也能改善营养，预防并发症例如肺炎。主要采用代偿性治疗、吞咽障碍康复治疗技术、针刺、电刺激等方法：

1. 代偿性治疗　标准的行为干预方法包括食物调配、姿势调整、进食方式的改变和行为代偿，重症脑外伤患者，会伴随较多的并发症，有时需要改变进食途径，特别是伤后早期，经适当临床干预后，随着脑外伤患者功能恢复，患者经口进食能力也随之改善。

食物调配是指改变食物或液体的结构或者黏度，是吞咽障碍的基础治疗。食物改进最常见的是将固体食物改成泥状或糊状，固体食物经过机械处理使其柔软，质地更趋于一致，不容易松散，从而降低吞咽难度。脑外伤后大部分吞咽障碍患者最容易误吸的是稀液体，将稀液体内加入增稠剂以增加黏度，可减少误吸，增加营养内容的摄入量。在调配食物过程中，注意在结构改变的食物中强化可能丢失了的营养成分，尽量使食物能引起患者食欲。

姿势调整包括转头、低头、交互吞咽等方法，虽然不能改善吞咽功能，但可减少误吸和增加食物摄入量。根据评定结果确定最适合的姿势和帮助进食需要的特殊工具。正常的吞咽体位是身体坐直、稍向前倾 20°、颈部稍向前弯曲、低头。如果患者咽期正常，口期有食团运动异常，患者可使头向后倾吞咽。如果单侧咽部有吞咽障碍，吞咽时头转向健侧。如果单侧口部和咽部都有困难，吞咽时头侧向健侧。

2. 吞咽障碍康复技术　患者的间接训练包括感觉刺激和口舌部运动训练。感觉刺激包括触觉刺激，用手指、棉签、压舌板、纱布等在面颊部内外、唇周、整个舌部实施按摩、摩擦、振动、拍打等刺激；冰刺激是用棉签蘸少许冰水，轻轻刺激软腭、舌根及咽后壁，然后嘱咐患者做空吞咽动作；味觉刺激用棉棒蘸不同味道的果汁和菜汁，刺激舌部味觉。口舌部运动训练包括运动口唇、面颊、牙齿、舌等，做咂唇、缩拢嘴唇、鼓腮并快速左右移动、张口、左右移动下颌、伸舌、缩舌、舌伸向内上、外上、左右等，每个动作维持 5 秒，然后放松。可用压舌板抗阻练习，或速度训练。每天进行 1～2 次，每次 10 回为佳，根据患者耐力而定。

吞咽的直接训练策略：指导患者应缓慢进食。每次只放少量食物在口内，以半或一茶匙量较安全。用水冲去咽喉部残留的食物，可在每口吞咽后喝一口水，把积聚在会厌谷和梨状窝的食物冲至食管。指导患者在吞咽后做干吞或用力吞咽，可清除少量残留在咽喉的食物。如果患者有喉上抬障碍，可用 Mendelsohn 吞咽法，其步骤如下：

笔记

进少量食物、咀嚼、吞咽、以食指拇指托住咽喉部、当吞咽时将喉部抬至最高点，维持数秒、放松咽喉。可由治疗师教会患者自己上抬喉部。如果患者气道保护障碍，可采用声门上吞咽法(Supraglottic Swallow)，其步骤如下：吸一口气屏住、进一口食物、吞咽、呼气及清喉、再吞一次。这些吞咽方法都需要患者有良好的认知功能。随着患者吞咽功能的改善，规则地增加摄食量，并记录每次的摄食量、进食时间、呛咳和其他症状，逐步增加进食的种类，直至进食可保证患者的基本营养，再拔鼻饲管。

3. 针刺治疗

(1)取穴：廉泉穴及双侧旁廉泉，关元，气海，双侧合谷，双侧太溪。口期加地仓、颊车、下关。

(2)刺法

1)廉泉：以长 50mm 毫针向舌根方向深刺 2.0~2.5 寸，施提插手法，以舌根部有强烈酸胀感和放射感为度，留针 30 分钟。

2)旁廉泉：廉泉双侧旁开 0.5 寸处以长 40mm 毫针向舌根方向深刺 2.0~2.5 寸，以舌根部有强烈酸胀感和放射感为度，留针 30 分钟。

3)合谷：以长 40mm 毫针直刺 1.0~1.5 寸，有酸麻胀或放射感为度，留针 30 分钟。

4)地仓：向颊车透刺，1.0~1.5 寸，有酸麻胀或放射感为度，留针 30 分钟。

5)下关：向地仓透刺，1.0~1.5 寸，有酸麻胀或放射感为度，留针 30 分钟。

6)颊车：向地仓透刺，1.0~1.5 寸，有酸麻胀或放射感为度，留针 30 分钟。

7)太溪：直刺 0.5~1.0 寸，有酸麻胀或放射感为度，留针 30 分钟。

8)关元：直刺 2.0~2.5 寸，有酸麻胀或放射感为度，留针 30 分钟。

9)气海：直刺 2.0~2.5 寸，有酸麻胀或放射感为度，留针 30 分钟。

(3)意外情况处理方案

晕针：立即停止针刺或停止留针，退出全部已刺之针，扶患者平卧，头部放低，松解衣带，注意保暖。轻者静卧，给饮温开水或糖水即可恢复。重者，可指按或针刺急救穴，如人中、合谷等；若仍人事不省，采取现代急救措施。

滞针：如因患者紧张所致，耐心解释，并延长留针时间，或用手在邻近部位做按摩，或在邻近部位再刺一针；如因患者体位移动，恢复原体位。

弯针：顺弯曲方向将针慢慢退出，避免猛抽而引起折针、出血。

折针：术者应冷静，交代患者不要恐惧，保持原有体位，以防残端隐陷。如皮肤尚露出残端，用镊子钳出；若残端与皮肤平齐，折面仍可看见，用左手拇、食指在针旁按压皮肤，使之下陷，右手持镊子将针拔出。如针身没于皮肤中，请外科医生会诊手术寻取。

拔针时出血，用棉球按 1 分钟。

4. 电刺激

(1)低频电刺激：频率小于 1000Hz 的电刺激，称为低频电刺激，目前临床上较常用的如美国语言病理学治疗专家 Freed 开发的电刺激治疗仪，主要用于辅助强化肌力，帮助喉提升，增加咽肌收缩力量与速度，增加感觉反馈和时序性。治疗时间一般每次 30 分钟，每天 1~2 次，每周 5 次。

(2)中频电刺激治疗：目前认为刺激舌肌最合适的电流已不是单纯的低频脉冲电

笔记

流，而是低频调制的中频电流，即正弦调制中频电疗，主要针对口期吞咽障碍的患者。治疗时间一般每次30分钟，每天1次，每周5次。

（三）家庭康复

1. 预防误吸 照顾者要了解误吸方面的知识，了解可能致使患者发生误吸的行为，包括食物的选择，进食体位，进食速度等。对于咳嗽、痰多的患者进食前要鼓励患者充分咳嗽、咳痰，避免进食中咳嗽，进食时应将义齿戴上等。

2. 误吸紧急处理 如发生误吸，第一时间紧急救治尤为重要，迅速清除异物，可采用海姆利克急救术，即将患者倒转，呈俯卧位，头部在下，用手拍击背部，促使异物滑出，也可握拳放于患者的剑突下向膈肌方向猛力冲击上腹部，造成气管内强气流，使阻塞呼吸道的异物排出。

3. 口腔卫生 进食后为患者清洁口腔内残留食物，漱口，防止口腔内残留食物过多，滋生口腔内微生物，发生肺炎。但不可进食后立即刺激咽喉处，如刷牙。

4. 食物调配与喂食 照顾者要清楚吞咽障碍患者不同时期应选择的食物种类和形状，应清楚流质食物、糊状食物或不同黏稠度食物的制作方法，以及所选食材的种类。

三、帕金森病的吞咽障碍

帕金森病是一种常见的神经系统变性疾病。帕金森患者中吞咽障碍的发病率在35%~82%，通常被认为是运动系统症状的一种。吞咽障碍患者常会出现食欲减退、进食种类减少、进食时间延长、流涎等症状，可能导致营养不良甚至出现误吸导致吸入性肺炎等情况。由于吞咽障碍的存在，患者的日常生活受限，甚至进一步引起焦虑、恐惧、抑郁等负面情绪。

（一）帕金森患者吞咽障碍的症状

帕金森患者发生吞咽障碍时可见无明显原因的体重下降、流涎、进食和喝水的时候会发生呛咳、不容易把食物送至口腔内、进食缓慢、自觉食物黏附于喉咙内、吞咽药片有困难等症状。其主要原因是舌骨肌群的萎缩与相关运动神经的病理学改变。

帕金森患者的吞咽障碍大多在口期与咽期。在口期，患者有很典型的舌重复性的前后运动、肌肉萎缩和运动失调造成口期延长，最终导致食团形成困难，吞咽起始困难，使吞咽效率低下，口期障碍造成患者吞咽固体食物尤其困难。在咽期主要的症状是起始延迟，由于咽壁收缩和舌向后运动都有所减弱，造成食物残留在会厌谷和梨状窝。会厌谷和梨状窝中大量的食物残留会造成吞咽后误吸。其次，环咽肌功能紊乱与食管的动力运动减弱，使食物向食管的移动及在食管中的传导速度减慢。同时食管存在严重的运动功能紊乱，如食管上段括约肌及食管壁大幅度地自发反复收缩导致肌张力增高，以及食管下段括约肌张力的异常下降。在帕金森症晚期，患者喉上抬的能力开始减弱，并出现声门闭合不全的症状，造成吞咽中误吸。

误吸与吸入性肺炎的发生呈正相关，而肺部疾病是患者的重要死因。对于帕金森患者伴发的吞咽障碍，目前尚无明确的发病机制，可能存在神经肌肉的多种不同的病理改变，包括中枢性及外周性因素。通过对患者进行尸检发现其病变累及了与吞咽有关的外周神经，导致咽部神经反射的异常，使吞咽反射减弱，食管上括约肌失迟缓，引起吞咽障碍。同时咳嗽等气道保护性反射也受到影响，从而使误吸和吸入性肺炎的风

笔记

险增加。

（二）帕金森患者吞咽障碍的评定

1. 主观吞咽功能评定量表

(1)帕金森病非运动症状量表(PDNMSQuest):此量表由30个针对不同方面的问题组成,每个问题由患者自行回答“是”或“否”并进行打分。其中关于胃肠道部分的题目“吞咽食物或饮水时感到困难或呛咳”(近1个月内发生过为“是”)可以提示存在吞咽障碍的可能性,需要引起医生注意。但此量表并不是针对吞咽障碍的专用量表,只能用于症状筛查,不能用于严重程度的判断。

(2)吞咽障碍问卷(SDQ):量表由15个问题组成,涵盖了常见的口、咽部吞咽障碍的症状。其中1~14题按严重程度以0~3打分,无障碍为0分,存在严重障碍为3分;15题按是或否打分,“是”为2.5分,“否”为0.5分。此量表可以作为检测早期帕金森病患者吞咽障碍的有效手段。

2. 客观吞咽功能评定试验

(1)洼田饮水试验(WST):洼田饮水试验由日本学者洼田俊夫提出,是最常用的吞咽功能评定试验之一。对意识清楚、认知正常,能够按医生指令完成动作的患者可以进行此试验。试验时,患者取站立或坐位,按照个人习惯的方式饮用30ml温水,观察并记录其饮水时间、饮水情况及饮水时有无呛咳等现象。正常情况下应在5秒内将水一饮而尽,且不发生呛咳,记1分;饮水时未发生呛咳,但用时>5秒或分2次者,为可疑异常,记2分;可以在5秒内1次将水饮尽,但发生呛咳,为轻度异常,记3分;在5~10秒内将水分2次以上饮完,且发生呛咳,为中度异常,记4分;用时>10秒、分多次饮用、呛咳发生数次或不能饮完者为重度异常,记5分。其操作简单容易掌握,分级清楚,也可用作进一步视频荧光显像检查的筛选标准。

(2)反复唾液吞咽试验(RSST):患者取坐位,检查者将手放在患者颈前甲状软骨及舌骨的位置,嘱患者吞咽唾液,触及甲状软骨及舌骨下降时即为吞咽完成。观察在30秒内患者吞咽的次数和幅度,幅度<2cm者不计入吞咽次数,高龄患者30秒内完成3次即认为正常。此试验常用于评定随意性吞咽反射动作的发生与完成能力。

(3)标准吞咽功能评定量表(SSA):由三部分组成,循序渐进。第一部分为临床检查,观察患者意识、头和躯干控制、呼吸运动、喉及咽的反射等8项内容,进行打分;第二部分为给予5ml饮水3次,观察饮水是否洒出、吞咽情况、吞咽后情况等5项进行打分;对于第二部分可完成者,再进行第三部分,给予60ml饮水,观察饮水时间、呛咳、喘鸣、误咽等6项,进行打分。SSA的分数越高,代表吞咽功能越差。其总分最低为18分,最高为46分。SSA相比前述两种试验更为全面,但也更加复杂,常用作临床护理中对患者情况的观察。

(4)才藤分级法:该方法由日本学者才藤荣一提出。将吞咽功能分为7级,7~1级由轻到重。7级为正常范围,6级为轻度问题,5级为口腔问题,4级为机会误咽,3级为水的误咽,2级为食物误咽,1级为唾液误咽。此方法在分级的同时给出了相对应的康复治疗建议,并且此分级的改变可以作为治疗有效或病情恶化的判断依据。

3. 辅助检查

(1)视频荧光显像吞咽功能检查(VFSS):VFSS 被认为是吞咽障碍诊断的“金标准”。要求患者坐在 X 线机前,吞咽预先配制的含有碘造影剂泛影葡胺或钡剂的不同黏稠度的食物糊或液体,约 10~20ml。分别评定口期、咽期是否存在异常并进行评分。通过 X 线透视影像,可以直观观察是否有食物或液体的误吸、反流、吞咽障碍,在会厌谷或梨状隐窝处是否残留,还可观察到口、咽、食管的运动情况,如环咽肌开放情况等,结果准确,敏感度高,可以同时发现结构及功能的异常。因此,此方法通常作为筛查后的确诊方法以及判断治疗效果的确切证据。

(2)纤维内镜吞咽功能检查(FEES):检查时患者取坐位,经表面麻醉后将纤维内镜由鼻腔插入咽腔、喉腔。先观察黏膜表面有无病理改变,分泌物、残留物的存在情况。用内镜头端刺激杓会厌皱襞、室带可引起咳嗽、吞咽等反射。吞咽前后可观察有无溢出、渗入、误吸等,肌肉是否有效收缩,但吞咽时视野可能会受到影响。与 VFSS 相比,敏感度和阴性预测值均高,且一致性好。此外,FEES 还可以发现水肿、溃疡、息肉等咽喉部结构的病理改变,对结构异常引起的吞咽障碍更有价值。

(3)体表肌电图(sEMG):sEMG 使用固定到皮肤上的一次性自贴电极记录肌肉的电活动的检测方法。一般记录咬肌、口轮匝肌、颌下肌群、舌骨下肌群等处的电位,接地电极连接于肢体或胸骨处。对有吞咽障碍的患者,在吞咽过程中记录舌骨周围肌群的电活动,可以记录到电活动的延迟和时程的延长。此方法可以对神经源性吞咽障碍作出客观而迅速的诊断,与 VFSS 及 FEES 相比更侧重于吞咽障碍的病因检测;可以衡量不同肌肉病变的严重程度,指导康复训练,同时也是一种神经生理学研究方法。其重复性好,且对患者无损伤。

(三) 帕金森患者吞咽障碍的治疗

1. 摄食前训练(间接策略)　该项训练一般用于帕金森疾病早期的治疗。例如唇和舌主动运动、喉上抬运动,以及喉闭合运动。每天至少做 2 次此项训练,每次各 10 分钟。口唇运动训练可以抑制食物或水从口中漏出。让患者面对镜子独立进行紧闭口唇的练习。对无法主动闭合口唇的患者,可予以辅助。其他练习包括口唇突出与旁拉、嘴角上翘做微笑状、抗阻鼓腮等。主动运动:患者将舌前伸、后缩、舔左右口角、挤压脸颊内部使之隆起、舔上下唇、往软腭方向卷起、通过舌尖舔吮口唇周围、练习舌的灵活性;用压舌板抵抗舌根部,使患者做抵抗运动,练习舌根抬高等,或用节拍器进行速度训练(图 8-17~图 8-19)。

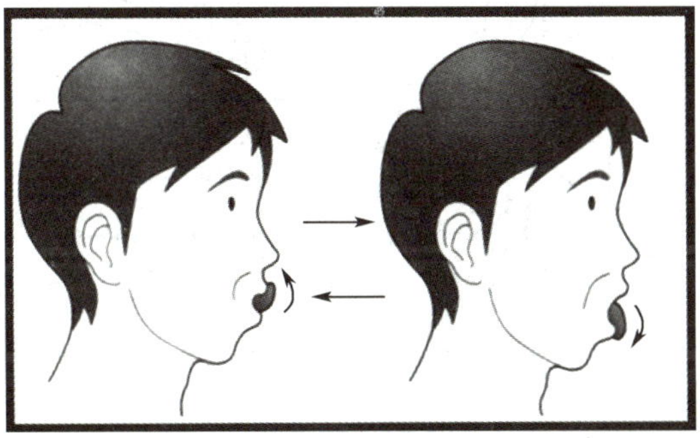

图 8-17　舌上下运动

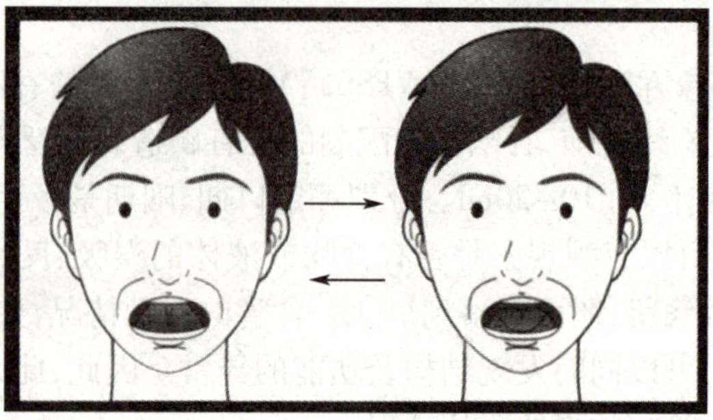
图 8-18 舌前后运动

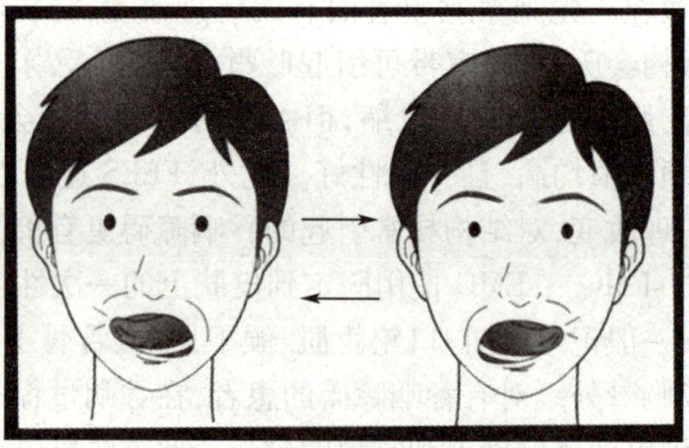
图 8-19 舌左右运动

2. 摄食干预(直接训练) 在患者经过间接训练后,通过调整进食姿势和改变食物形态,能咽下食物者开始进行摄食训练。患者摄食的体位、食物的形态、食物在口中的位置、摄入食物一口量应根据患者的吞咽情况来选择。由于帕金森患者常伴有大量食物残留和咽期起始迟缓,一般建议患者采用颈部前倾的体位(图 8-20)。该体位可以扩大会厌谷的空间,并使会厌向后移位,处于更加保护气道的位置,在咽期起始迟缓期间,有利于食团在会厌谷安全停留。该体位也能使舌根部向咽后部靠拢,减少食物在会厌谷的残留。由于帕金森患者多伴有舌部运动障碍和喉闭合不全,患者应避免固体食物和稀的液体食物。

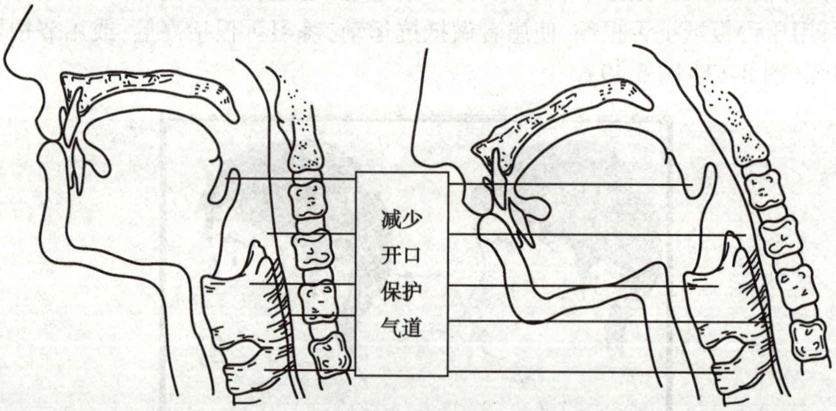

图 8-20 颈部前倾

3. 特定吞咽方法训练　帕金森患者经常有喉闭合障碍,在吞咽时患者需要应用屏气吞咽来帮助喉闭合。患者在吞咽前和吞咽过程中自主屏住呼吸,然后关闭真声带进行空吞咽,吞咽后立即咳嗽。这一方法使吞咽时食团不易进入气管,吞咽后咳嗽可以清除滞留在咽喉部的食物残渣。针对帕金森的喉上抬困难,患者在吞咽时需要用 Mendelson 手法,在吞咽时自主延长并加强喉上抬和前置运动,以此促进环咽肌开放,此策略增加了舌的驱动力,加之喉的上抬,增加了环咽肌开放的时间和程度,适用于喉上抬及环咽肌开放障碍的帕金森患者。

4. 其他治疗　随着帕金森患者病情的加重,间接训练会逐渐减少,治疗侧重于调整进食姿势和改变食物形态。晚期帕金森患者需要通过胃造口术摄取营养。患者的家属可以从胃造口术的末端放入糊状食物,一日三次,和正常进食时间相同。为了减少食管反流,患者需要在进食后 1 小时内维持坐位或半坐位。

四、头颈部肿瘤造成的吞咽障碍

在我国尤其是华南地区鼻咽癌是高发肿瘤,占人口比例的 30~50/10 万,发病率居世界之首。放射治疗作为头颈部肿瘤尤其是鼻咽癌的主要治疗手段,对肿瘤周围脑组织、面部组织、颞颌关节及邻近神经也造成不同程度的损伤,引起张口困难、吞咽障碍,严重影响患者的生活质量。张口受限的康复训练是康复治疗的重要组成部分。颞颌关节运动包括:①张口运动,慢慢张嘴,再慢慢闭嘴;②下颌侧移运动,将嘴微张,下颌向左缓慢移动到底,回到中线,再向右做同样的动作;③戽斗运动,将下巴向前伸到底,做戽斗状,再回到原来位置。患者也需要练习口颌部拉伸动作:①使用手指张口运动,将食指及中指分别卷上纱布,放在上下牙齿中间,再将食指及中指尽量分开,使口腔拉开;②双手张口运动,将左手及右手分别缠上纱布,一手固定于上颌,另一手固定于下颌,再将双手尽量分开,使口腔拉开;③使用张口器进行张口运动,将适当大小的张口器放入口内,先由 5 分钟开始,再逐渐增加次数及时间;拉伸时口腔肌肉要放松。上述运动各做 3~5 次,每次动作时间约 3 秒钟。康复治疗可有效地延缓甚至防止颞颌关节邻近组织纤维化而引起的张口困难。坚持系统的康复训练,通过主动、被动活动,如反复的张口、下颌前伸、侧移及口颌部的关节运动,可改善颞颌关节软组织的柔韧度和弹性,改善关节活动度,并可有助于促进血液循环,促进炎性物质吸收,预防组织纤维化或纤维组织粘连挛缩,从而有效防止放射治疗后张口困难。

气囊扩张技术对咽部纤维化,尤其是食管上括约肌的纤维化有较好的疗效。用棉球向鼻黏膜施加局部麻药如利多卡因来降低鼻黏膜的敏感性。将水注入球囊中来检查球囊是否完好无损,同时观察注水量与球囊扩张的关系。确定导管进入食管后,在距门齿大约 30cm 处确认完全穿过括约肌,向球囊注水约 6ml,缓慢向外拔管,感受到卡住的感觉时向外抽出 3~4ml 水,再次上提,感受到球囊可滑动时再注入 1~2ml 水,在狭窄处缓慢地反复抽提球囊导管 30 次,将球囊中的水完全抽干,拔出导管。球棒扩张可隔日一次,共 5~15 次。术后可给予雾化吸入治疗,减少扩张部位的黏膜水肿与黏液分泌。

头颈部肿瘤造成的吞咽障碍一般是由于结构的缺失。较小的口咽部肿瘤的治疗需要手术局部切除肿瘤组织和周边 2cm 的正常组织。较大的肿瘤除了局部切除肿瘤以外,患者还要经过放疗和化疗以防止淋巴结和其他组织的转移。在肿瘤切除术后 14 天缝线愈合后就可以开始康复治疗。常规的吞咽治疗直接策略和间接策略例如代

笔记

偿策略,口舌的运动训练等也适用于这些患者。如患者有口前部组织切除,但患者咽部功能正常,食物应放在舌后方以利于吞咽。如一侧咽组织切除,应指导患者将头转向健侧吞咽。对口咽部放疗的患者,患者会唾液分泌减少,口腔干燥,进而加重味觉障碍和吞咽障碍的症状。患者为了减轻症状有时需要用唾液代用品。放疗还会造成口咽部组织的纤维化,舌部运动和喉上抬运动需要早期开始,在放疗期间要坚持这些运动以减少组织的纤维化。舌运动需要患者主动地将舌伸出、侧移、上抬,运用压舌板,患者可以做抗阻力运动以增强舌肌的力量。患者应用唱音阶的方式来练习喉上抬,这个练习能拉长喉部的带状肌肉,防止肌肉纤维化。

头颈部肿瘤患者一般比较年轻,没有认知方面的障碍,很多患者在肿瘤治疗后希望回到工作岗位,所以这些患者会积极地参与治疗师推荐的吞咽治疗的练习,他们的康复效果也比神经系统障碍造成的吞咽障碍(例如脑卒中)效果好。

五、脑瘫儿童的吞咽障碍

摄食是维持生命的基本功能,成熟的吞咽过程随着脑发育日臻完善,妊娠第18~24周脑干开始髓鞘化,妊娠第7~8月,动眼神经、滑车神经、展神经、面神经、舌咽神经、舌下神经的颅内部分髓鞘化,伴随着这些改变,妊娠第18周后的胎儿开始出现下颌的开合、舌的前部运动以及吸吮动作。妊娠第34~36周以上结构的髓鞘化达到高峰,出现安全的营养性吸吮。第40周时疑核和孤束核周围的网状结构开始髓鞘化,一直持续到婴儿早期,伴随着这一髓鞘化过程,婴儿逐渐出现吸吮,吞咽和呼吸的良好协调。新生儿一出生就需要有强有力的摄食反射的保护,而摄食过程的神经机制很复杂,需要中枢神经系统支配,涉及唇、齿、舌、下颌等口腔器官及头、颈、躯干和手的运动。新生儿及小婴儿所具备的是反射性摄食,4个月左右原始反射消失,随着上肢和口运动的发育及口腔刺激的增加,在学习中逐渐获取主动性摄食技能。0~2岁为学习摄食技能的关键时期,2岁左右的儿童已基本具备成人水平的摄食能力。

脑性瘫痪是儿童主要致残性疾病,由于肌张力异常使肌肉协调运动障碍,除肢体运动障碍以外,26%~100%的患儿合并口咽运动功能障碍,并因此造成进食困难、言语构音障碍,影响儿童的营养、体格发育以及语言发展。脑瘫患儿由于早期大脑损伤,使口咽运动的神经支配以及进食技能的学习受到影响,从而导致不同性质和程度的进食技能异常。几乎所有的徐动型、失调型及痉挛型四肢瘫患者均存在口咽运动和进食障碍。一方面与进食有关的原始发射残存,例如吸吮反射、觅食反射不消失、非对称性紧张性颈反射不消失使头颈部控制不良、手眼协调性差、手不能将食物送到嘴里。另一方面口腔内器官的协调运动功能障碍,使患儿不能主动张口、闭唇、自主咀嚼和吞咽、进食能力滞留在原始水平,正常技能发展受抑。表现为吸吮无力、吸吮吞咽不协调、进食时发呛、舌外推食物,或者食物一碰软腭出现吧嗒嘴的动作,匙子一碰口唇或舌尖,表现为匙子立即被咬住、患者口张大或头后仰。上下牙床错位、双唇合不拢、舌的伸出缩后无正常运动及呼吸的不规律都致使脑瘫患儿不能以正常方式完成吸吮、吞咽、咀嚼等基本的进食动作。手足徐动型脑瘫患儿由于手、口、眼协调障碍,上述表现更为明显。

(一)脑瘫吞咽障碍的症状

口准备期和口期更容易受随意运动障碍程度的影响,主要的症状包括:由于肢体运动障碍导致进食时准确性差,常表现为躯干、头颈的位置不佳和姿势不稳定,食物不能准

笔记

确送入口腔内；进食时张口过大或下颌运动不灵活；口腔原始反射残存和刺激减少常致口腔高敏感性、口腔内实体辨别觉下降、舌外推食物；受联合反应的影响，唇闭合的控制差，以及闭合时双唇间压力不足等问题，使食物不能保留在口中；口轮匝肌功能缺陷可以导致口内唾液和/或食物溢出等。下颌开合、侧方运动幅度和力度受限，导致食物的咬断和咀嚼困难，不能进食固体食物。舌的各向运动差，食团不能正确运送到牙齿间进行咀嚼，也不能顺利地传输到腭咽部；由于口面部肌张力不稳定或增高，主动肌和拮抗肌的肌力不平衡，使得食物向后方传输的同时不能有效地关闭下颌和双唇，直接影响着食物在口腔内的移动过程和咽期的吞咽动作。此外，受挫的进食经验或强迫性进食常常导致患儿缺乏食欲和厌食。一般脑瘫的患儿运动障碍越严重，吞咽障碍越严重。

脑瘫患儿支配口咽部肌肉能力差，常导致吞咽不充分，部分食物残留在咽部，因此出现咽期吞咽障碍；同时因为吞咽和呼吸调节障碍，喉向前上抬高范围不充分，声门不能完全闭合，产生误吸，呛咳。严重的吞咽障碍干扰正常吞咽生理，不能吞咽，无效吞咽，吞咽不充分，和/或鼻咽反流、呕吐、呛咳、慢性误吸等，因此严重咽期吞咽障碍的脑瘫患儿往往需要鼻饲来提供机体能量。如果患儿长期不能安全的吞咽，则建议患儿采用经皮胃插管进食。

严重食管期吞咽障碍的患儿因为长时间鼻饲，会影响正常的食管胃肠运动，食物进入食管后，食管蠕动慢，以及食管下括约肌收缩功能下降，导致胃食管反流。

（二）脑瘫吞咽障碍的评定

脑瘫患儿吞咽障碍的评定方法包括父母问卷调查、营养状况评定、结构性进食观察、辅助检查评定等。Reilly 等的结构性进食观察以及吞咽障碍调查量表（dysphagia disorders survey，DDS）临床应用较为普及。DDS 用来评定发育障碍患儿的吞咽障碍，全量表分为两部分，共 15 个问题。第一部分为吞咽障碍的相关因素，包括：身高/体重、食物的性状/受限情况、进食独立性、改良餐具的使用、进食姿势、姿势稳定性、进食/吞咽模式；第二部分为进食分析，包括拿取食物时的方向准确性、接受食物的能力、控制能力、口内转运能力、咀嚼、咽下、咽后体征、食管期体征。并根据第二部分内容进行了吞咽的严重性评分（dysphagia severity scale，DSS）。该方法适合于就餐环境，没有创伤性，易于接受，但不如影像诊断方法评定详细，也不能评价误吸的存在，因此，需要其他辅助工具检查作为补充。DDS 0 分：提示无吞咽障碍；DDS>0 分，咽期得分 = 0 分，轻度吞咽障碍；DDS>0 分，咽期得分>0 分，中度吞咽障碍；完全不能经口进食，极重度吞咽障碍。

如果不用量表，脑瘫患儿也可进行临床摄食技能的评价，一般分为摄食能力问卷调查与现场测试两部分，前者包括 1 岁内的喂养情况、进食的性质和方式、进食过程中存在的问题等，后者则包括现场观察进食情况，包括用杯喝水、吸管使用、餐具使用、进食流质、半流质、半固体，以及固体食物的情况。大部分脑瘫患者于 1 岁内即表现出明显的摄食行为和/或摄食姿势异常。

因为脑瘫患儿的吞咽障碍和口腔器官的神经运动发育有很强的相关性，口腔器官的神经运动学检查成为吞咽障碍检查的重要部分。这个检查包括口颜面部反射、口腔器官运动（幅度、速度和力度），以及言语构音情况几部分。口运动障碍诊断包括患儿流涎、构音不清、口唇控制不良等症状，以及口腔器官主动运动幅度减少、速度减慢、力度减弱、不随意或不协调运动等体征。

绝大部分脑瘫患儿存在口腔器官运动异常,口运动异常使大部分患儿摄食的基本环节受到影响,餐具使用困难影响食物的送入。唇、颌、舌、齿等器官运动异常使咀嚼以及吞咽的自主运动完成困难,使绝大部分患儿摄食动作笨拙或十分困难,不能向正常饮食过渡。很多患儿不能进食固体食物,很大部分患儿进食过程中需家长协助(家长代为送入或/和咀嚼食物)。部分患儿存在一种或多种口面部原始反射包括吸吮、咬合、舌伸出、呕吐及 Babinski 反射。

当临床吞咽检查不能排除咽期或食管期吞咽障碍时,就需要加入吞咽仪器检查。仪器检查对吞咽障碍尤其是咽期、食管期的评价客观、准确,但需要患儿有一定的智力水平和主动配合能力,常用方法包括:改良吞钡检查、超声波检查、肌肉电生理检查技术等。吞钡检查发现许多脑瘫患儿在吞咽过程的口期、咽期都有异常,主要表现在食团的收集、准备、向后方的运行异常,整个口期的时限明显延长,吞咽过程中有食物的误吸,口后方渗漏和咽期的启动延迟,躯干、头颈的位置不佳和姿势不稳定也影响口咽活动。改良吞钡检查如果发现咽期起始迟缓严重,患儿可能会有吞咽前误吸。大量的会厌谷或梨状窝食物残留会造成吞咽后误吸。超声波检查发现在进食过程中脑瘫患儿舌和软腭的活动模式,食团的转移等得分明显低于正常的儿童,异常运动模式贯穿于整个进食过程。颏下和舌下肌电图可以检测到吞咽的开始和持续时间。这两种方法虽然不能提供吞咽的全面信息,但是由于没有放射线,可作为较好的评定辅助方法。

体格发育测量可以间接评定吞咽障碍的存在。Gisel 等根据生长指标测量以及进食技巧测评两个方面设计了脑瘫患儿进食障碍的评定系统,前者包括体重、身高、中臂围、三角肌和肩胛下皮褶厚度测量,后者采用的是改良功能性进食评定量表(modified functional feeding assessment scale)进行进食效率和口运动技巧检查,内容包括使用勺子进食、咬合咀嚼、使用杯子喝水、吸管喝水和吞咽。

(三)脑瘫吞咽障碍的治疗

根据吞咽障碍的程度,治疗应该包括直接策略和间接策略。不同程度的吞咽障碍需要侧重不同类型的治疗策略。轻度吞咽障碍会侧重于直接策略,而重度吞咽障碍则需要同时应用间接策略和直接策略。

轻度吞咽障碍的治疗可以从对周围环境的操作中受益,如:采用合适的餐具以减少食物在获取和传输过程中的洒落,选择软食为主以降低进食难度,适当的咀嚼能力训练等。治疗后进食时间缩短,进食效率增强,体重达到正常水平。中度吞咽障碍需要强化性的口运动技巧治疗,包括有利于食物保留的闭唇训练,食物咬断训练,把食物放置于磨牙间的舌侧摆训练,以及咀嚼训练,治疗后闭唇的感受性,咬和咀嚼都取得了显著的提高。对于口腔感觉迟钝的患者可采用冰棉棒刺激或冰水漱口,给予脑皮质和脑干一个警戒性的感知刺激,提高对吞咽的注意力。重度吞咽障碍的患儿食物摄入量仅占规定量的 20%,食物摄入不足常常导致能量缺乏性营养不良,运动能力越差,问题越严重,因此建议严重吞咽障碍的脑瘫患儿应该及早进行鼻饲,防止营养不良的发生。如果双侧鼻腔交替插管使用鼻饲管喂养的时间可以超过 6 周。如果考虑长期胃肠营养,建议患儿采用经皮胃饲管。随着时间的延长,胃肠营养会造成咳嗽、窒息和呕吐的发生率的提高。为了机体能量和营养成分的平衡,建议重度吞咽障碍的患儿应该采用低脂肪、高纤维和高营养的食物。电刺激治疗(vitalstimulation therapy)也可以应用于少儿,颈部需用特定的少儿用电极(图 8-21)。

笔记

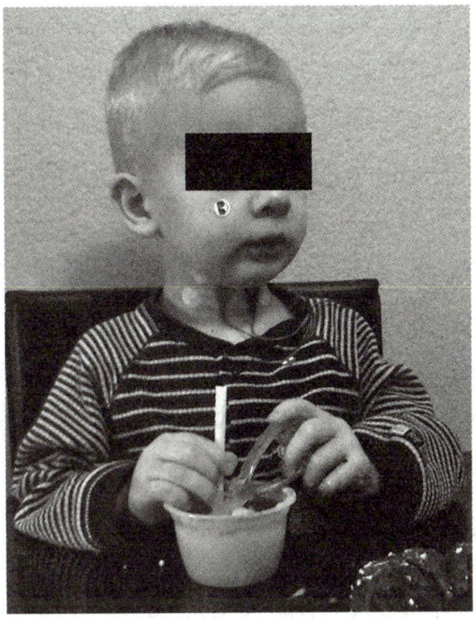

图 8-21 脑瘫患者接受 vitastimulation 治疗

对重度脑瘫患儿，吞咽障碍的治疗应从间接治疗策略开始，包括冷刺激来改进口期或咽期起始的延迟，按摩以降低患儿对事物的敏感反应，手法机械刺激来促进患儿的被动和主动舌部运动和咽部运动。

1. 冷刺激　用 3%葡萄糖溶液蘸湿的棉签冰冻后，蘸少许冷水，刺激患儿的前腭弓、后腭弓、软腭、咽后壁及舌后部，促进吞咽反射，做吞咽动作 5~6 分钟，棉签停留时间不超过 5 秒。用冰块有节律地叩击唇周皮肤及按摩齿龈，按摩齿龈由切牙部开始向磨牙方向进行，每日餐前进行，有利于患者形成条件反射。葡萄糖的微甜可以刺激口腔的腺体分泌。冷刺激可兴奋高阈值的 C 感觉神经纤维，易化 γ 运动神经，有效提高相应区域的敏感度，有助于感觉的恢复，改善吞咽过程中必需的神经肌肉活动，从而使吞咽反射更为强烈，对防止误吸有一定作用。叩击和振动可刺激低阈值的 A 纤维，易化梭肌运动系统而引起快速运动应答。舌肌和吞咽肌群运动能力的训练可以提高吞咽反射的灵活性，并能防止失用性萎缩。辅助肌群的训练虽不能逆转神经损伤的病理状态，但可以通过提高吞咽肌力，改善吞咽动作的协调性，对麻痹的肌神经有促通作用，可提高有关肌肉的控制能力。

2. 脱敏治疗　可以采用下列的训练：按摩牙槽、牙齿侧面、舌面，每次按摩后都应跟随进行上下颌骨的合并，诱导其吞咽动作的出现。并予温度觉、味觉等感觉刺激，改善口腔感觉，每天 2~3 次。指导家长对患儿进行进食技能的训练，包括用杯饮水、用匙进食、咬合咀嚼等训练。

3. 被动训练　被动训练包括用手法机械刺激唇部和舌部肌肉。具体方法如下：戴一次性手套，反复揉捏，按压和轻推舌头，按摩口周肌肉，并按压上唇引起下唇上抬，使唇闭合，轻轻叩击下腭及拍打颊部，放松肌肉。治疗应该每次 10 分钟，每天 1~2 次。

4. 主动训练　主动训练包括：让患儿张口做唇外展、唇噘拢和唇闭合，主动将舌体努力前伸、收回、舔上下唇、左右口角及软腭部，然后缩回，反复 10~15 次，咬紧左右磨牙 10~15 次，最好在下颌角前方摸到咬肌的收缩。应先向患儿解释清楚训练目的，以取得患儿的配合。如果患儿不能理解治疗师的指令，我们可以用棒棒糖让患儿来舔。将糖分别放于唇中央、左右口角、上下腭处诱发舌头运动。以上 3 项每天进行 4 次，餐前进行，其中两次由言语语言治疗师指导进行，另 2 次由监护人进行。

如果患儿的吞咽检查显示有咽期吞咽障碍，患儿咽部肌肉的肌力需要增强。被动训练包括轻揉舌骨下气管周围的小肌肉。主动训练包括咽部内收运动训练，鼓腮 10 次，吮吸 10 次，深呼吸 5 次。被动和主动咽部训练，一天需要进行 4 次。

随着患儿吞咽功能的改善，以阶梯式推进的方法开始进行直接训练，同时准备吸引器、氧气、抢救器材避免误吸。体位：患儿躯干稍后倾而颈部前倾，通过这一姿势可使食物易于移送而咽下。姿势控制加强头部、躯干的控制，保持头部中线位，可把小婴儿放在有靠背或扶手的椅子上维持坐位姿势。存在异常姿势的患儿，同时由物理治疗师指导进行异常姿势纠正。

1. 食物　准备糊状物，如果冻、布丁、蛋羹、豆腐等，其质地能满意地刺激触压觉和唾液分泌，且易变形，有利于吞咽，根据吞咽状况由黏稠过渡到流质食物。当患儿能够安全地吞咽糊状食物，可以过渡到流质食物和需要咀嚼的固体食物。当患儿开始吃需要咀嚼的食物时，食物应放在口腔的侧面，腮和牙之间。然后家长用手指在面颊做环形运动帮助患儿咀嚼。如果患儿需要帮助咬下食物，把食物放在他的上下牙之间，把嘴闭合，微向上推患儿的下颌，注意不要造成患儿头后仰。

2. 器具　喂食糊状食物最好用勺子，家长应坐在患儿的对面或侧面。如果患儿不用他的唇包住勺子，建议家长用手指使嘴唇接触勺子，慢慢地把勺子拿出来，不要让勺子刮牙齿。如果患儿有困难握住勺子，家长可以改装勺子的柄，作业治疗师可以帮助家长改装喂食的器具如勺、盘子和杯子（图 8-22）。

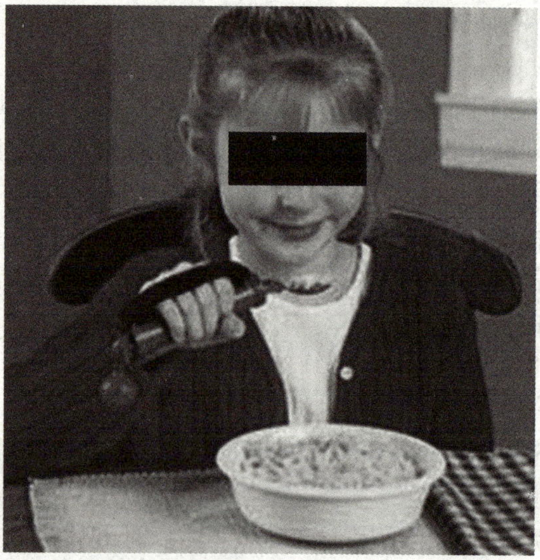

图 8-22　脑瘫患儿用的特制勺子

3. 一口量　每口食物量从少量开始，先从 1~2ml 开始，摸索适合的一口量。食物量过多，难以通过咽门而积存在咽部，将增大误吸的危险，量过少则无法激发吞咽反射。患儿的家长在喂食时应该保持安静的进食环境。患儿在喂食时要充分放松，先空咽几次再开始训练。随着患儿吞咽功能的改善，进食量增多即可拔除胃管，并可增加进食种类。吞咽治疗的过程需要言语语言治疗师进行直接训练，并不断观察、评价和调整训练。

六、唇腭裂患儿的吞咽障碍

唇腭裂是口腔颌面部最常见的先天性畸形。根据出生缺陷检测中心的数据，患病率为 1.6/1000。男性发病率高于女性，约为 1.5∶1。亚洲人尤其是华人的唇腭裂比例比其他人种要高。根据缺损程度的不同，唇裂可分为三度，即Ⅰ度为唇红裂，Ⅲ度为唇红到鼻底完全裂开，介于两者之间为Ⅱ度。腭裂也可分为三度，即Ⅰ度为软腭或悬雍垂裂，Ⅱ度为软腭及部分硬腭裂开，Ⅲ度为悬雍垂至一侧牙槽突完全裂开。唇腭裂患儿经常伴有吸吮、吞咽、发音等方面的功能障碍。手术修复是唇腭裂治疗的重要环节。唇腭裂儿童在腭裂成形术之前的喂养是早期喂养。唇腭裂患儿可能需要多次手术来修复唇腭裂。第一次唇成形术的最佳时间是出生后 3~6 个月，腭成形术的最佳时间是出生后 12 个月。如果患儿的成长发育迟缓，唇腭裂的手术时间也会相应拖后。唇腭裂解剖上的缺陷给患儿的喂养带来困难，而患儿的发育和营养状况直接影响到手术时机的选择，也是决定手术成功和患儿健康成长的关键因素。

（一）病因

先天性唇腭裂患儿唇腭部裂开，口鼻腔相通，口腔内不能形成一个完整的密闭系统，无法产生吸吮所需的负压。由于唇腭部肌肉的分布附着改变，使肌肉的发育及张力不足，引起舌后缩。舌过度发育，舌头上抬，不能在吸食时有效包裹奶嘴。由于软腭缩短不能抬升，致软腭功能不完善而影响吮吸吞咽。

唇腭裂患儿的吞咽障碍是由于结构缺失造成的，吞咽障碍的治疗在手术前主要以直接吞咽训练策略为主。这些策略包括进食器具、喂食技巧、喂食姿势、喂食时间，和食物的选择。

（二）选择合适的进食器具

为唇腭裂患儿设计的奶嘴、奶瓶，有 M 型和 P 型两种，适合唇腭裂患儿的口腔特点，并具备防呛咳功能（图 8-23）。M 型奶嘴为橡胶制品，口含部分呈扁圆形状，长度为 3.6cm，内径为 0.8~1.0cm，可深入到口腔后部，使奶汁容易流到咽部，减少外流。在奶嘴内侧上、下两面各有一条高 0.2cm、宽 0.3cm 的脊线，从奶嘴头部延伸到底部，防止奶嘴受吸压时完全闭合而影响吸奶。P 型奶嘴亦为橡胶制品，奶嘴头部呈圆形，长度为 4.0cm，内径为 1.5cm。此型的特点为在奶嘴基座部位有一瓣孔与奶瓶相通。奶瓶内负压时由此进空气，正压时瓣孔闭合，奶液不能外流。奶嘴口含部分橡胶厚度不同，上部厚（有瓣孔部位），下部薄，薄的部位便于婴儿用舌头轻轻挤压即可吸到奶汁。在奶嘴基底部嵌入一个可以拆装的塑料活塞，此活塞直径为 2cm，厚度 0.7cm，中间活瓣 1cm，主要功能是防止奶液回流或吸奶过多引起呛咳。Ⅰ度腭裂可选用 M 型奶嘴，Ⅱ~Ⅲ度唇腭裂则需选用 P 型奶嘴，与奶嘴配套的奶瓶能帮助吸吮力弱的患儿轻松吸奶，且方便观察奶量。Ⅰ~Ⅱ度唇裂可用一般奶瓶，在奶嘴尖上做一个小十字切口，使奶容易流动，吮吸时不会引起呛咳。选用软奶瓶，在喂奶时稍用力挤压，有利于调整牛奶的流量与流速，使其能达到平均的流速。对Ⅲ度唇腭裂新生儿可使用辅助性进食工具。用一次性注射器滴入喂养，抬高患儿头颈部 30°~45°，将注射器乳头贴放入患儿嘴角，根据患儿吞咽能力缓慢均匀滴入奶液。

笔记

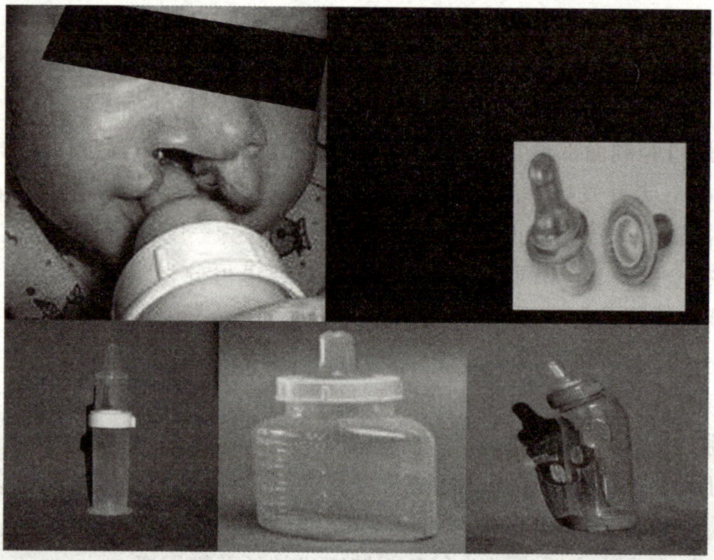

图 8-23 用特制奶嘴喂食唇腭裂患儿

（三）喂食技巧

单纯性唇裂患儿，吸奶时要用手指堵住唇裂部位，帮助唇部闭合。用奶瓶喂养时，腭裂患儿奶嘴要朝向正常的腭部，不要朝向腭裂的部位，以避免乳汁反流，空气吞食及鼻腔黏膜受伤。同时应协助患儿吸吮，喂养者将拇指与 4 指分开，用拇指和食指轻压患儿两侧面颊，中指托住下颌，这样 3 指形成的环形力通过支持口腔的封闭作用而增加吸吮效果，使患儿短时间内得到较多的奶，缩短喂奶时间。使用汤匙喂养时，采取少量多次和缓慢进食的方式，用汤匙盛适量流质，轻按患儿下唇，使嘴张开后喂入。

（四）喂食姿势

母乳卧位喂奶时，患儿头、肩、背需垫小软枕垫，高度应为 15~21cm，切忌平躺，可避免因横抱进食时牛奶易从短而直的咽鼓管流入中耳而引起中耳炎。对于严重单侧唇裂患儿，母亲在喂哺不同的乳房时应采取不同的抱婴姿势，如果唇裂为右侧，当喂哺左边的乳房时，母亲用左手托抱患儿，让患儿头朝左边躺在怀中，而在喂哺右边的乳房时，患儿头部仍然朝向同一方向，母亲用右手采用环距式授乳。腭裂严重者采用挤喂方式，使奶液缓慢进入患儿口腔。用奶瓶喂养时要尽量使患儿的下颏贴向胸部，以改善吸吮效果，减少进入胃内的空气。每次喂奶后要竖抱患儿 20~30 分钟，再让患儿躺下，以减少喂奶后奶汁的反流溢出。4 个月后添加辅食时，可将患儿抱在腿上或坐在婴儿椅中，用汤匙盛取食物喂养。

（五）进食时间

出生 4 个月前，喂奶要分几次喂完，中间要有暂停。用汤匙喂养时根据患儿的吞咽速度调整进食，每次喂食的时间控制在 30~45 分钟内，以免时间过长，患儿疲劳。

（六）食物的选择

尽量母乳喂养，母乳较牛奶容易吸收，且含有抗体，增加机体抵抗力。能添加辅食后，选择果汁、菜泥、米汤、蒸蛋等，使患儿品尝不同质地和味道的食物，增进食欲，有助于营养物质的摄取。

（七）异常情况的处理

患儿吸吮时会有较多的空气进入胃内，可时常拍患儿背部，让其打嗝，以排出过多的

笔记

空气。食物从鼻部反流时，应暂停喂食，待患儿咳嗽或打喷嚏后再继续喂食。腭裂未修复前食物会停留在裂隙出，可用手指或棉签及时将卡在腭裂部位的奶瓣或食物清除。

（八）其他康复治疗

腭裂患儿软腭缩短从而使其在抬升时不能与咽后壁接触，或即使在合适条件下可与咽后壁接触，但因为肌张力的影响不能抬升，另外，由于神经发育不足软腭部分或完全麻痹也可致软腭功能不完善而影响吸吮、吞咽。患儿可通过吹气球、吮吸奶嘴训练其颊部及舌的功能，使幼儿的一次通气量提高。可教会家长以手按摩腭肌肉或用 Nuke 牙刷刺激肌肉，可促进软腭功能恢复。咽后壁成形及腭护板可望恢复软腭功能。

唇腭裂患儿应尽早不用奶瓶，而改用匙子喂养。至少术前 4 天能用匙子喂养，以便患儿术后适应长时间用匙子喂养。喂养时将婴儿抱在腿上或坐在婴儿车中，选用平底匙，而不采用深底匙，最初盛取少量食物，以后逐渐增加，使患儿能控制咀嚼时的感觉。并逐渐学会在腭裂的口腔中移动这些食物。可试着将匙子放在患儿的嘴上停留一定的时间，以鼓励患儿用唇部移动匙中的食物，这对唇裂修复术后提高唇运动功能是一种很好的锻炼。唇腭裂修复术后应避免吸吮动作，用匙子喂养流质，如牛奶、果汁，直至术口愈合。

学习小结

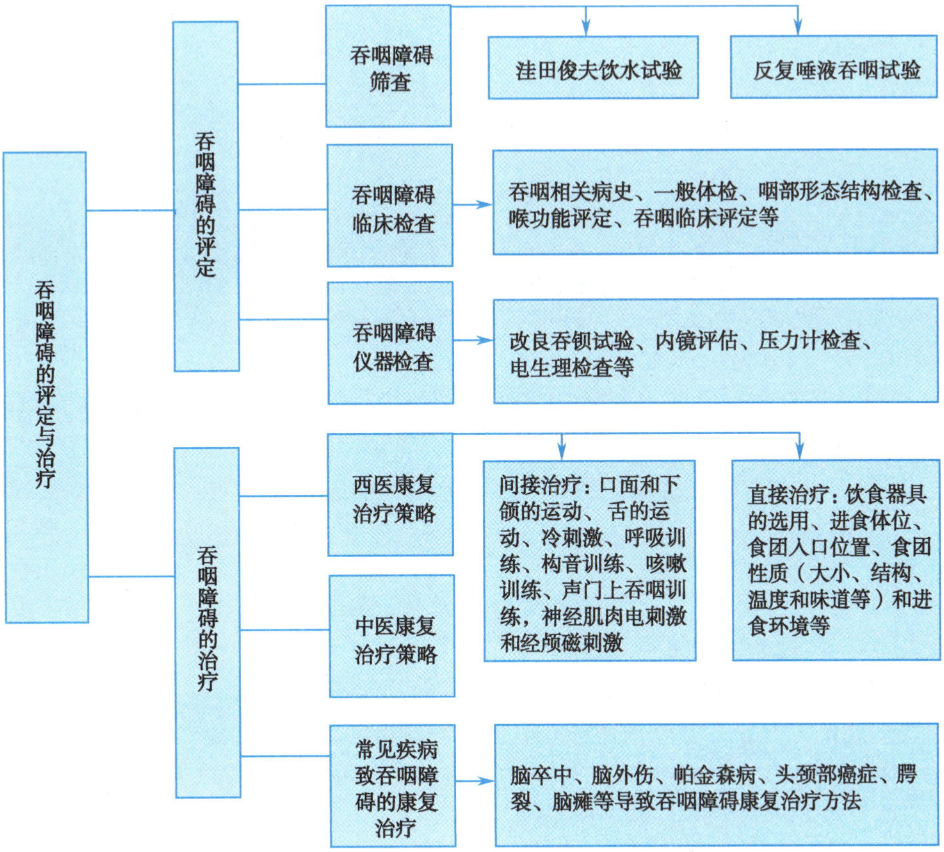

（谭洁　边静　古琨如　丁瑞莹）

笔记

复习思考题

1. 什么是吞咽障碍？如何分类？
2. 中医学中，吞咽障碍与哪些脏腑相关？
3. 简述脑卒中患者临床常规吞咽处理流程。
4. 吞咽障碍患者照顾者喂食指导包括哪些内容？
5. 吞咽障碍的床旁检查都包括哪些步骤？
6. 什么是吞咽治疗的直接策略？
7. 什么是吞咽治疗的间接策略？
8. 脑瘫患儿的主要吞咽障碍症状是什么？

笔记

主要参考文献

1. 李胜利.语言治疗学[M].第 2 版.北京:人民卫生出版社,2013.
2. 万勤.言语科学基础[M].上海:华东师范大学出版社,2016.
3. P.B.邓斯,E.N.平森.言语链——说和听的科学[M].北京:中国社会科学出版社,1983.
4. 叶蜚声,徐通锵.语言学纲要[M].北京:北京大学出版社,2013.
5. 黄伯荣,廖旭东.现代汉语[M].北京:高等教育出版社,2002.
6. 王熹,王理嘉.语音学教程[M].北京:北京大学出版社,2013.
7. 吴宗济,林茂灿.实验语音学概要[M].北京:高等教育出版社,1989.
8. 万萍.言语治疗学[M].北京:人民卫生出版社,2012.
9. 黄昭鸣,杜晓新.言语障碍的评估与矫治[M].上海:华东师范出版社,2006.
10. 李胜利.语言治疗学[M].北京:人民卫生出版社,2006.
11. 边玉芳.儿童心理学[M].杭州:浙江教育出版社,2012.
12. 万萍.言语治疗学[M].北京:中国中医药出版社,2017.
13. 田莉.言语治疗学[M].北京:人民卫生出版社,2015.
14. 梁繁荣,赵吉平.针灸学[M].第 2 版.北京:人民卫生出版社,2012.
15. 陈立典.传统康复方法学[M].第 2 版.北京:人民卫生出版社,2013.
16. Duffy J.R.Motor Speech disorders:substrates,differential diagnosis and management [M].St Louis:Elsevier,2013.
17. 曾西,许予明.实用吞咽障碍治疗技术[M].北京:人民卫生出版社,2014.
18. 张通.中国脑卒中康复治疗指南(2011 完全版)[J].中国康复理论与实践,2012,18(4):301-318.
19. 窦祖林.吞咽障碍评估与治疗[M].第 2 版.北京:人民卫生出版社,2017.
20. 柏树令.系统解剖学[M].第 7 版.北京:人民卫生出版社,2008.
21. Daniel R.Boone.The Voice and Voice Therapy[M].8th ed.Boston:Allyn & Bacon:2010.
22. 孔维佳,王斌全.耳鼻咽喉头颈外科学[M].北京:人民卫生出版社,2008.
23. 王坚.听觉科学概论[M].北京:中国科学技术出版社,2005.
24. 韩德民,许时昂.听力学基础与临床[M].北京:科学技术文献出版社,2004.
25. 韩德明.新生儿及婴幼儿听力筛查[M].北京:人民卫生出版社,2003.
26. 黄昭鸣,周红省.聋儿康复教育的原理与方法[M].上海:华东师范大学出版社,2006.
27. 孙喜斌.听力障碍儿童听觉言语能力评估标准及方法[M].北京:三辰影库音像出版社,2009.
28. 孙喜斌,刘巧云,黄昭鸣.听觉功能评估标准及方法[M].上海:华东师范大学出版社,2007.
29. John E.Bernthal,Nicholas W.Bankson,Peter Flipsen Jr.Articulation and Phonological Disorders Speech Sound

Disorders in Children[M].United States of America:Pearson Education,Inc.2013

30. Sheppard JJ. Dysphagia Disorders Survey and Dysphagia Management Staging Scale. Users Manual and Test Forms revised [M].Lake Hopatcong,NJ:Nutritional Management Associates,2002.
31. Logemann J.Evaluation and treatment of swallowing disorders [M].Austin Texas:Pro-ed,1998.
32. Groher ME,Crary MA.Dysphagia:Clinical management in adults and children [M].10th edition,Mosby,2010.

全国中医药高等教育教学辅导用书推荐书目

一、中医经典白话解系列

黄帝内经素问白话解(第2版)　王洪图　贺娟
黄帝内经灵枢白话解(第2版)　王洪图　贺娟
汤头歌诀白话解(第6版)　李庆业　高琳等
药性歌括四百味白话解(第7版)　高学敏等
药性赋白话解(第4版)　高学敏等
长沙方歌括白话解(第3版)　聂惠民　傅延龄等
医学三字经白话解(第4版)　高学敏等
濒湖脉学白话解(第5版)　刘文龙等
金匮方歌括白话解(第3版)　尉中民等
针灸经络腧穴歌诀白话解(第3版)　谷世喆等
温病条辨白话解　浙江中医药大学
医宗金鉴·外科心法要诀白话解　陈培丰
医宗金鉴·杂病心法要诀白话解　史亦谦
医宗金鉴·妇科心法要诀白话解　钱俊华
医宗金鉴·四诊心法要诀白话解　何任等
医宗金鉴·幼科心法要诀白话解　刘弼臣
医宗金鉴·伤寒心法要诀白话解　郝万山

二、中医基础临床学科图表解丛书

中医基础理论图表解(第3版)　周学胜
中医诊断学图表解(第2版)　陈家旭
中药学图表解(第2版)　钟赣生
方剂学图表解(第2版)　李庆业等
针灸学图表解(第2版)　赵吉平
伤寒论图表解(第2版)　李心机
温病学图表解(第2版)　杨进
内经选读图表解(第2版)　孙桐等
中医儿科学图表解　郁晓微
中医伤科学图表解　周临东
中医妇科学图表解　谈勇
中医内科学图表解　汪悦

三、中医名家名师讲稿系列

张伯讷中医学基础讲稿　李其忠
印会河中医学基础讲稿　印会河
李德新中医基础理论讲稿　李德新
程士德中医基础学讲稿　郭霞珍
刘燕池中医基础理论讲稿　刘燕池
任应秋《内经》研习拓导讲稿　任廷革
王洪图内经讲稿　王洪图
凌耀星内经讲稿　凌耀星
孟景春内经讲稿　吴颢昕
王庆其内经讲稿　王庆其
刘渡舟伤寒论讲稿　王庆国
陈亦人伤寒论讲稿　王兴华等
李培生伤寒论讲稿　李家庚
郝万山伤寒论讲稿　郝万山
张家礼金匮要略讲稿　张家礼
连建伟金匮要略方论讲稿　连建伟
李今庸金匮要略讲稿　李今庸
金寿山温病学讲稿　李其忠
孟澍江温病学讲稿　杨进
张之文温病学讲稿　张之文
王灿晖温病学讲稿　王灿晖
刘景源温病学讲稿　刘景源
颜正华中药学讲稿　颜正华　张济中
张廷模临床中药学讲稿　张廷模
常章富临床中药学讲稿　常章富
邓中甲方剂学讲稿　邓中甲
费兆馥中医诊断学讲稿　费兆馥
杨长森针灸学讲稿　杨长森
罗元恺妇科学讲稿　罗颂平
任应秋中医各家学说讲稿　任廷革

四、中医药学高级丛书

中医药学高级丛书——中药学(上下)(第2版)　高学敏　钟赣生
中医药学高级丛书——中医急诊学　姜良铎
中医药学高级丛书——金匮要略(第2版)　陈纪藩
中医药学高级丛书——医古文(第2版)　段逸山
中医药学高级丛书——针灸治疗学(第2版)　石学敏
中医药学高级丛书——温病学(第2版)　彭胜权等
中医药学高级丛书——中医妇产科学(上下)(第2版)　刘敏如等
中医药学高级丛书——伤寒论(第2版)　熊曼琪
中医药学高级丛书——针灸学(第2版)　孙国杰
中医药学高级丛书——中医外科学(第2版)　谭新华
中医药学高级丛书——内经(第2版)　王洪图
中医药学高级丛书——方剂学(上下)(第2版)　李飞
中医药学高级丛书——中医基础理论(第2版)　李德新　刘燕池
中医药学高级丛书——中医眼科学(第2版)　李传课
中医药学高级丛书——中医诊断学(第2版)　朱文锋等
中医药学高级丛书——中医儿科学(第2版)　汪受传
中医药学高级丛书——中药炮制学(第2版)　叶定江等
中医药学高级丛书——中药药理学(第2版)　沈映君
中医药学高级丛书——中医耳鼻咽喉口腔科学(第2版)　王永钦
中医药学高级丛书——中医内科学(第2版)　王永炎等

53检